中医治疗技术及其应用

主　编　姜海欧

编　委　刘振功　吕俊燕　严志梅

　　　　赵丽秀　巴依拉塔

U0392094

人民卫生出版社

图书在版编目（CIP）数据

中医治疗技术及其应用/姜海欧主编.—北京:人民卫生出版社,2017

ISBN 978-7-117-25473-1

Ⅰ.①中…　Ⅱ.①姜…　Ⅲ.①中医治疗法　Ⅳ.①R242

中国版本图书馆 CIP 数据核字(2017)第 277363 号

人卫智网	www.ipmph.com	医学教育、学术、考试、健康，购书智慧智能综合服务平台
人卫官网	www.pmph.com	人卫官方资讯发布平台

中医治疗技术及其应用

主　　编：姜海欧

出版发行：人民卫生出版社　（中继线 010-59780011）

地　　址：北京市朝阳区潘家园南里 19 号

邮　　编：100021

E - mail：pmph @ pmph.com

购书热线：010-59787592　010-59787584　010-65264830

印　　刷：河北新华第一印刷有限责任公司

经　　销：新华书店

开　　本：710×1000　1/16　印张：22

字　　数：419 千字

版　　次：2017 年 12 月第 1 版　2017 年 12 月第 1 版第 1 次印刷

标准书号：ISBN 978-7-117-25473-1/R·25474

定　　价：58.00 元

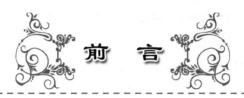

前　言

　　中医治疗技术与多个学科相关联，珍藏着中国人民同疾病作斗争的丰富经验和理论知识。历代医家通过长期临床医疗实践，从不同角度创新、总结、发明了各种防病治病的医疗技巧与方法，形成了具有中华民族特色的治疗技术。

　　中医治疗技术曾为中华民族的繁衍昌盛作出过巨大贡献，对世界医学的发展也产生过很大影响，是中国人民长期以来赖以战胜疾病、维护健康的重要武器，给予世界医学的发展以重要启迪。

　　然而，由于西医的兴起和在临床医学中的广泛应用，使西医受到了人们的一致认可。而中医治疗技术在国内医学界已退居到辅助和次要地位，尤其在外科和急救医学领域这种现象更为突出。西医对各种高科技医疗器械的使用，使传统中医治疗技术被人们淡忘，一些很有实用价值的中医治疗技术面临失传的危险。

　　再者，中医治疗技术在科技领域的学术研究不足，使应用受到极大限制。且中医知识传承不被重视，导致临床医护人员只注重西医理论知识的学习，对中医治疗技术应用知识极度缺乏。

　　现在，急诊急救、外科、儿科等科室的临床治疗完全依赖西医，中医治疗技术在多数临床科室的应用出现断层，以至于不能有效发挥中医治疗技术的自身优势。这对于中医治疗技术本身发展乃至从整个医学领域发展角度上来说都是一个巨大的损失。

　　在临床实际应用中，虽然多数人认可西医，但西医治疗过分依赖仪器，对患者损伤较大。中医治疗技术可以弥补西医手段的不足，甚至可以替代现有部分西医治疗方法。中医治疗技术具有简单且便于操作、安全无毒副作用、起效迅速等优点，有些病例甚至可以直接达到治本的绝对优势，在临床实践中更应占有重要地位。

　　所以，对中医传统治疗技术方法进行挖掘整理，传承已有的、合理的临床治疗措施、方法、技巧和手段,是摆在我们医护人员面前的重要任务之一;建立、健全系统规范的中医应用方案,发挥中医治疗技术在临床应用中的独特优势,是关系到中医学继承和发展前途的重要问题;另外在发扬中医学术和传统文化方面也具有重要价值,值得探索。

我们紧跟中医发展最前沿趋势,汇集了国内中医治疗技术在临床方面的新成就,将零散、纷乱的各种中医治疗技术理论和临床实践方法,以及中医治疗技术应用操作的相关资料进行搜集、整理、归纳、总结,进行编写,结合自己的临床经验,经过分析、甄别、汇总编著成书,形成相对规范、系统的文本,使之成为简单实用、系统易学的理论指导用书,为普及中医理论知识、推广中医治疗技术提供指导。其中有创见,也有新观点和新方法,具极高实用价值,期待在医学领域推广,这是我们编写此书的目的。希望通过临床医务工作者的交流学习,使中医治疗技术得到普及应用,并发掘研究其更重要的实用价值,让中医学再放更大光芒。

拔罐、针灸、推拿按摩、刮痧、放血疗法等中医治疗技术在包头市蒙医中医医院的中医临床科室中应用非常广泛,给在全院各临床科室中应用中医治疗技术进行中西医结合治疗提供了极好的物质基础和技术保障,可以很顺利地推广。中医治疗技术具有成本低、科学实用、对患者损伤小、安全易操作等绝对优势,先在院内普及应用,一旦条件成熟,可将相关知识推广至社会,使其产生极高社会实用经济价值。

由于水平有限,书中难免存在错误和缺点,希望广大医学同仁提出宝贵意见,给予批评指正,以便不断总结经验,进一步改正与完善。

编者

2017 年 10 月 1 日

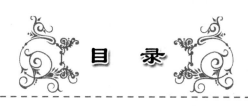

目 录

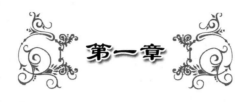

概　述

　　中医治疗技术是中华民族多年来防病治病经验的结晶,是具有中国特色的生命科学,具有系统的理论体系。

　　中医治疗技术是在中医理论指导下,通过科学系统的辨证,借助相应器具或药物对患者疾病进行治疗的各种技术和方法。

　　中医治疗技术包括推拿按摩、刮痧疗法、拔罐疗法、针灸疗法和中药方剂的注射、口服、外用等多种方法。

　　中医治疗技术中的推拿按摩、刮痧疗法、拔罐疗法在临床、社会和家庭的治疗与保健应用上相对有较好的推广和普及。

　　中医治疗技术中的针灸疗法通过几千年的研究和发展分类相对较多。现在临床常用的有毫针刺法、毫针与艾灸结合的温针刺法、电针刺法、耳针刺法、皮肤针刺法、火针刺法等。随着现代对中医针灸的探索,"生物全息论"的兴起,在传统针灸疗法的基础上,手针疗法、足针疗法、腹针疗法、脐针疗法、腕踝针疗法等在临床上也相继应用,并取得较好的效果。尤其是脐针疗法的临床应用,是对古代"神阙穴禁针"说法的一个巨大跨越。另外,临床上应用的针刺疗法还有眼针疗法、锋钩针疗法、头针疗法、小针刀疗法、蜂针疗法等。

　　中草药在临床上的应用也有很大发展。随着现代科技的进步,中药方剂的种类越来越多,中药的应用方法也越来越多,主要包括静脉滴注、静脉注射、肌内注射、穴位注射、口服、灌肠、埋线、外用等。其中,中药外用方法相对最多,有熏蒸疗法、洗浴疗法、熨敷疗法、腐蚀疗法、敷贴疗法等等。

　　在现代研究中,拔罐疗法具有机械刺激作用,可改变局部血液循环;负压作用可提高机体免疫力;同时具有消炎作用。根据中医理论对中风病因病机的分析,作为中医治疗措施,国内学者多推荐刺络放血。国内就十二井穴刺络放血机制进行了实验研究,对脑血流、生化和分子水平的影响分别进行了研究并结合临床研究,证明此种治疗手法可以使初期中风患者的意识状态好转,同时颅内血运情况得到了良好的调整。除此之外,针灸疗法还能够有效应用于多种急症。王明聃在院前急救中应用针刺内关穴治疗心绞痛,在常规含服硝酸甘油和吸氧等常规措施基础上进行针刺,通过心电图进行评价,疗效良好,同时操作安全,无不良反应;汪克明等对电针心经或小肠经进行研究,结果显示电针法可以显著拮抗脑垂体后叶素导致的心肌缺血性交感神经放电活动的抑制作用,提高交感神经兴奋性;素萍等采用针刺人中、十宣等穴位治疗小儿惊厥,全部患儿在 2 小时内止痉苏醒;喻灿等在抽搐患者急救中采用手掐申脉、太溪来缓解抽搐,同时为开放气道争取急救时间,疗效显著。卫海宁采用前瞻性对照研究,针对 68 例急性左心衰合并低血压病人进行西医常规治疗基础上加用生脉注射液治疗,对比单纯西医常规治疗,研究结果显示,联合应用可以在 30 分钟内使急性左心衰合并低血压患者收缩压(SBP)显著上升到 80mmHg 以上,且心率显著下降,明显优于对照组。诸多研究证明,中医治疗技术在临床实际应用中安全有效,值得临床推广应用。

在临床实际应用中,中医治疗技术常常几种方法配合使用。如中药口服与外敷同用;针、灸并用;放血疗法与拔罐相结合;针灸疗法加按摩推拿等等。配合治疗往往能增强疗效,减少药物用量,减轻药物对人体的毒副作用,缩短疗程,促进患者的康复进程。

中医治疗技术,一种方法可以治疗多种疾病,一种疾病也可以用多种方法来治疗。在实际应用中,我们应根据患者病情灵活掌握运用治疗方法,力争做到简便、经济、实用。

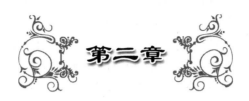

拔 罐 疗 法

拔罐疗法是利用罐状器具，借助燃烧热力、蒸汽热力或抽气的物理方法排除罐内空气使产生负压作用，吸着在病变部位或穴位所在的皮肤上，造成局部充血、淤血来治疗疾病的一种方法。

拔罐疗法可通过疏通经络、逐寒祛湿、行气活血、消肿止痛、祛风泄热、拔毒排脓等途径来调整人体脏腑、经络、气血功能的阴阳平衡，从而达到治愈疾病的效果。

拔罐疗法也可以用于缓解疲劳，增强体质。

一、拔罐疗法的治病原理

1. 中医传统理论　经络有行气血、营阴阳、濡筋骨、利关节的功能。经络不通则经气不畅、经血滞行，可出现皮、肉、筋、脉及关节失养而萎缩不利或血脉不荣、六腑不运。拔罐通过其温热作用及对皮肤毛孔、经络、穴位的吸拔作用，可使体内风、寒、湿、热、毒等病邪从皮肤毛孔吸出，使经络气血得以疏通；可以引导营卫之气运行输布；可以鼓动经脉气血濡养脏腑组织器官，温煦皮毛；同时使虚衰脏腑功能得以振奋，畅通经络。最终调整机体阴阳平衡，使气血得以运行，从而达到祛病、疗疾、健身的目的。

2. 现代中医机制研究　国内医学界运用现代科学技术和手段进行大量研究，将拔罐治疗机制大致归纳为3个方面：

（1）机械刺激作用：拔罐疗法通过排气造成罐内负压，使罐缘得以紧紧附着在皮肤表面。这种机械附着牵拉了神经、肌肉、血管以及皮下的腺体，可引起一系列神经内分泌反应，从而调节血管舒缩功能和血管的通透性，最终改善局部血液循环，并且这种吸拔力还可以通过皮肤感受器和血管感受器对大脑皮质产生刺激作用，并使之兴奋或抑制。实验研究表明，当用轻而缓的手法拔罐时，可使神经受到抑制；相反，当用强而急的手法拔罐时，可使神经得以兴奋。因此，拔罐正是通过对吸拔力大小的调节和对吸拔部位的不同选择来调整整个人体的脏腑功能,并使之趋于平衡的。

（2）负压淤血效应：拔罐的负压作用使局部迅速充血、淤血,小毛细血管甚至破裂发生自身溶血现象。溶血后细胞中血红蛋白的释放对机体产生一种类似组胺的物质,它随体液周流全身,对各个器官形成良性的刺激,增加其功能活动。这种物质还可以通过神经系统对组织器官的功能进行双向调节,同时促进白细胞的吞噬作用,提高皮肤对外界变化的敏感性和耐受力,从而增强机体的免疫力。其次,负压的强大吸拔力可使汗毛孔充分张开,汗腺和皮脂腺的功能受到刺激而加强,皮肤表层衰老细胞脱落,从而促使体内的毒素、废物加速排泄,起到加快肌肉和脏器对代谢产物的消除作用。

（3）温热消炎功能：拔罐对局部皮肤的温热作用使血管扩张,血流量增加,促进局部血液循环,改善充血状态;加强新陈代谢,改善局部组织营养状态;刺激胃肠蠕动改善消化功能;增加血管壁通透性,增强白细胞和网状内皮系统的吞噬能力。拔罐处血管紧张度和黏膜渗透性的改变,使淋巴循环加速,对感染性病灶无疑形成了一个"抗生物性病因"的良好环境。另外,火罐的吸拔力还可以使炎性渗出物和致病因子被迅速带走。因此,拔罐具有间接的消炎作用。

二、常用罐具种类及其优缺点

1. 玻璃罐　由透明玻璃制成,为火罐法首选罐具。

优点：罐口平滑,口边微厚,不宜损伤皮肤;质地透明,使用时可以窥见罐内淤血、出血等情况,便于掌握拔罐治疗的程度。

缺点：易破碎。

2. 陶罐　由陶土烧制而成。现基本弃用。

优点：吸力大,治疗效果好。

缺点：易破碎;不透明,不宜观察罐内情况,全靠患者自身感受,不好掌握治疗程度。

3. 竹罐　由成熟竹竿依竹节加工磨制而成,是水罐法首选罐具。

优点：价格低廉,不宜破碎,轻巧灵便;因竹罐具有吸水性质,故尤适用于药物水罐疗法。

缺点：吸力小,操作烦琐,不宜掌握;容易爆裂、漏气。

4. 抽气罐　由有机化学材料和吸放气装置加工组合而成。

优点：吸附力可随意调节,容易掌握操作;不宜破损;可以避免烧烫伤。

缺点：无火罐和水罐的温热效应,疗效相对较差。

三、拔罐常用工具或材料

1. 罐具　根据需要选择大小适宜的玻璃罐、竹罐或抽气罐。

2. 燃料　常用以下3种：

（1）酒精：浓度为95％的乙醇溶液。其特点是火力猛，热量高，挥发快，排气迅速，吸拔力强，一般不宜烫伤皮肤。酒精是火罐法常用的最为理想的排气燃料。

（2）火柴：在暂无酒精的情况下可临时使用，多用于投火法拔罐。

（3）纸片：薄纸片在暂无酒精的情况下也可作为投火拔罐法的燃料使用。但不宜选用厚硬带色纸张，因其热力不够，且熄灭不迅速，易烫伤皮肤。

3. 针具　可供刺络罐法选用，有三棱针、毫针、梅花针等。

4. 润滑剂　一般临床可供选用的有凡士林、石蜡、橄榄油等。有能加强罐口与皮肤的密封度、保持吸拔力、保护皮肤、提高治疗效果的作用。

5. 水罐法用具　镊子，毛巾，煮罐用的可供加热的盛水容器。

6. 消毒用品　常用碘伏棉球或酒精棉球。用于皮肤及罐具的清洁和消毒。

7. 药品　拔罐用药品一般需要准备以下几种即可。

（1）治疗烫伤的药物：湿润烧伤膏等，为火罐拔罐法施术中因操作失误等原因造成的患者皮肤烫伤而备用。

（2）中药汤剂：用于药物水罐法使用的中草药煎煮而成的汤剂。

8. 其他物品　打火机、酒精灯、消毒纱布、清洁干毛巾、医用胶布等。

四、常用拔罐方法

（一）分类

1. 按拔罐的形式分类

（1）单罐法：单罐独用。主要用于病变范围较小的部位和压痛点。

（2）多罐法：即多罐并用，排列成排，又称排罐法。主要用于治疗病变范围比较广泛的疾病，如腰背痛，因病变组织较大，多采用此法。多罐法常用于身体强壮的年轻人，或者疾病反应强烈、发病广泛的患者。

（3）闪罐法：指吸拔上火罐后即刻取下，然后再反复操作吸拔多次，直至皮肤潮红时为止的一种拔罐方法。主要用于虚证，如局部皮肤麻木、肌肉疼痛、肌肉萎缩、卒中后遗症等病变部位较广泛或游移不定的疾病。

（4）留罐法：即吸拔后将罐具留置在皮肤上一段时间的方法，又称坐罐法。一般留置10~15分钟。主要用于治疗脏腑病、久病、病位较深者，或者病变部位固定的疾病。

留罐法是临床应用最多的拔罐法；有时与闪罐法结合使用，在大面积闪罐治疗后，再在腧穴上或反应点处留罐，效果会更好。

（5）走罐法：走罐法是指拔罐时在治疗部位涂上一层凡士林或油膏之类的润滑剂，当吸拔后用手握住罐底稍倾斜罐体，在皮肤表面前后推拉或做环形旋转运动，如此反复数次，待局部皮肤充血出现潮红、深红或起痧点时为止的一种拔罐方法，又称推罐法。

走罐法主要用于经络刺激。临床常用于吸拔腰背部、腹部、大腿等肌肉丰满、面积较大的部位,用以治疗麻痹、肌肉萎缩、急性热病、深部组织气血瘀滞之疼痛、外感风寒、神经痛和风湿痹痛等症。

中医学认为,走罐方向与补泻有关,顺经络循行方向走罐为补,逆经络循行方向走罐为泻。

2. 按综合治疗方法分类

(1)温水罐法:即在罐内贮入一定量的温水后再吸拔火罐的方法。主要用于治疗表证、热证等疾病。

(2)针罐法:即先在穴位或病变部位上进行针刺,然后再吸拔火罐的方法。此法又分为:

1)留针罐法:即先在选定治疗部位或穴位上进行针刺,通过一定手法产生针感后,再在留针部位拔罐。罐具要选择稍大号,以便使针具的体外部分可保留在罐中央。

2)出针罐法:即先在选定的部位或穴位上进行针刺,出针后再在针孔部位进行拔罐。此法多用于患病较深的部位治疗。

3)药罐法:即用药水煮罐或在罐内贮存药液,然后再吸拔的一种拔罐法。

4)血罐法:即先用三棱针或梅花针针刺穴位或病变部位使之出血,然后再拔罐并留罐的一种治疗方法,又称刺络罐法。主要用于酸麻奇痒、扭伤、挫伤等症。

3. 按排气方法分类

(1)火罐法:利用火焰燃烧时产生的热力排出空气,使罐内形成负压,以产生吸拔力的一种拔罐方法。

(2)水罐法:一般使用竹罐,是利用水蒸气的热气排出空气,使罐内形成负压,以产生吸拔力的一种拔罐方法。

具体操作是先将竹罐放水中煮沸1~2分钟,使用时用镊子将罐倾倒排水后夹出,甩去水液,用毛巾紧扣罐口趁热迅速拔附在皮肤上,用手持按固定半分钟左右,令其吸牢。适用于任何部位的治疗。

(3)抽气罐法:抽气罐法应使用底部有橡皮活塞的特制罐具。操作时先将罐口贴附于治疗部位或穴位的皮肤上,再用吸引器从罐底活塞处抽气形成负压,使吸拔的一种拔罐法。

(4)挤压罐法:挤压罐法使用的是底部带有橡胶球的特制罐具。操作时先将罐口贴附于治疗部位或穴位的皮肤上,通过挤压橡胶球排出空气以产生吸拔力的一种拔罐方法。

(二)火罐的吸拔排气方法

在临床治疗中,我们最常用的拔罐方法就是火罐法。其温热效果好,疗效稳

定,使用方便,易于掌握。火罐法具体的吸拔排气方法有:

1. 投火法 这种方法多用于从侧面横拔人体的某些部位。

具体操作方法是用镊子夹住酒精棉球,点燃后将棉球投入罐内,然后迅速将罐扣在应拔部位上。或者用软纸条也可以,即将软质纸先折叠成长度短于罐具高度的条形状,点燃后当纸条燃到1/3时投入罐内,然后迅速将罐扣在应拔部位上,并稍加按压使吸附牢靠。

投火法的缺点是罐内燃烧的纸条或棉球极易落到罐口处烧伤皮肤,所以患者应取侧位,使罐具呈水平横拔位。为预防烧伤皮肤,也可在被拔部位放一层湿纸或涂抹一点水,让其吸收热力以保护皮肤。

2. 闪火法 闪火法适合各种部位的治疗。

具体操作方法是用镊子夹住燃烧着的酒精棉球,伸进罐内中底部旋转1~2周后吸收撤出,并立即将罐扣在应拔部位上。如果需要比较大的吸拔力时,可将正在燃烧着的酒精棉球在罐内壁上涂擦,以使酒精沾在罐壁上燃烧,然后撤出棉球,迅速将罐扣拔在应拔部位或穴位上。注意千万不要将酒精沾在罐口,以免烫伤皮肤。这种方法因为罐内没有燃烧物,比较安全,适合各种体位,是最常用的拔罐法。

3. 贴棉法 适合侧面横拔。

具体操作方法是取一块大小为 0.5~1cm 的脱脂棉片,拉至薄厚适中时用95%乙醇溶液(酒精)浸湿,贴在罐内上中段处,点燃后迅速将罐扣拔在相应部位上。本法技巧在于棉片所浸含的酒精量应适中,酒精过多易将酒精滴沾在罐口烧伤皮肤;酒精过少不易将棉片贴沾在罐壁上,另外火力也不足,使拔附效果不佳。

4. 滴酒法 这种方法适用于各种体位。

具体操作方法是先在罐内底部滴入 1~2 滴酒精,然后将罐横放旋转 1~3 周,使酒精均匀地附着在罐的内壁上,最后点燃酒精迅速将罐扣拔在选定的部位上。注意千万不可使酒精沾附在罐口处,以免灼伤皮肤。这种方法简便易行,但酒精量难以掌握,过多则酒精容易到处流溢,极易烧伤皮肤;过少则燃烧产生热力不足,使吸拔力减小。

5. 架火法 这种方法适用于俯卧或仰卧的大面积部位及四肢肌肉平坦、丰厚的部位拔罐。优点是不受燃烧时间的限制,吸拔力强且安全,不宜烫伤皮肤。

具体操作方法是:用姜片、土豆片、苹果片或橘子皮等不传热、不易燃的面积小于罐口的块状物放在应拔部位上,上置小块酒精棉球,点燃后将罐具扣上。也可用弹簧架置酒精棉球,弹簧架可重复使用。

五、拔罐的适应证和禁忌证

1. 适应证 中医学认为凡由风、寒、湿等病邪引起的疾病皆可用拔罐疗法治疗。

（1）循环系统方面疾病：高血压、心脏供血不足、末梢循环不良等。

（2）呼吸系统方面疾病：风寒型感冒、支气管炎、鼻炎等。

（3）消化系统方面疾病：急慢性胃炎、急慢性肠炎、消化不良等。

（4）神经系统方面疾病：神经性头痛、肋间神经痛、坐骨神经痛、四肢神经麻痹、面神经麻痹、颈肌痉挛等。

（5）运动系统方面疾病：肩关节炎、肩胛痛、颈椎病、肘关节痛、腰肌劳损、膝关节痛、髋部病变、踝部病变等。

（6）妇科方面的疾病：痛经、闭经、月经不调、盆腔炎等。

（7）外科方面的疾病：毛囊炎、乳腺炎、疖肿、毒蛇咬伤等疾病的排脓和急救等。

2. 禁忌证

（1）重症患者：如急性心衰等心脏病，精神病，全身性水肿，血友病、紫癜、白血病等有出血倾向的疾病，全身剧烈抽搐或痉挛，高度神经质，活动性肺结核等都应禁用拔罐术。

（2）急性骨关节、软组织损伤者的患病部位，关节肿胀部位，皮肤溃烂部位，传染性皮肤病患者，皮肤肿瘤患者，皮肤外伤的部位，静脉曲张的部位等要禁用拔罐术。

（3）颈部及其他体表有大血管流经的部位，眼、耳、乳头、前后阴、心脏搏动处、孕妇的腰骶部和腹部，毛发过多的部位以及骨骼凹凸不平的部位等都要禁用拔罐疗法。

（4）极度衰弱的患者，正处于月经期的妇女，醉酒、过度疲劳、过饥、过饱、过渴患者也要禁忌拔罐。

六、常用拔罐罐口部位

胸腹部罐口部位的划分

罐口部位	人体位置	穴位	主治
1. 华盖区	前胸正中线上,在胸骨上窝与剑突之间	华盖、紫宫、玉堂	咳嗽、咽肿、气喘、喉痹、呕吐、两乳肿痛
2. 前心区	在剑突下的凹陷处	鸠尾、巨阙	咳嗽、呕吐、哮喘、胸痛、惊悸、癫痫
3. 胃脘区	在剑突的凹陷处下	上脘、中脘	腹痛、腹胀、积滞不化、呕吐、纳呆、惊悸
4. 肠区	与胃脘区相邻,在其下方处	水分、神阙、阴交	腹痛、腹胀、腹泻、积食不化、呕吐、痞块

续表

罐口部位	人体位置	穴位	主治
5. 脐中区	以神阙中央为罐口部位的中心	水分、神阙、阴交	腹痛、腹泻、水肿臌胀、反胃吐食、二便不利
6. 气海区	在神阙下方处	阴交、石门、气海	腹部臌胀、月经不调、遗精、前列腺炎等
7. 左胃区 8. 右胆囊区	在肋弓下的锁骨中线与前正中线之间	太乙、滑肉门	不思饮食、呕吐、腹胀、腹泻、消化不良
9. 左右肠区	与肠区相邻,偏下	天枢、外陵	急慢性胃肠炎、肾炎、高血压、肝炎、胆囊炎等
10. 左右结肠区	位于神阙两侧	大巨、水道	呕吐、腹胀、腹痛、腹泻、遗尿、癫狂
11. 左右小腹区	位于左右结肠区下方	中注、会穴	腹胀、腹痛、腹泻、前列腺疾病、胃肠疾病
12. 前肺尖区	以锁骨中线偏外侧与第1肋间相交处为中心	中府、云门	烦热、恶寒、皮肤痛、面部浮肿、胸痛、肩背痛、胸胀满、肩周炎
13. 左乳根区 14. 右期门区	胃脘区旁开,肋弓处(乳根区即期门区)	期门、乳根 日月、不容	目眩、咳嗽、反酸、纳差、胸胁胀满
15. 左右腹区	在左乳根区、右期门区下方	日月、承满、梁门	腹胀、腹水、消化不良、便秘、小腹寒痛
16. 大包区	以腋中线与第六肋间交点为中心	大包穴	全身疼痛、胸胁胀痛、四肢弛缓无力、瘀血凝滞
17. 章门区	以腋中线与肋弓相交处为中心	京门、章门、带脉	面肿、呕吐、胁肋痛、腹胀腹水、肠疝痛、腰痛

腰背部罐口部位划分

罐口部位	人体位置	穴位	主治
1. 大椎区	以大椎穴为罐口部位的中心	大椎、陶道	高血压、头痛、失眠、咳嗽、哮喘
2. 神道区	以神道穴为罐口部位的中心	身柱、神道	发热恶寒、头痛中风、小儿惊厥、抽搐、失眠
3. 后心区	以至阳穴为罐口部位的中心	至阳、膈俞	心绞痛、腰背痛、疔疮、咳嗽、气喘

续表

罐口部位	人体位置	穴位	主治
4. 后胃区	以中枢穴为罐口部位的中心	中枢、胆俞	痉挛、抽搐、寒热、脊背痛、胃脘痛、肝病
5. 后肠区	以脊中穴为罐口部位的中心	脊中	癫痫、呕吐、腹胀、胃脘痛、消化不良
6. 命门区	以命门穴为罐口部位的中心	悬枢、命门	水肿、失眠、腹痛、月经不调、胃肠炎
7. 腰中区	以腰阳关穴为罐口部位中心	腰阳关	腰骶痛、腰椎间盘突出症、坐骨神经痛、下肢麻痹
8. 尾根区	尾骨周围	腰俞、上髎、次髎、中髎、下髎	下肢麻痹、前列腺疾病、妇科病、腰肌劳损、腹泻、痔疮
9. 左右肺区	大椎穴外侧稍下方,肩胛骨内侧缘	大杼、风门、肺俞	感冒发热、伤风咳嗽、气短、头痛、胸背痛
10. 左右心俞区	第5胸椎棘突旁开,神道区旁	厥阴俞、心俞	牙痛、咳嗽、癫痫、失眠、健忘、胸闷
11. 血会区	后心区旁,罐口边缘接近脊椎	膈俞	发热恶寒、咳嗽气喘、咳逆吐血、背痛脊强
12. 肝上尖区 13. 脾上尖区	第9胸椎棘突旁开,后心区旁	肝俞、胆俞、脾俞	癫痫、眩晕、黄疸、头痛、中风、咳嗽、脊背痛
14. 胆区 15. 胰区	后胃区旁,肝上尖区、脾上尖区下,第11、第12胸椎棘突旁	脾俞、胃俞	水肿、黄疸、呕吐、胃病、肝病、胆病、胰腺疼痛
16. 肾俞区	在命门区旁	三焦俞、肾俞、气海俞	水肿、头痛、失音、遗尿遗精、妇科病
17. 腰区	在腰中区两旁	大肠俞、小肠俞、关元俞	腰脊强痛、痛经、糖尿病、男科病、妇科病
18. 中臀区	在尾根区两旁	中膂俞、白环俞	腰脊痛、腰部神经痛、阴部湿痒肿痛、下肢瘫痪
19. 后肺尖区	左右肺区旁,肩胛骨内侧边缘上端	天宗、秉风、天髎	肩关节周围软组织炎、咳嗽、气喘、感冒、肺病
20. 右肝区 21. 左脾区	肩胛骨外下缘,与后胃区平行	阳纲	头痛、头晕、呕吐、泄泻、类风湿关节炎

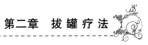

续表

罐口部位	人体位置	穴位	主治
22. 肝下尖区	在右肝区的下方	胃仓	头痛、头晕、呕吐、泄泻、类
23. 脾下尖区	在左脾区的下方		风湿关节炎
24. 肾区	即人体肾脏体表投影部位	志室	两肋疼痛、水肿、肝病、胃病、肾脏疾病
25. 侧腰区	位于肾区下方	腰眼	腰腿疼痛、瘫痪、肾炎
26. 侧颈区	在肩井穴周围	肩井	肩背痛、颈椎病、落枕

下肢部罐口部位划分

罐口部位	人体位置	穴位	主治
1. 股骨区（环跳区）	在骶管裂孔与股骨大转子最高点连线中、外 1/3 交界处	环跳	坐骨神经痛、类风湿关节炎疼痛、下肢瘫痪麻痹
2. 内外膝眼区	膝盖两侧的凹陷处	膝关、阴谷、阴陵泉、阳陵泉	坐骨神经痛,风湿、类风湿关节炎,下肢麻痹
3. 委中区	腘窝中央	委中	腰背痛、坐骨神经痛、下肢麻痹、膝关节炎等

上肢部罐口部位划分

罐口部位	人体位置	穴位	主治
1. 肩区	肩峰外侧	肩髃、肩髎	肩臂痛、肩周炎、上肢麻痹
2. 肱骨区	上臂外、后侧区域	臑会、臂臑、手五里	肘臂挛急、疼痛、麻木,肩周炎
3. 曲池区	肘横纹外侧	曲池	热病、瘾疹、肩臂疼痛、咽喉肿痛

头部罐口部位划分

罐口部位	人体位置	穴位	主治
1. 额区	在前额部	阳白、印堂	前额头痛等头目疾患
2. 太阳区	在太阳穴处	太阳、丝竹空	偏头痛、三叉神经痛
3. 耳前区	在耳前部位	听会、上关、下关	牙痛、面神经麻痹
4. 百会区	以百会穴为中心	百会、四神聪	癫痫、晕厥、失眠、脱肛

七、拔罐法的注意事项

1. 应根据个体差异确定留罐时间。一般成人为 10~15 分钟,儿童酌减。

2. 拔罐前仔细检查罐口周围是否光滑,有无缺损裂痕。同时应嘱患者排空二便,并协助患者取合理、舒适的体位,并注意保暖,保护隐私。

3. 操作过程中要注意观察患者反应,如有不适立即起罐,严重者平卧、保暖并饮温开水,同时亦可按压内关、合谷、太阳、足三里等穴。

4. 起罐时,施术者应一手轻按罐具使之倾斜,另一手按压对侧罐口皮肤,使罐口与皮肤间形成空隙,利于空气进入罐内,消除负压,将罐取下。切不可强行上提或旋转提拔,以防损伤皮肤。

5. 起罐后,皮肤上的深红色罐斑为正常现象。告知患者数日可消退,不必担心。如出现小水疱不必处理,可自行吸收;水疱较大,局部消毒后可用注射器抽取,再用无菌敷料包扎。

6. 拔罐后多饮温开水。3 日内禁止洗澡,可洗澡时,拔罐部位不能用力搓擦;有水疱者,可根据情况延长禁止洗澡时间,必要时每日或隔日清洁换药 1 次,直至痊愈。

7. 儿童拔罐时间不宜过长,拔罐力度不可过大。肌肉薄弱处或吸拔力较强时,留罐时间不宜过长。

8. 拔罐过程中注意防火、防寒、防风。

八、临床拔罐法的选择

1. 强身健脾的拔罐法

方法:火罐法。

部位:以关元、大椎、足三里穴为罐口中心。

操作:每穴位留罐 15 分钟。

2. 扶正祛邪的拔罐法

方法:放血疗法+火罐法

部位:以太阳、曲池、委中穴为罐口中心。

操作:三棱针点刺各穴后拔罐,留罐 10 分钟。

3. 疏通经络的拔罐法

方法:皮肤针法+火罐法。

部位:以曲池、足三里、阿是穴为罐口中心。

操作:阿是穴及周围梅花针叩刺出血后拔罐,留罐 5 分钟;曲池、足三里处拔罐并留罐 10 分钟。

4. 培补元气的拔罐法

方法:火罐法。

部位:以关元、肾俞穴为罐口中心。

操作:每穴留罐10分钟。

5. 滋补肝肾的拔罐法

方法:火罐法。

部位:以肝俞、足三里、血海、肾俞、三阴交穴为罐口中心。

操作:每穴留罐5分钟。

6. 开胃健脾的拔罐法

方法:火罐法。

部位:以中脘、脾俞、胃俞、足三里、气海穴为罐口中心。

操作:每穴留罐5分钟。

7. 养心安神的拔罐法

方法:火罐法。

部位:以心俞、肝俞、肾俞、三阴交、厥阴俞等穴为罐口中心。

操作:每穴留罐5分钟。

8. 滋肝明目的拔罐法

方法:火罐法。

部位:以太阳、风池、肝俞、胆俞、肾俞、足三里、血海穴为罐口中心。

操作:每穴分别留罐10分钟。

9. 调理气血的拔罐法

方法:火罐法。

部位:以华佗夹脊穴、风池、血海、三阴交、阴陵泉穴为罐口中心。

操作:风池、血海、三阴交、阴陵泉等穴位处拔罐后,留罐5分钟;华佗夹脊穴用走罐法,至皮肤发红为止。

10. 强筋壮骨的拔罐法

方法:火罐法。

部位:以肝俞、脾俞、肾俞、关元、足三里、腰俞穴为罐口中心。

操作:各穴分别留罐5~10分钟。

11. 平肝活血的拔罐法

方法:火罐法+药罐法

部位:以内关、心俞、膻中穴为罐口中心。

配药:三七粉配制的盐水糊。

操作:将药物糊剂敷于穴位上,再拔罐,每次留罐10~15分钟。

12. 祛痰理肺的拔罐法

方法:火罐法。

部位:以天突、肺俞、风门穴为罐口中心。

操作:天突穴部位处皮肤不平,应选用口径较小的罐具。肺俞和风门穴相距较近,应选用大号罐,用一罐二穴法拔罐。留罐5~10分钟。

13. 活血醒脑的拔罐法

方法:火罐法。

部位:以华佗夹脊穴、肩井、天宗、阿是穴为罐口中心。

操作:在华佗夹脊穴、肩井、天宗穴部位上用走罐法拔罐;阿是穴火罐法拔罐并留罐10~15分钟。

14. 补肾活络的拔罐法

方法:火罐法。

部位:以华佗夹脊穴、命门、委中、腰俞、腰眼、阿是穴作为罐口中心。

操作:采用走罐法和多罐留罐法。走罐法以皮肤发红为止;留罐法以罐斑深红色为佳。

九、拔罐的临床应用

1. 妊娠期呕吐

部位:以中脘穴为中心。

操作:大号火罐拔吸。食前施术,施术后立即进食,食后15~20分钟起罐。

2. 急性乳腺炎早期

部位:背后患侧乳腺对应点。

操作:皮肤针叩刺出血,然后拔罐,15分钟后起罐。

3. 慢性气管炎

(1)火罐法

取穴:第10胸椎以上的华佗夹脊穴,膏肓穴,肺俞穴。

操作:两侧华佗夹脊穴拔瘀血性火罐,留罐15分钟。膏肓穴、肺俞穴闪罐法拔罐。

(2)水罐法

取穴:第一组:左右定喘穴;第二组:左右肺俞穴;第三组:左右中喘穴。

水罐液配制:白芥子、细辛、延胡索各30g,甘遂9g,共研末,置75%乙醇溶液(酒精)500ml内浸泡1周,过滤后使用。

操作:用小号罐具,每罐盛配制液0.5ml,吸附于穴位上,留罐20分钟。每日选用一组穴拔罐1次,每次2罐,3组穴依次轮替循环选用,15日为1个疗程。

4. 支气管哮喘

取穴:肺俞、膏肓、第10胸椎以上的华佗夹脊穴。

操作:肺俞、膏肓穴拔火罐,留罐15分钟。华佗夹脊穴走罐。

5. 急性单纯性胃炎

取穴:中脘、天枢、脾俞、胃俞。

操作:火罐法。先拔腹部穴,再拔背部穴。背部俞穴还可先用三棱针点刺出血后再拔罐。

6. 头痛

取穴:印堂、太阳、曲池。

操作:火罐法。一日 1 次,一般 2 次即可。

7. 落枕

取穴:阿是穴。

操作:梅花针重度叩刺出血后拔罐,留罐 15 分钟。

8. 面神经麻痹

取穴:患侧下关、牵正、太阳、阳白。

操作:小号火罐闪火法拔罐,留罐 10 分钟,3 日 1 次。

9. 肩周炎

取穴:阿是穴。

操作:火罐法。留罐 20 分钟。

10. 腰痛

取穴:腰部华佗夹脊穴,委中穴。

操作:腰部夹脊穴投火法拔罐,留罐 15 分钟;委中穴三棱针刺络放血后拔罐,留罐 10 分钟。

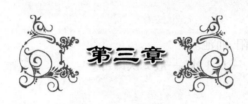

推拿按摩

　　推拿按摩是中医外治的一种疗法,是在传统中医脏腑经络学说理论基础上,结合现代西医解剖和病理诊断进行治疗疾病的一种方法。

　　推拿按摩具体是指施术者运用自己的双手手指或肘部等部位作用于患者的病变部位体表及不适所在或穴位处,根据人体经络、特定穴位的分布规律,运用推、拿、按、摩、揉、捏、点、拍等形式多样的手法,刺激人体的皮肤、肌肉、关节、神经、血管及淋巴管等处,进行治疗,达到疏通经络、理气活血、散瘀止痛、理筋整变、滑利关节、调节脏腑功能、祛邪扶正、调和阴阳功效的一种治疗技术。

一、推拿按摩的治病原理

　　1. 促进新陈代谢　通过按摩刺激末梢神经,促进血液、淋巴液在血管、淋巴管及组织间的代谢过程,调节血管舒缩功能和血管的通透性,增加组织器官的营养,协调各组织器官间的功能,提高机体的新陈代谢水平。

　　2. 机械热能原理　推拿按摩手法的机械刺激,将机械能转化为热能。提高机体局部组织的温度,促进毛细血管扩张,降低血液黏稠度,减小血液黏滞性,减少周围血管阻力,减轻心脏负担。血管扩张也使血液循环加快,可起到退热降温作用。

　　3. 免疫抗炎作用　通过刺激机体组织的神经,使免疫应答功能增强。有资料表明,按摩背部两侧 10 分钟,可使白细胞总数轻度升高,白细胞吞噬指数和血清抗体明显增加。这充分说明按摩具有抗炎和提高机体免疫力的作用。

　　4. 理筋整复、疏通淤塞　运用按摩的捏、摇、扳、拨等手法,可以使关节脱位得以整复,错开的骨缝得以合拢,撕裂的软组织得以对位,血肿机化导致的粘连得以疏通。这些都有利于损伤组织的修复和功能重建。

　　5. 恢复功能平衡　按摩可以缓解肌肉紧张,促进关节灵活性,消除身心疲劳。按摩也可以调节神经,既可以使神经兴奋,又可以抑制神经功能,调整神经系统使兴奋、抑制达到平衡，从而缓解症状、治愈疾病。

二、推拿按摩常用的手法

（一）推法

施术者利用自己的指、掌、或肘部着力于患者身体体表一定部位或穴位上，进行单方向的直线或弧形推动的方法。

1. 根据操作方法的不同分为

（1）直推法：以拇指外侧缘或指面或食指、中指指腹或掌根在一定部位或穴位上做直线向前推动。

（2）分推法：用双手拇指指腹自穴位向两旁分向推动的方法。

（3）平推法：是用拇指、掌、拳或肘按经络循行路线或顺肌纤维方向平直向前推动的一种方法。

（4）合推法：用双手拇指指腹或掌面自按摩部位两侧向中间合拢推动的一种方法。合推法要求动作连续、灵活。

（5）旋推法：用拇指指腹或屈曲的指间关节在一定部位或穴位上做频频的回旋推动，用力要轻，以不带动皮肉筋脉为宜。

2. 根据施按部位的不同，推法分

（1）掌推法：利用施术者的手掌推动。要求轻而不浮，重而不滞。多用于胸、背、下肢等部位的按摩。

（2）指推法：利用施术者手指推动的推法。多用于肌腱和腱鞘部位。

（3）肘推法：利用施术者的肘部推动。多用于脊柱两侧。

（4）拇指分推法：多用于头部。具体操作是施术者用双手拇指自前额正中线向两旁分推，要求双手动作一致，用力均匀。

（5）十指分推法：用于胸部。施术者双手手指并拢自患者正中线沿肋间隙向两侧分推，亦称开胸顺气法。

（6）鱼际分推法：多用于腹部按摩。施术者用双手鱼际自正中线沿肋弓向两侧分推。

推法具有行气活血、疏通经络、舒筋理肌、消积导滞、解痉镇痛、调和营卫等作用，可在人体各部位使用。推法常用于一条经络上的穴位。推法运用时用力要稳，着力部要紧贴皮肤，速度要缓慢均匀。

推法的补泻手法为：旋推为补，直推为清、为泻；顺经络循行方向施术为补，逆经络循行方向施术为泻。

（二）拿法

捏而提起谓之拿。拿法分捏拿法和抓拿法两种。

1. 捏拿法　是用拇指和食指、中指或用拇指和其余四指对称用力，捏拿一定部位和穴位进行一紧一松有节奏的提捏或捏揉肌肤的一种治疗方法。

17

2. **抓拿法** 是用拇指和食指或拇指和其余四指抓起局部组织然后迅速放开的一种拿法。

拿法刺激性较强,多作用于有较厚的肌肉、筋腱等部位,常用于颈、肩、腹、腰及四肢经络、穴位的按摩;具有祛风散寒、通经活络、行气开窍、解痉止痛、去瘀生新等作用。

做拿法时动作要连贯,用力要循序渐进、由轻到重,不可突然用力。

(三)按法

按法又称压法、抑法,是用指、掌、拳或肘等部位以敏捷轻快的手法,用轻重不同的力量,在选定部位或穴位上进行有一定节奏或频率按压的一种方法。

按法根据施术手法的不同分为:

1. **按拨法** 按压时施术者有向上、下、左、右拨动的手法。

2. **按扭法** 在按压操作基础上同时又在原位置上转动的手法。

按法根据施按部位的不同分为指按法、掌按法和肘按法三种。指按法适用于全身各部腧穴。掌按法常用于面积较大且平坦的部位,如腰背、腹部、下肢等。肘按法适用于体型较胖,感觉神经迟钝者及肌肉丰厚的部位,如腰背、臀部、大腿等部位。

按法具有安心宁神、镇静止痛、开闭通塞、放松肌肉、矫正畸形的作用,常用于治疗实证。

按压时,因为用力一般较大、较集中,所以不可在被按部位的皮肤上滑动或移动,以免损伤皮肤,给患者造成不应有的痛苦。

(四)摩法

摩法是用指、掌等部位在患者的患病部位或特定部位进行有规律、有节奏的顺时针或逆时针的环形摩动或直线往返摩动的一种按摩方法。

1. **按施术者所用手掌部位的不同分为指摩法和掌摩法**

(1)指摩法:用除拇指外的其余四指指面附着在治疗部位上做环形而有节律的抚摩,多用于面部、胸部或某些穴位。

(2)掌摩法:用掌摩动,多用于胸、腹、腰、背、脚等部位。

2. **按施术手法的不同将摩法分为直摩法和旋摩法**

(1)直摩法:是指做直线往返形式的摩法。

(2)旋摩法:即环形摩法。

摩法轻柔缓和,常用于头面部、胸腹部、腰背部、胁肋部和四肢部的治疗操作,具有和中理气、行气和血、消积导滞、祛瘀消肿、健脾和胃的作用。

摩法的补泻为:掌摩为补,指摩为泻;缓摩为补,急摩为泻;腹部环形摩,顺时针为泻,逆时针为补;其他部位环形摩,顺时针为补,逆时针为泻。

（五）揉法

以指腹、掌根等部位着力，固定于受限病变部位或某一穴位，做温柔和缓的环旋活动。每分钟保持 50~90 次的频率。多用于需缓解疼痛、放松肌肉、促进循环的疾病。

（六）点法

用指腹、指尖或屈曲的指间关节突起部分为力点，按压于某一治疗点上的一种治疗方法，是由按法演化而成。

点法具有着力点集中、刺激性强的特点。点法包括拇指端点法、屈拇指点法和屈食指点法。

（七）搓法

用双手掌面夹住一定部位，相对用力来回快速搓揉。常用于四肢经穴按摩。可以放松肌肉、刺激循环。

（八）运法

用拇指或食指、中指、无名指指腹在穴位或一定部位上由此往彼作弧形或环形运转。

运法有"顺运为泻，逆运为补""左运汗，右运凉""左运止吐，右运止泻"的说法。

（九）捏法

捏法分捏脊法和挤捏法两种。

1. 捏脊法　用双手拇指和食指作捏物状手形，自腰骶开始沿脊柱交替向前捏捻皮肤，每向前捏捻三下，用力向上提一下，至大椎为止。然后以食指、中指、无名指指端沿脊柱两侧向下梳抹，每捏捻一遍，向下梳抹一遍。

操作时，所捏皮肤多少和用力大小要适当，而且要直线向前，不可歪斜。具体内容见"附：捏脊疗法"。

2. 挤捏法　用双手拇指与食指、中指、无名指捏挤施术部位皮肤。自穴位或病变部位周围向中央用力捏挤，至局部皮肤红润和充血为止。

（十）捻法

用拇指和食指螺纹面捏住患者手指等小关节受伤部位，做对称性、反复交替地揉动。动作应匀速、灵活。

（十一）㨰法

施术者用手背近小指侧部位按压在一定的体表部位上，以腕部做前后、左右的连续不断滚动的手法。常用于缓解肌肉丰厚之处的疼痛。

（十二）抹法

单手或双手拇指指纹面紧贴皮肤，做上下或左右的往返移动的方法。抹法在颜面部穴位按摩方面应用最多。

（十三）拨法

拨法分拇指拨法和肘拨法。

1. 拇指拨法　以拇指指纹面垂直按于施治部位,用上肢带动拇指,做垂直于肌腱、肌腹等条索部位走向的往返用力推动。也可以两手拇指重叠进行操作。拇指拨法适用于周围肌腱、肌腹、腱鞘、神经干和穴位分布较多的部位的治疗。

2. 肘拨法　肘拨法是以尺骨鹰嘴着力于施治部位做垂直肌腹走向的往返用力推动,适用于腰背部、大腿等肌肉丰厚部位的治疗。

三、按摩的注意事项

在操作过程中,为了更加安全、有效地提高按摩效果,防止出现不良反应,按摩时应注意以下几个方面:

1. 按摩操作者要先修整指甲,双手应保持清洁、温暖,同时应摘除戒指等有碍操作的物品,以免损伤被按摩部位的皮肤。

2. 按摩前要充分了解患者病情、症状,以确定按摩方法。按摩操作时,应保持室内干净、明亮,空气流通,温度适宜,周围环境应尽量保持安静。

3. 按摩前患者不可吸烟。过饥、过饱、醉酒时均不宜按摩。沐浴后需休息1小时再按摩。当风之处,不要按摩。大怒、大喜、大恐、大悲等情绪激动的情况下,不可立即按摩。

4. 尽量让患者保持精神和身体都要放松,呼吸自然,最好在患者呼气时再刺激穴位。操作过程中,要注意先轻后重,由浅入深,轻重适宜,严禁使用蛮力,避免擦伤皮肤或损伤筋骨。力度要做到以患者感觉轻微酸痛,但完全可以承受为宜。

5. 病变部位不同,按压的方法也不同。对于头面部、脑后部的穴位,用力要轻,力量要集中;颈部按摩用力也要轻柔,并要间断性按摩,不可持续太长时间,否则易损伤颈动脉,造成颈动脉内膜剥离的严重后果;指压胸部穴位时,适合用中指折叠法,适当通过指力加压,使按摩产生的感觉逐渐传导至背部,对心肺功能障碍者极有帮助;对腹部和腰部进行按摩时,要先排空大小便;臀部和大腿肌肉丰厚处,按摩力道可适当加强,也可借助道具进行刺激按摩;腋窝、腹股沟、颈前部都是动静脉浅层处,这里的血管最接近人体体表,进行按摩时千万不可伤害动脉血管。

6. 按摩过程中,如果因为动作不当或用力过猛等刺激引起头晕、心慌、恶心、面色苍白甚至出冷汗、虚脱等不良症状时,应立即停止按摩,可让患者饮用热茶、糖水等来缓解不适,同时可给予掐人中或十宣穴,也可点内关或用毫针刺激涌泉穴等进行急救。

四、按摩的适应证

1. 周围神经疾患　如三叉神经痛、面神经麻痹、肋间神经痛、坐骨神经痛、腓总神经痛等。

2. 肌肉韧带的慢性损伤或劳损　如颈肌劳损、背肌劳损、腰肌劳损、跟腱炎、网球肘等。

3. 闭合性的关节及软组织损伤　如腰椎间盘突出症(中央型禁止按摩)、腰肌扭伤、梨状肌综合征、半月板损伤、膝关节副韧带损伤、腕关节扭伤、指间关节挫伤等。

4. 骨质增生性疾病　如颈椎骨质增生(脊髓型者禁止按摩)、腰椎骨质增生、膝关节骨关节炎、跟骨骨刺等。

5. 内科疾患　如神经症、气管炎、肺气肿、胃炎、胃下垂、十二指肠溃疡、半身不遂、高血压、冠心病、糖尿病、胆囊炎、腹胀、头痛、失眠等。

6. 妇科疾患　如功能性子宫出血、月经不调、盆腔炎、痛经、闭经、乳腺炎、产后耻骨联合分离症、子宫脱垂、围绝经期综合征等。

7. 儿科疾患　如小儿肌性斜颈、夜尿症、小儿脑性瘫痪、小儿麻痹后遗症、小儿消化不良、小儿腹泻等。

8. 五官科疾患　如近视、耳鸣、咽喉炎、鼻窦炎、眼睑下垂等。

五、按摩的禁忌证

1. 有皮肤病及皮肤破损者,如湿疹、癣、疱疹、脓肿、蜂窝织炎、溃疡性皮肤病、烫伤、烧伤及一些开放性伤口处,不宜按摩。

2. 各种急性传染病患者不能按摩,以免疾病扩散、传染和延误病情治疗。

3. 有感染性疾病者如骨髓炎、骨结核、化脓性关节炎、丹毒等,都不能进行按摩,以免炎症扩散。

4. 内外科危重病人,如严重心脏病、肝病、肺病患者,急性十二指肠溃疡、急腹症及有各种恶性肿瘤者,不宜按摩。

5. 有血液病及出血倾向者,如恶性贫血、紫癜、体内有金属固定物等,按摩后易引起出血,均不宜按摩。

6. 体质虚弱经不起轻微手法作用和久病、年老体弱的人等耐受不住按摩的人,应慎用按摩,以免造成昏迷或加重病情。

7. 极度疲劳、醉酒后神志不清、饥饿及饭后半小时以内的患者也不宜做按摩。

8. 诊断不明的急性脊柱损伤或其他疾病的,禁用按摩疗法。

9. 女性经期及妊娠期不宜按摩。尤其不能按摩腰骶部、腹部和髋部,更不能按摩肩井、合谷、三阴交和昆仑等刺激性较强的穴位。

10. 急性软组织损伤而导致局部组织肿胀的患者不可立即进行按摩。应先冷敷 20 分钟以上,至少等 36 小时以后再进行按摩。

六、临床按摩法选取

(一)强心安神的按摩方法

1. 按压心区法　将右手拇指和食指、中指岔开,以第 5 掌骨头为重点着力点按压中庭穴。全掌由轻渐重施压至中等强度,持续按压 3 分钟。

2. 点按乳房法　沿肋骨外侧按压库房穴和乳根穴。左侧为顺时针,右侧为逆时针按压,每次按压 5 分钟,中等强度。

3. 回阳救急法　一手按压大陵穴,用拿法和点法;另一手按压中指端中冲穴,用掐法和点法,按压强度要大,视病情确定按压时间,等待以候气行。

4. 补心宁神法　按压大椎穴 1 分钟,再以双手拇指和中指扣按在双侧心俞和膈俞穴位上,两手食指分别插向两侧肋间扣住不动,两拇指、中指揉法按摩 1 分钟。最后两拇指扣住两膏肓穴,以指端拨筋往里合按,至患者胸部感觉舒适为宜。

(二)清肺宽胸的按摩方法

1. 开胸调气法　患者仰卧,术者双手拇指点按期门穴,继而转向上,向腋窝方向分推第 2、第 3 肋弓,同时拨动两腋前面的筋。重复施术 20 次后再以掌根重手法按压中府、云门穴数次。最后用掌心按于库房穴,手指紧按紫宫穴、华盖穴部位,伴随呼吸用中等力按压,3~5 分钟后徐徐抬起。

2. 舒胸清窍法　先以两手示、中指扣住两肩井穴,拇指缓推风府穴、哑门穴 10 余次;然后双拇指合按百劳穴 1 分钟,再分别同时缓慢点按两侧风门穴 10 余次;最后以两拇指按压双侧肺俞穴,并扣拨 20~30 次。

(三)疏肝理气的按摩方法

1. 梳理肋弓法　患者仰卧,医者立其左,面向其足。先以掌指着肤,双手向外沿肋弓分推梳理 5 次,然后继以双手拇指分推肋弓 5~7 次,再以两拇指点按两侧期门、章门穴;最后将两手五指分开插向两侧胁下,以提拢之势沿肋间隙向上梳理 3 次。

2. 疏通气机法　患者仰卧,术者立其右,面向患者头部。先以右手示、中指缓慢按压鸠尾穴、幽门穴;再以左手自然推开伸向右胁外下方第 8~10 肋部位,五指并拢,逐渐拢压,相对用力,气通则止。

3. 清肝健脾的按摩方法　患者仰卧,术者立其右,面向患者头部。术者右手全掌着肤于剑突下,沿肋弓向患者右侧用摩法缓慢滑动 10 余次;再拇指和示、中指岔开以第 2 掌骨头肌肉为着力点,按压上脘穴 1~2 分钟。

(四)清胃利脾的按摩方法

1. 宽中和胃法　患者平卧位,术者在其右侧以右手按于下脘穴部位上,从右向左徐徐揉动。

2. 降胃祛浊法　用双手齐按患者气冲穴,按压约半分钟,继而用双手拇指点按双侧足三里穴,使酸胀感传至足。

3. 清畅食道法　施术者用掌根按压大包穴,让患者头偏向另一侧,同侧单臂上举;然后依次点按周荣穴、食窦穴,待患者自觉食道通畅后,再自中府穴向大横穴轻而缓慢地推摩5~7次。按摩完一侧,再按摩另一侧。

4. 脾胃双调法　左手拇指按压大椎穴,右手拇指和中指分别拨按脾俞穴、胃俞穴、意舍穴和胃仓穴数十次。

(五) 调补肾阳的按摩方法

1. 开胸健肺法　双手重叠置于患者膻中穴处,随患者呼吸运动按压数次,然后再用拇指点按膻中穴、中府穴、云门穴各5分钟。

2. 点按膀胱经法　两拇指指腹沿夹脊穴由胸椎开始,两指同时逐节点按脊柱棘突间隙旁的膀胱经各穴。每穴点按3~5秒。

3. 摩运肾俞法　双手拇指点按申脉穴、肾俞穴;然后将双手搓热置于命门穴、肾俞穴进行摩运,直至二穴发热为止。

(六) 解郁化积的按摩方法

1. 推腹清脏法　患者仰卧,术者立于左侧,面向足部。将右手岔开从剑突下推至中脘穴,以第2掌骨头为着力点按压;然后拇指和食指掐压于左右腹哀穴约2分钟,最后再下推至气海穴。

2. 按揉膀胱法　术者五指并拢,按压在关元穴、中极穴部位,用摩法对膀胱徐徐揉动半分钟,然后逐渐改变为掌压,由轻到重,中等压力按压2分钟。

3. 调气活血法　两拇指合点神阙穴后,再合点左侧肓俞穴,然后再合点气海穴,最后两拇指再分点左右天枢穴。

4. 点穴利湿法　先按揉石门穴、关元穴5分钟,再左右按揉石门穴与关元穴之间的"止泻穴"5分钟,最后双手搓热揞神阙穴数次。

附:捏脊疗法

捏脊疗法是按摩法中捏法的一种,是在患者脊柱部皮肤表面循序捏拿捻动以防治疾病的一种治疗方法。常用于治疗小儿疳积类病症,所以又称捏积疗法,属于小儿推拿术的一种。

捏脊疗法最早记录见于晋代葛洪《肘后备急方·治卒腹痛方》:"拈取其脊骨皮,深取痛引之,从龟尾至顶乃止,未愈更为之。"

一、捏脊疗法的作用机制

捏脊是中国古代的一种传统的外治方法,是推拿的一种手法,又称为提背、捏背,或者叫做捏脊。它以中医理论为指导,运用捏拿手法刺激人体脊背皮肤,以达到防病治病的目的。

捏脊疗法通过捏提等手法作用于背部督脉、足太阳膀胱经。由于督脉总督诸阳，背部足太阳膀胱经第一侧线分界区又为脏腑背俞穴所在，与脏腑关系密切，所以对患儿背部脊柱两侧分布的各脏腑俞穴和神经进行刺激，也就是对患儿的自主神经节、神经干起到按摩作用。通过对这些神经节、神经干的刺激，借助对神经、体液电信号和化学信号的传递，来调整内脏功能，振奋阳气，从而达到增强体质、治病保健的目的。

最新研究发现，捏脊能提高患儿的血红蛋白、血浆蛋白、血清淀粉酶指数，加强小肠的吸收功能。皮肤是人体最大的免疫器官，捏脊法可以良性刺激皮肤，有效地提高人体的免疫功能。

二、捏脊的手法

捏脊的手法有两种：一种是用拇指指腹与食指、中指指腹对合，挟持肌肤，拇指在后，食指、中指在前。然后食指、中指向后上捻动，拇指向前下推动，边捏边向项枕部推移。

另一种是手握空拳，拇指指腹与屈曲的食指桡侧部对合，挟持肌肤，拇指在前，食指在后。然后拇指向后上捻动，食指向前下推动，边捏边向项枕部推移。

上述两种方法可根据术者的习惯和使用方法而选用。

三、捏脊的适应证

捏脊有助于促进患儿气血运行、经络通畅、脏腑调和、增强机体抗病能力。在和胃健脾方面尤为突出，对一些肠胃疾病如积滞厌食等疗效显著；对肺系疾病也有裨益；捏脊还能起到安神作用，改善患儿夜啼和睡眠不稳；此外，捏脊对小儿遗尿和多汗症也有一定疗效。

1. 脾胃疾病，如积滞、厌食、食欲不振、消化不良、腹泻、呕吐、便秘等都可用捏脊疗法来治疗。

2. 捏脊疗法也常用于治疗肺系疾病如感冒、发热、咳嗽等症。捏脊通过刺激督脉和膀胱经，能调和阴阳、健脾理肺，从而达到提高免疫力、减少呼吸系统感染的作用。

3. 捏脊疗法能调理脾胃，帮助患儿安然入睡，故也可用于治疗小儿夜啼、睡眠不安等病症。

4. 通过捏脊来刺激患儿脊柱两侧的自主神经干和神经节，可以起到防遗尿、止汗的作用，对治疗小儿遗尿、多汗等疾病有奇效。

四、捏脊疗法的具体操作

1. 捏脊部位 捏脊的部位为脊背的正中线，从尾骨部起至第 7 颈椎。即沿

24

着督脉的循行路线,从长强穴直至大椎穴。头面部症状明显者,如出现目赤肿痛、痒涩羞明、鼻腔红赤、牙齿松动、牙龈溃烂、面黄肌瘦、唇红烦渴、面红烦急、惊悸咬牙等症状,可捏至风府穴。

提捏部位还包括脊柱两旁,相当于足太阳膀胱经第一侧线分布区。

2. 捏脊体位　施术时患儿应先脱去衣服,露出整个背部。

体位以俯卧位或半俯卧位为宜,一定要卧平、卧正,保持背部平坦、松弛。

3. 捏脊操作

(1)两手沿脊柱两旁,由下而上连续地捏提肌肤,边捏边向前推进,自骶尾部长强穴开始,一直捏到项枕部为止,一般捏到大椎穴,也可延至风府穴。重复3~5遍后,再按揉脊柱两旁肾俞穴2~3次。

一般一天或隔天捏脊1次,6次为1个疗程。疗效出现较慢的患儿及慢性疾病在1个疗程后可休息1周,再进行第2个疗程。

(2)在捏脊的过程中,用力拎起肌肤称为提法。从捏第3次开始,每捏3次提一下,称"捏三提一法";每捏5次提一下,称"捏五提一法";也可单捏不提。其中,单捏不提法刺激量较轻,"捏三提一法"刺激量最强。

(3)施术者可根据脏腑辨证,在相应的背俞穴部位上有针对性地用力捏提,以加强治疗作用。如厌食着重提大肠俞、胃俞、脾俞;呕吐重点提胃俞、肝俞、膈俞;腹泻着重提大肠俞、脾俞、三焦俞;便秘重点提大肠俞、胃俞、肝俞;多汗可着重提肾俞、肺俞、气海俞;尿频重点提膀胱俞、肾俞、肺俞;烦躁多提肝俞、厥阴俞、心俞;夜啼重点提胃俞、肝俞、厥阴俞;失眠可多提肾俞、脾俞、肝俞;呼吸系统病症着重提肾俞、肺俞、风门穴;等等。

五、捏脊的禁忌证

1. 脊柱部皮肤破损或患有疖肿、皮肤病者,不可使用捏脊疗法。

2. 高热、心脏病、有出血倾向者慎用捏脊疗法。

六、捏脊的注意事项

1. 小儿脏腑娇嫩,形气未充,肌肤柔弱,手法应以轻快柔和为原则。每次治疗捏脊次数、手法轻重、时间长短都应根据患儿年龄大小、病情轻重、体质强弱而定。

2. 捏脊疗法一般在空腹时进行,饭后不宜立即捏拿,需休息2小时后再进行。一般以早上起床后或晚上临睡前进行疗效较好,患儿配合度也较高。

3. 施术时室内温度要适中;施术者指甲要修整光滑;手部要保持温暖;手法宜轻柔敏捷;用力及速度要均等,中途最好不要停止。

4. 体质较差的小儿,每日捏脊次数不宜过多,每次施术时间也不宜太长,以3~5分钟为宜,手法应由轻到重,让患儿慢慢适应。治疗手法是提捏,不是拧转。向前推进时要直线向前,不可歪斜。

5. 运用捏脊疗法治疗时,可配合刺四缝、开四关、药物、敷脐等其他疗法,以提高疗效。

6. 捏脊疗法适用于半岁以上至 7 岁左右的患儿。年龄过小皮肤娇嫩,掌握不好力度容易造成皮肤破损;年龄过大则因为背肌较厚不易提起,穴位点按不到位而影响疗效。

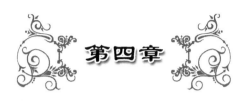

刮痧疗法

刮痧疗法是应用刮痧器具,借助刮痧介质,在患者体表经络穴位上进行反复刮治,直到局部出现痧斑为止,通过疏通腠理、驱邪外出、改善人体气血流通状态来达到活血化瘀、舒筋通络、平衡阴阳、祛风散寒、清热除湿、扶正祛邪、排泄瘀毒、退热解痉、开窍益神、消肿止痛的功效,最终治愈疾病的一种中医外治方法。

一、刮痧的作用原理

1. 疏通经络,消肿止痛　出痧的部位易出现在经络不通畅、血液循环较差的部位。出痧不同于外伤瘀血肿胀,而是把阻滞经络的病源呈现于体表,使深部病变组织、细胞得到营养和氧气的补充而发生活化,功能得以恢复,经络得以通畅,减轻"不通则痛"的病理变化。刮痧可促进局部组织血液循环,利于瘀血肿胀的吸收和消退,其刺激作用还可提高局部组织的痛阈,达到消肿止痛的功效。

2. 调和气血,排毒祛邪　刮痧使毛细血管扩张,促进血液循环,可改善微循环,从而使转运能力增强、增加汗腺分泌能力、促进尿液排泄,最终清除沉淀在皮肤深层的毒素和代谢废物,疏通细胞营养供应渠道,对人体进行整体调节,从皮肤到脏腑全面清洁,表里同调,以内养外,达到调和气血、排毒祛邪的功效。

3. 平衡阴阳,活络消炎　刮痧可使局部皮肤充血,血液、淋巴液循环加快。通过刺激神经-内分泌系统从而调节血管舒缩功能和血管壁通透性,增加局部血液供应而改善组织器官功能。刮痧出痧过程是毛细血管扩张渐至破裂的过程,是血流外溢、皮肤局部形成瘀血斑的现象,即产生自体溶血的现象。自体溶血可形成一种新的刺激素,从而加强对机体的刺激。

刮痧能加强局部新陈代谢,刺激免疫功能,使吞噬作用加强,起到消炎作用,还可以通过神经将这种刺激传递到大脑皮质,起到调节大脑的兴奋和抑制过程以及内分泌系统的平衡。如肠蠕动亢进者,在腹部和背部等处使用刮痧手法可使亢进者受到抑制而恢复正常;反之,肠蠕动功能减退者,则可促进其蠕动恢复正常。这说明刮痧可以改善和调整脏腑功能,使脏腑阴阳得到平衡。

4. 行气活血,舒筋解痉　刮痧可调节肌肉的收缩和舒张,消除肌紧张,使组织间压力得到调节,使压迫症状明显减轻或消失,疼痛得以解除;肌肉附着点和筋膜、韧带、关节囊等受损软组织的痉挛状态随刮痧的舒缩运动和局部摩擦升温促进的循环代谢的改善而得以解除,局部气血得以运行,肌肉、关节得以濡养温煦,从而使瘀血化散、凝滞固塞得以崩解消除、关节与肌肉的功能得以恢复。

总之,刮痧可使脏腑秽浊之气通达于外,促使周身气血流畅,逐邪外出。也就是说,刮痧首先作用于神经系统,借助神经末梢的传导以加强人体的防御功能;其次刮痧可作用于循环系统,使血液回流加速,循环增强,淋巴液循环加快,新陈代谢旺盛,人体免疫力增强,体内代谢产物排泄加快,疾病得以治愈。

二、刮痧器具与介质

1. 刮痧器具　临床上常用刮痧板。

牛角和玉石:都有不导电、不传热、对人体肌表无毒性刺激和不良化学反应的优点,所以是做刮痧板的理想用料。

水牛角:味辛咸,性寒。辛可发散、行气活血、润养肌肤;咸可软坚润下;寒可清热解毒。所以牛角刮痧板可达到发散行气、清热解毒、活血化瘀的作用。

玉石:性味甘平,入肺经,能润心肺、清肺热、治音哑、止烦渴、定虚喘、安神明、滋养五脏六腑。玉质刮痧板有助于行气活血、疏通经络。

刮痧板一般为长方形,边缘光滑,四角钝圆。两个长边一边厚,一边薄。薄的一面常用于人体平坦部位,厚的一面适合进行按摩刮痧,刮痧板的角适合人体凹陷部位的刮拭。

2. 刮痧介质　刮痧介质其实就是刮痧用的润滑剂。它一方面增加润滑度,减少刮拭阻力,避免刮痧时损伤皮肤;另一方面具有药物外用治疗作用,可增强刮痧的功效。

常用刮痧介质是刮痧油,是用油性润滑介质添加具有活血化瘀、行气解毒等功效的中药成分制成的。刮痧油具有清热解毒、活血化瘀、疏通经络、促进新陈代谢、排毒祛邪、消炎止痛等作用。

除头部刮痧外,其他治疗部位的皮肤上一般都应先涂抹刮痧油再进行刮痧。

三、有关痧的几个概念

1. 痧　即痧证,是皮肤对刮痧疗法刺激产生的一种反应,也是我们一般在刮痧部位看得见的一种红色或黯红色的斑点和斑片。痧实际上是渗出于血管之外的含有病理代谢产物的血液。

痧是许多疾病在发展变化过程中反映在体表皮肤的一种共性表现，即是许多疾病的共同证候，统称"痧证"。痧常出现在经络不通畅、血液循环差的部位。

西医学认为，痧是皮肤或皮下毛细血管破裂出现的皮下渗血现象，是一种自然溶血现象。

痧不同于瘀血。瘀血多由外伤引起，出血量多，瘀血部位疼痛，活动不便。而痧出血量少，是从毛细血管中渗透出来的，一旦出痧，原有病变部位的疼痛症状随之消失。出痧多伴有刮治部位不同程度的热痛感。健康人多不宜出痧或痧象不显著，对刮治无反应，也不觉疼痛。

2. 痧象　是关于痧的出现部位和颜色与形态变化的征象。常见痧象包括体表局部组织潮红、紫红或紫黑色瘀斑，小点状紫红色疹子等。

痧象对疾病的诊治、病程和预后判断有一定的临床参考意义。

（1）痧色鲜红呈散点状，多为表证。表明病情轻，病程短，预后好。

（2）痧色黯红，呈斑片状或瘀血块，多为里证。表明病情重，病程长，预后差。

（3）随着治疗，痧象颜色由黯变红、由斑块结节变成散点，说明病情在好转，治疗是有效的。反之，预示病情加重。

3. 痧症　又称痧病，是指经刮痧治疗后痧象明显的疾病。它的特征之一是痧象明显，存留时间较长。

痧症凡有病源之处，经刮治后可呈现出不同的痧象。轻症可见微红、鲜红痧点；重症则出现黯红或紫黑的斑块、结节甚至青黑色包块，触之略有阻碍或隆突感，并且有明显的疼痛感。

痧症多胀。所谓胀，就是痧症多有头昏脑胀、胸部闷胀、腹部胀痛、全身酸胀等。

古人认为，痧症主要是由风、湿、火之气相搏而为病。天有八风之邪，地有湿热之气，人有饥饱劳逸。夏秋之际，风、湿、热三气盛，人若劳逸失度，则外邪侵袭肌肤，阳气不得宣通透泄，而常发痧症。一年四季都有发生痧症的可能，但以夏秋季为多见。

痧症的主要特征有二：一是痧点，二是酸胀感。

根据病情轻重，痧症临床表现可分为一般表现与急重表现：

（1）一般表现：多表现为头昏脑胀、心烦郁闷、全身酸胀、倦意无力、胸腹灼热、四肢麻木，甚则厥冷如冰。邪入气分则作肿作胀；邪入血分则为蓄为瘀；遇食积痰火则结聚而不散，表现为脘腹痞满，甚则恶心、呕吐。

（2）急重表现：起即心胸憋闷烦躁、胸腔大痛、或吐或泻、或欲吐不吐、欲泻不泻，甚则猝然眩晕昏倒、面唇青白、口噤不语、昏厥如尸、手足厥冷，或头额冷汗如珠，或全身无汗、青筋外露，针放无血，痧点时现时隐，唇舌青黑。这些均为病情危重的表现。

痧症包括范围很广，涉及多种疾病。西医学根据古医书《痧惊合璧》所描述的症状分析："角弓反张痧"类似西医学的破伤风；"坠肠痧"类似腹股沟斜疝；"产后痧"似指产后发热；"膨胀痧"类似腹水；"盘肠痧"类似肠梗阻；"头疯痧"类似偏头疼；"缩脚痈痧"类似急性阑尾炎等。此外，民间还有所谓寒痧、热痧、暑痧、风痧、暗痧、闷痧、白毛痧、冲脑痧、吊脚痧、青筋痧等，可谓名目繁多。

四、刮痧的方法

根据临床应用不同，刮痧法又分为直接刮痧法和间接刮痧法两种。

（一）直接刮痧法

直接刮痧法是用刮具直接接触患者皮肤，在体表的特定部位反复进行刮拭，是刮痧法中最常用的一种方法。

1. 直接刮痧法按刮拭力度的大小分为

（1）轻刮法：刮痧板接触皮肤下压刮拭的力量小，被刮者无疼痛及其他不适感。轻刮后皮肤仅出现微红，无瘀斑。

轻刮法宜用于年老体弱者、疼痛敏感部位及虚证的患者。

（2）重刮法：刮痧板接触皮肤下压刮拭的力量大，以患者能承受为度。

重刮法宜用于腰背部脊柱两侧、下肢软组织较丰富处、青壮年体质较强及实证、热证、痛症患者。

2. 直接刮痧法按刮拭频率的快慢分为

（1）快刮法：刮拭的频率在每分钟 30 次以上。此法易用于体质强壮者。主要用于刮拭背部、四肢以及辨证属于急症、外感病症的患者。

（2）慢刮法：刮拭的频率在每分钟 30 次以下。本法主要用于刮拭头面部、胸部、下肢内侧等部位，以及辨证属于内科、体虚的慢性病患者。

3. 直接刮痧法按刮拭走行的方向分为

（1）直线刮法：直线刮法又称直板刮法，是用刮痧板在人体体表进行有一定长度的直线刮拭。直线刮法宜用于身体比较平坦的部位，如背部、胸腹部、四肢部位。

（2）弧线刮法：刮拭方向呈弧线形，刮拭后体表出现弧线形的痧痕。操作时刮拭方向多循肌肉走行或根据骨骼结构特点而定。本法宜用于胸背部、肋间隙、肩关节和膝关节周围等部位。

4. 直接刮痧法按刮痧板的使用部位分为

（1）角刮法：使用刮痧板的角部在穴位处自上而下进行刮拭，刮痧板的平面与皮肤呈45°角。

角刮法适用于肩部、四肢关节、脊柱两侧、骨骼之间、胸部等部位刮痧；也可用于穴位的刮拭，如风池、内关、合谷、中府等穴位。

刮拭时要注意不要过于生硬，因为角刮法比较便于用力，所以要避免用力过猛而伤害皮肤。

（2）边刮法：用刮痧板的长条棱边进行刮拭。此法适宜用于面积较大部位的刮拭，如腹部、背部、下肢等。

（3）面刮法：手持刮痧板，向刮拭的方向倾斜30°～60°角，以45°最为常用。依据部位的需要，将刮痧板的1/2长边或全部长边接触皮肤，自上而下或从内到外均匀地向同一方向直线刮拭。

面刮法是最常用的刮拭方法，适用于刮拭身体平坦部位的经络或穴位。

（4）平刮法：手法与面刮法相似，只是刮痧板与皮肤的倾斜角度要小于15°，而且向下的渗透力也较大，刮拭速度缓慢。平刮法是诊断和刮拭疼痛比较明显的区域的常用方法。

5. 直接刮痧法按刮拭手法分为

（1）摩擦法：将刮痧板与皮肤直接紧贴，进行有规律的旋转移动，或直线式往返移动，使皮肤产生热感。

摩擦法适用于麻木、隐痛的病变部位，如肩胛内侧、腰部和腹部；也可用于刮痧前的肌肉放松。

（2）梳刮法：使用刮痧板或刮痧梳从前额发际处，经双侧太阳穴处向后发际处做有规律的单向刮拭，如梳头状。此法适用于头痛、头晕、疲劳、失眠和精神紧张等病症。

（3）点压法：将刮痧板角部与要刮拭部位呈90°垂直接触，向下点按，由轻到重，逐渐加力，以患者能承受为度，保持数秒后快速抬起使肌肉复原。重复操作5～10次。

这种方法适用于肌肉丰满的穴位或刮痧力度不能深达或不宜直接刮拭的无骨骼的软组织处和骨骼缝隙、凹陷部位。如环跳、委中、犊鼻、水沟等穴位处和背部脊柱棘突之间等部位。

点压法要求手法连贯自如。因手法刺激性较强，具有镇静止痛、解除痉挛的作用，故多用于实证的治疗。

（4）按揉法：用刮痧板角部按压在治疗部位皮肤上或穴位上，做柔和迟缓的旋转。刮痧板角部平面与所接触的皮肤始终不分开，每分钟按揉50～100次。按揉压力应当渗透到皮下组织或肌肉。

按揉刮拭方法常用于手足全息穴区、后颈部、腰背部全息穴区中疼痛敏感点的刮拭,或者如太阳、曲池、足三里、内关、太冲、涌泉、三阴交等穴位处的刮拭。

(二) 间接刮痧法

间接刮痧法是先在患者将要刮拭的部位上放一层薄的特制保护膜,然后再用刮拭工具进行刮拭,称为间接刮法。它除了具有刮痧的功效外,还具有保护皮肤的作用。间接刮痧法适用于儿童或高热抽搐的患者。

具体操作方法是:在刮拭部位上放置大小适宜、洁净柔软的特制保护薄膜,用刮痧工具在上面向一个方向快速刮拭,每刮拭 10 次左右掀开薄膜检查 1 次,如此重复操作,直至刮拭部位皮肤出现黯紫色即可停止治疗,或更换刮拭部位继续操作。

五、刮痧的补泻手法

人们一直认为刮痧只泻不补,其实这种认识是错误的。刮痧也有补泻。

虚者补之,实者泻之,这是中医治疗的基本法则之一。补和泻是两种作用相反,但又相互联系的施治方法。它们共同的目的都是调节阴阳平衡、增强人体的正气。补和泻的关系是对立统一的关系。

从表面上看,刮痧疗法无直接补泻物质进入或排出机体。可是,刮痧通过一定手法对机体一定部位的刺激可以起到促进机体功能或兴奋或抑制的作用,这种作用的本质其实就是补泻。

刮痧疗法的补泻作用,取决于操作力量的轻重、刮拭速度的急缓、刮拭时间的长短、刮拭的方向以及刮拭的部位等诸多因素。刮拭动作的完成都是依靠手法的技巧来实现的,所以说,刮痧正是利用其手法来实现补泻作用的。

1. 凡刺激时间短,力量渗透表浅,作用范围比较局限的,对皮肤、肌肉、器官、组织、细胞有兴奋作用,能激发人体正气的手法都称为"补法";凡刺激时间长,力量渗透较深厚,作用范围比较广泛,对皮肤、肌肉、器官、组织、细胞有抑制作用,能祛除人体邪气的手法均称为"泻法"。

2. 凡作用时间较长的轻刺激手法,能活跃兴奋器官组织的生理功能,谓之"补法";作用时间较短的重刺激,能抑制脏器的生理功能,谓之"泻法"。

3. 凡操作速度较慢的手法称为"补法";操作速度较快的手法称为"泻法"。

4. 凡操作顺着经脉运行方向刮治的为"补法";逆着经脉运行方向刮治的为"泻法"。

5. 选择个数少的刮痧点进行刮治的为"补法";选择个数多的刮痧点进行刮治的为"泻法"。

6. 刮痧后加温灸的为"补法";刮痧后加拔罐的为"泻法"。

7. 刮治方向向心为补,离心为泻。

补法在临床上多用于年老体弱、久病、重病或形体瘦弱等虚证患者；泻法临床多用于年轻体壮、初病、急病或形体壮实等实证患者。

介于补法和泻法之间的称为"平补平泻法"。"平补平泻法"常用于正常人的保健或虚实夹杂证的治疗，有三种刮拭手法：①按压力大，刮拭速度慢；②按压力小，刮拭速度快；③按压力中等，刮拭速度适中。

综上所述，刮痧治疗时，可根据患者病情和体质而灵活选用不同手法。若能首先仔细辨证，然后根据"扶正祛邪"或"祛邪存正"的原则，恰当采用补泻手法，必能充分发挥刮痧的治疗作用，收到事半功倍的疗效。

六、刮痧的具体操作

1. 根据患者年龄、性别、体质和病情特点确定治疗部位和刮痧手法。

2. 准备、检查刮痧用物，如治疗盘、刮痧板、刮痧油、毛巾等。

3. 嘱患者排解二便，取舒适体位，暴露治疗部位，并用湿热毛巾清洁治疗部位的皮肤。

4. 用刮痧板蘸取适量刮痧油均匀地涂抹在治疗部位上，涂抹厚度宜薄不宜厚。

5. 右手握持刮痧板，用拇指和食指、中指夹住刮痧板，无名指、小指紧贴刮痧板边角，三点固定刮痧板。根据治疗需要保持刮痧板与皮肤的角度和适当的力度，以肘关节为轴心，前臂做有规律的移动。每个部位刮拭 30 次左右。刮痧时用力要均匀，由轻渐重，刮至皮肤出痧，一般表现为红紫或出现粟粒状、丘疹样斑点或条索状斑块等形态变化，并且局部有轻微热痛感时即停止。

6. 刮拭面尽量拉长，要求点、线、面三者兼顾，综合运用。点是刺激穴位，线是循经走络，面是作用皮部。关节部位应按其结构，采用点揉或按压手法。

7. 治疗过程中要及时观察患者情况，如皮肤出痧情况、身体感觉等。根据具体情况适时调节手法力度。

8. 刮痧结束后要清洁局部皮肤，留观 30 分钟。留观期间，可饮用温开水以补充体液，并应注意避风寒。

七、刮痧的适应证和禁忌证

（一）适应证

1. 感受外邪引起的感冒发热、头痛、咳嗽、呕吐、泄泻以及高温中暑等。

2. 各种神经痛、脏腑痉挛性疼痛等，诸如神经性头痛、血管性头痛、三叉神经痛、坐骨神经痛、胃肠痉挛、胆绞痛等病症。

3. 感受风、寒、湿邪导致的各种软组织疼痛、骨关节疾病等这些以疼痛为主要症状的外科病症，诸如肩周炎、落枕、腰椎间盘突出症、足跟痛、慢性腰痛，以及颈椎、腰椎、膝关节骨质增生等病症。

4. 小儿营养不良、食欲不振、腹泻、生长发育迟缓、遗尿等病症。

5. 妇科疾病如痛经、闭经、月经不调、乳腺增生、乳腺炎、盆腔炎及各种产后疾病。

6. 牙痛、鼻炎、咽喉肿痛、耳聋、耳鸣、弱视、青少年假性近视、急性结膜炎等五官科疾病。

7. 高血压、糖尿病、眩晕、卒中后遗症、肠炎、便秘、腹泻及失眠、多梦、神经症等病症。

8. 刮痧还可用于强身健体、减肥、美容等保健治疗。

（二）禁忌证

1. 患急性传染病、心功能衰竭、肝肾功能不全及其他危重病症患者,病情不稳定的高血压、糖尿病,以及恶病质、大病后、手术后的患者等禁用刮痧疗法。

2. 有出血倾向者,如血小板减少症、白血病、贫血的病人禁止刮痧。

3. 妇女"四期"即行经期、妊娠期、哺乳期、更年期,应慎用。尤其是妊娠期妇女应禁止按摩腰骶部、腹部和髋部,更不能按摩肩井、合谷、三阴交和昆仑等刺激性较强的穴位,否则可能导致经期紊乱、流产等严重后果。

4. 易出现头晕、恶心甚至晕厥等症状的晕痧者,病变部位有原因不明肿块的患者及患者的心尖搏动处、眼睛、耳孔、鼻孔、舌、口唇、前后二阴、脐部等部位,皮肤有溃烂、损伤、炎症或皮肤病的患者禁止刮痧治疗。

5. 大病初愈的病人、骨折病人,重病、气虚血亏及过饥、过饱、酒后等患者均不宜刮痧。

6. 久病年老的患者、极度虚弱的患者、极度消瘦的患者、囟门未闭的患儿等均不宜刮痧治疗。

八、刮痧的注意事项

1. 首先检查刮痧板有无破损,然后再涂抹刮痧油进行刮治,应时刻预防对皮肤造成的损伤。

2. 严格掌握每次只刮治一种疾病的原则。

3. 刮痧顺序应自上而下,由内到外。先刮拭头、背、腰部,后刮拭胸、腹、四肢;先刮阳经,再刮阴经;先刮身体左侧,后刮右侧;先上肢,后下肢;先内侧,后外侧逐步按序刮治。先刮治完一处,再刮治另一处,不可无序乱刮。一般应顺一个方向刮治,不可来回双向刮治。

4. 必须把握好手法轻重和刮治频率,用力要均匀、适中,由轻渐重。应做到"实则重之,虚则轻之""重而不板,轻而不浮""快而不滑,慢而不滞"。面部刮痧手法宜轻,以免出痧严重影响美观。

5. 操作时,应密切观察患者出痧等情况,询问主观感受,避免晕痧。对一些不易出痧的患者应寻找原因,不必强求出痧。

6. 治疗期间,应避风寒,忌生冷、油腻食品,保持心情愉悦。

7. 治疗结束后,应多饮温开水以补充体液,并留观半小时。3 小时内禁止洗浴。

8. 刮痧板最好专人专用,以避免交叉感染。用后及时用消毒液清洗。

9. 一般刮拭结束后半小时左右,皮肤表面的痧点会逐渐融合成片状,刮痧后 1~2 日内出痧表面的皮肤会有触痛感或自觉局部皮肤有发热感,这些均为正常反应,休息几天后即可恢复正常。如果皮肤深部出现包块样或结节样的改变,可在皮肤表面逐渐呈现绛紫色或青黑色的痧象,这种情况相对消退较缓。以上可能出现的现象都应向患者提前交代说明,以免引起患者恐慌与担心,影响后续治疗的配合。

10. 刮痧时限应根据不同疾病的性质及患者体质状况等因素灵活掌握。一般每个部位刮 30 次左右,以使患者能耐受或出痧为度。刮痧时,汗孔开泄,为了有利于扶正祛邪,防止耗散正气,或祛邪而不伤正,治疗时间不宜过长,治疗手法不宜太重,不可一味片面强求出痧。局部刮痧一般 5~10 分钟,每次刮治总时间以 20~25 分钟为宜,间隔 5~7 日或患处无痛感时可进行第 2 次刮痧。刮治 2 次后,如果完全无效,应进一步检查,寻找原因,必要时改用其他疗法。

九、人体各部位的刮痧方法

(一)头部

头部有头发覆盖,所以不用涂抹刮痧润滑剂。刮拭时可使用刮痧板薄面边缘或用刮痧板角部刮拭来增强刮痧效果,每个部位刮 30 次左右即可,刮至头皮有发热感为宜。

1. **刮拭头部两侧** 从头部两侧太阳穴开始刮至风池穴,经过穴位为头维穴、颔厌穴、悬颅穴、悬厘穴、率谷穴、天冲穴、浮白穴、脑空穴等。

2. **刮拭前头部** 从百会穴开始刮至前发际,经过穴位为前顶穴、通天穴、囟会穴、上星穴、神庭穴等。

3. **刮拭后头部** 从百会穴刮至后发际,经过穴位为后顶穴、脑户穴、风府穴、哑门穴等。

4. **刮拭全头部** 以百会穴为中心,呈放射状向全头部的发际处刮拭。可经过全头部的穴位和运动区、语言区、感觉区等。

头部刮痧可以改善头部血液循环,疏通全身阳气,能够有效预防和治疗中风及卒中后遗症、头痛、脱发、失眠、感冒等病症。

(二)面部

因为面部出痧会影响美观,所以进行面部刮痧时,手法一定要轻柔,以不出痧为度,最好使用性质柔和、渗透性能好的面部刮痧油。刮拭时通常用补法,方向应该是由内向外按肌肉走向刮拭,忌用重力进行大面积刮拭。

1. 刮拭前额部

(1)额头区:先以刮痧板角部平面按揉额正中头区,然后用短弧边以平刮法从额头正中向两侧刮拭,最后以平面按揉太阳穴结束。

(2)眼周区:先以刮痧板角部垂直按揉睛明穴,然后用长弧边以平刮法从睛明穴沿上眼眶刮至外眼角瞳子髎穴,并以平面按揉瞳子髎穴结束上眼眶刮拭,经过的穴位包括鱼腰穴、丝竹空穴等。

再以同样的方法刮拭下眼眶。

2. 刮拭面颊部　由内向外刮拭。平面按揉上迎香穴,向外刮至太阳穴,按揉太阳穴;再平面按揉迎香穴,用刮痧板长弧边刮拭两颧部,沿颧骨下缘经颧髎穴平刮至下关穴、听宫穴,平面按揉下关穴、听宫穴。经过的穴位包括承泣穴、四白穴、下关穴、听宫穴、耳门穴等。

3. 刮拭下颌部　以承浆穴为中心向上下左右刮拭,经过的穴位包括地仓穴、大迎穴、颊车穴等。

刮拭面部有养颜祛斑美容的功效。对眼病、鼻病、耳病、面瘫、雀斑、痤疮等颜面五官的病症有很好的疗效。

(三) 颈部

颈后高骨下凹陷是大椎穴,为"诸阳之会",刮痧时,用力要轻柔,应用泻法,不可用力过重,可以用刮痧板棱角刮拭,以出痧为度。肩部肌肉丰富,用力可以重些,从风池穴到肩髃穴,一次刮拭,中间不要停顿,一般用平补平泻手法。

1. 刮拭颈部正中线　从哑门穴到大椎穴。

2. 刮拭颈部两侧到肩部　从风池穴经肩井穴、巨骨穴至肩髃穴。

刮拭颈部,具有育阴潜阳、补益正气、防止风邪侵入人体的作用。

(四) 背部

刮治背部时要按照由上到下的方向,一般先用面刮法刮拭后背正中线的督脉,然后再用双角刮法刮两侧的夹脊穴和膀胱经脉。一般要应用轻柔的补法刮拭背部正中线,千万不可用力过大,以免伤及脊椎,最好用刮板棱角点按棘突之间;刮拭背部两侧时,要采用补法或平补平泻法,而且用力还要均匀,刮拭时最好一气呵成,中间不要停顿。

腰背部较长,要分段刮拭,每次刮4~5寸长。分段刮拭完毕,再从上到下大面积快速连续对经气进行整体推摩梳理。

背部、腰部刮痧应分次进行,每次刮拭部位不可过多。重点刮拭大椎、至阳、命门、长强、肺俞、心俞、腰眼等穴位。

1. 刮拭背部正中线　从大椎穴至长强穴。

2. 刮拭背部两侧　即刮拭背部足太阳膀胱经的循行路线,也就是脊柱旁开1.5寸以及3寸的位置。

刮拭背部主治心、肺等疾病。对预防和治疗黄疸、胆囊炎、胆道蛔虫病、急慢性肝炎、肠鸣、泄泻、便秘、脱肛、肠痈等消化系统疾病也有很好的疗效。

(五) 胸部

胸部的刮拭方向有两种:正中线的刮拭是从上向下,胸部两侧的刮拭是从内往外。对胸部正中线进行刮拭时,用力要轻柔,宜用平补平泻法,乳头处禁刮。

1. 刮拭胸部正中线　用刮板角部自上而下刮拭,从天突穴经膻中穴向下刮至鸠尾穴。

2. 刮拭胸部两侧　从正中线由内向外刮拭,用刮板整个边缘由内向外沿肋骨走向刮拭,先刮左侧再刮右侧。刮拭中府穴时宜用刮板角部从上向下刮拭。

胸部主要有心、肺二脏。因此刮拭胸部可防治冠心病、慢性支气管炎、支气管哮喘、肺气肿等心、肺疾病,另外还可预防和治疗妇女乳腺炎、乳腺增生、乳腺癌等。

(六) 腹部

腹部的刮拭方向大致是从上往下的。但是有内脏下垂的患者在刮拭时应从下往上,以免加重病情。空腹或饱餐后禁刮,急腹症忌刮,神阙穴禁刮。

1. 刮拭腹部正中线　从鸠尾穴经中脘穴、关元穴刮至曲骨穴。

2. 刮拭腹部两侧　从幽门穴、不容穴、日月穴向下,经天枢穴、肓俞穴刮至气冲穴、横骨穴。

腹部有肝胆、脾胃、膀胱、肾、大肠、小肠等脏腑,因此刮拭腹部可治疗胆囊炎、慢性肝炎、胃及十二指肠溃疡、呕吐、胃痛、慢性肾炎、前列腺炎、便秘、泄泻、月经不调、不孕等脏腑病变。

(七) 四肢

刮拭四肢时,遇关节部位不可强力重刮。对下肢静脉曲张、水肿应从下向上刮拭。皮肤如有感染、破溃、痣瘤等刮拭时应避开。急性骨关节创伤、挫伤之处不宜刮痧,但在恢复阶段刮痧治疗可以促进康复。

1. 刮拭上肢前面部位　方向是由上向下,尺泽穴可重刮。

2. 刮拭上肢后面部位　方向是由上向下,在肘关节处可做停顿,向下分段刮至外关穴。

3. 刮拭下肢后面部位　方向是从上向下,委中穴可重刮。

4. 刮拭下肢外侧部　方向是从上向下,从环跳穴到膝阳关穴,由阳陵泉穴到悬钟穴。

5. 刮拭手指经脉　用刮痧板的凹槽部位依次刮拭各手指,从指根部一直刮拭至手指尖,重点刮拭指甲根部两侧井穴以及合谷、劳宫、四缝、中渚、养老、后溪穴。

6. 刮拭手掌和手背全息穴区　用面刮法将整个手掌及手指刮热。手背皮肤应先涂刮痧油或刮痧乳,再用面刮法刮拭第3掌骨和中指背脊椎的全息穴区;用垂直按揉法依次刮拭第2掌骨桡侧的各全息穴区。

7. 刮拭脚心　用面刮法沿各经脉循行向趾尖刮拭,并用单角刮法刮拭点按涌泉穴。

8. 刮拭脚背　用面刮法将整个足掌、足背刮热,用平面按揉法重点刮拭冲阳穴、太冲穴、公孙穴、太白穴。足背应涂抹刮痧油或刮痧乳后,用较轻的按压力刮拭。

9. 刮拭脚趾　用角刮法逐个刮拭脚趾,重点刮大敦穴、厉兑穴。

四肢刮痧可主治全身病症。如手少阴心经,主治心脏疾病;足阳明胃经,主治消化系统疾病等。

(八) 膝关节

膝关节刮痧时应用刮板棱角刮拭,刮拭关节时动作应轻柔。

1. 刮拭膝眼　刮拭前可用刮板的棱角点按膝眼。

2. 刮拭膝关节前部　膝关节以上的刮拭从伏兔穴至梁丘穴,膝关节以下的刮拭从犊鼻穴至足三里穴。

3. 刮拭膝关节内侧部　从血海穴刮至阴陵泉穴。

4. 刮拭膝关节外侧部　从膝阳关穴刮至阳陵泉穴。

5. 刮拭膝关节后部　从上往下刮拭,委中穴可重刮。

刮拭膝关节主治风湿性关节炎、膝关节韧带损伤、肌腱劳损等膝关节的病变,另外对腰背部疾病、胃肠疾病的治疗也有很好的疗效。

十、刮痧反应及处理

刮痧后,对于局部皮肤有微热感、出现颜色不同、形状不一的痧象等反应,这是刮痧的正常反应。而对于出现疲劳、痧象几天后仍未消退甚至当场晕厥等现象则应积极应对,这些都是刮痧出现的不良反应。

1. 正常反应　刮拭部位出现不同颜色形态的痧,颜色有鲜红色、黯红色、紫色及青黑色;形态有斑块状、水泡样、包块状或结节状。刮痧半小时后皮肤表面的痧逐渐融合,呈现出大片痧象,深部包块样的痧逐渐消失;12小时后包块样的痧变成青紫色或青黑色;5~7天后痧点慢慢消退。胸背部、上肢部颜色较浅的痧都容易消退,腹部、下肢部颜色较深的痧则消退较慢。

2. 异常反应

(1)疲劳、低热:刮痧24小时内有短时间的疲劳反应,全身低热。

原因:体质虚弱,刮痧时间过长,刮痧力度过大。

处理:适当休息即可恢复正常。

预防:适当减少刮拭时间,减小刮拭力度,平时注意锻炼增强体质。

(2)肿胀、灼热:刮痧治疗结束后,刮拭部位皮肤出现肿胀、灼热等不适的感觉,2 天后还没有消退。

原因:刮拭时间太长,刮拭力度太重。

处理:可在刮痧 24 小时后进行局部热敷。

预防:开始治疗时,应适当减少刮拭时间,减小刮拭力度,要做到循序渐进。

(3)晕痧:患者出现头晕目眩、面色苍白、心慌出汗、四肢发冷、恶心欲吐,甚至出现血压下降、神志不清,这种情况临床上也称作晕刮。晕痧属于严重异常反应,一旦发现应立即对症处理。

原因:患者存在紧张情绪,或者在空腹、过度疲劳等情况下进行刮痧,或者刮拭时间太长、力度太重,刮拭部位太多。

处理:停止刮拭,给患者喝温开水或糖水,用刮痧板角部点按百会穴、水沟穴、内关穴、足三里穴、涌泉穴。

预防:消除对刮痧的紧张情绪;不要在空腹、熬夜、过度疲劳的状态下刮痧;开始治疗时,应适当减少刮拭时间和刮拭部位,减小刮拭力度,要让患者有一个适应的过程,争取做到循序渐进。

十一、刮痧的临床应用

(一)针对体质刮痧

1. 气虚体质　"气""血""津液"支撑健康,而其中起主导作用的是"气"。气虚的症状便是"气"不足。常会感到疲劳、倦怠、发冷等,造成免疫力低下,易患感冒且长时间不愈。

成因:先天不足,后天失养,如孕妇体弱或早产都可能导致出生后的婴儿形成气虚体质;还有人工喂养不当,或者偏食、厌食,或者病后气亏、年老气弱等都会造成气虚气质。

常见表现:

(1)无力、声细、气喘、多汗、易疲劳、面色青白、怕冷。

(2)身体稍胖且浮肿、气短懒言、咳喘无力、心悸怔忡、精神疲惫。

(3)食少腹胀、大便溏泄,或脱肛、子宫脱垂。

(4)腰膝酸软、小便频多、男子滑精早泄、女子白带清稀。

易患疾病:溏便、尿频、性功能障碍、阳痿、不孕。

刮拭要点:用补法。

具体取穴如下:

（1）背部：肺俞、脾俞、胃俞、肾俞、志室。

（2）胸腹部：膻中、中庭。

（3）上肢部：列缺、太渊、内关。

2. 阳虚体质　阳虚体质是阳气不足，不能温煦人体，以肢体寒冷等虚寒现象为特征的体质形态。阳虚体质的患者多脏腑功能活动低下，新陈代谢缓慢。

成因：阳虚体质是阳气不足，后天失养。体弱的孕妇所生胎儿如没有调养好，最容易形成阳虚体质；另外年长受孕、早产等情况下所生的婴儿，或者年老阳气衰竭均可造成阳虚体质。

常见表现：

（1）畏寒喜暖、手足不温、喜热饮食、精神不振、倦怠无力。

（2）面色发白、目光黯淡、口唇颜色发淡、睡眠偏多、舌淡胖、舌边有齿痕。

（3）毛发易落、易出汗。

（4）大便溏薄、小便清长、耐夏不耐冬。

易患疾病：感冒、慢性胃肠道疾病、水肿、哮喘、心律失常、甲状腺功能低下、性功能低下、风湿性关节炎。

刮拭要点：补法。

具体取穴如下：

（1）背部：大椎、至阳、心俞、肾俞、命门。

（2）胸部：膻中。

（3）下肢部：大钟、公孙、太白。

3. 阴虚体质　由于体内津液精血等阴液亏少，以干燥少津、阴虚内热为主要特征的体质状态。表现为机体水液不足，机体降温功能不足。

成因：先天不足，如孕育时父母体弱，或年长受孕、早产等原因，或纵欲过度、积劳阴亏、后天失养等原因均可形成阴虚体质。

常见表现：

（1）手足心热、口燥咽干、鼻微干、口渴喜冷饮。

（2）大便干燥、面色潮红、有烘热感、小便短涩。

（3）睡眠差、目干涩、视物花、眩晕耳鸣。

（4）唇红微干、皮肤偏干、易生皱纹、耐冬不耐夏。

易患疾病：复发性口疮、三叉神经痛、慢性咽炎、习惯性便秘、肺结核、干燥综合征、支气管扩张、甲状腺功能亢进症、系统性红斑狼疮。

刮拭要点：补法。

具体取穴如下：

（1）背部：厥阴俞、心俞、肾俞。

（2）上肢部：列缺、太渊、内关。

（3）下肢部：三阴交。

4. 血虚体质　血虚体质是指人体血液不足、营养功能减退的一种体质类型。血虚体质的患者易出现血液浓度和质量的不足状态。

成因：先天不足或后天失养。比如减肥方法不当、饮食不规律、生活方式不健康等原因均可引起血虚体质。

常见表现：

（1）手足发麻、心悸失眠、眼睛干涩、便秘、经少色淡。

（2）面色苍白缺乏光泽、口唇颜色及甲床颜色淡白。

（3）头晕目眩、脱发或毛发易断、失眠健忘、注意力不集中。

（4）不耐冬也不耐夏。

易患疾病：血小板减少性紫癜、贫血、习惯性便秘、不孕、功能性子宫出血等。

刮拭要点：补法。

具体取穴如下：

（1）背部：大椎、命门、志室。

（2）胸腹部：膻中。

（3）下肢部：大钟、公孙。

5. 气郁体质　由于长期情志不畅、气机郁滞而形成的以性格内向不稳定、敏感多疑为主要表现的体质形态，多是机体运转不协调造成的。

成因：先天遗传，或受后天的精神刺激、情志不遂、长期忧虑郁闷所致。

常见表现：

（1）面色苍黯或萎黄、舌淡红、苔白、脉弦。

（2）性情急躁易怒、易激动、忧郁寡欢、胸闷不舒。

（3）胸胁胀满、或走窜疼痛、嗳气呃逆、或咽间有异物感。

（4）乳房胀痛、睡眠较差、食欲减退、惊悸健忘、痰多、大便干。

易患疾病：抑郁症、失眠、焦虑症、胃肠神经症、癔症、乳房胀痛、精神分裂症等病症。

刮拭要点：泻法。

具体取穴如下：

（1）背部：肝俞、胆俞。

（2）胸腹部：膻中、期门、章门。

（3）下肢部：阳陵泉、外丘。

6. 血瘀体质　体内血液运行不畅或瘀血内阻，并表现出一系列血流不畅的外在征象的体质状态。

成因：先天禀赋原因或后天损伤所致，长期忧郁气滞也可导致血瘀体质。

常见表现：

(1)皮肤偏黯或色素沉着,容易出现瘀斑,易患疼痛。

(2)发易脱落、肌肤干燥、口唇黯淡或紫,眼眶黯黑、鼻部黯滞。

(3)女性多见痛经、闭经,或经血中多凝血块,或经血紫黑、崩漏。

(4)头、胸、胁、小腹或四肢等处有刺痛感,不耐受风邪、寒邪。

易患疾病:冠心病、中风、脑血管疾病、血管神经性头痛、下肢静脉曲张、黄褐斑、闭经。

刮拭要点:泻法。

具体取穴如下:

(1)背部:天宗、心俞、肝俞、胆俞、膈俞。

(2)胸腹部:中庭。

(3)下肢部:血海。

7. 痰湿体质　由于体液内停致痰湿凝聚而出现的以黏滞重浊为主要特征的体质状态。表现为体内代谢废物堆积,不能及时排出体外。

成因:先天遗传,或后天过食甘肥厚腻。

常见表现：

(1)面色淡黄而黯,眼胞微浮,面部皮肤油脂较多,多汗且黏。

(2)舌体胖大,舌苔白腻或甜,胸闷痰多,身重不爽,宜困倦。

(3)喜食甘肥甜腻,大便黏而不实,小便短促微混,易患湿证。

易患疾病:高血压、糖尿病、肥胖症、高脂血症、痛风、冠心病、代谢综合征、脑血管疾病。

刮拭要点:泻法。

具体取穴如下:

(1)背部:肺俞、脾俞、三焦俞。

(2)胸腹部:中府、上脘、石门、关元。

(3)下肢部:公孙。

(二) 五脏疾病刮痧

1. 安神养心刮痧　心相当于人体中的君主,主管精神意识、思维活动,有统率协调全身各脏腑功能活动的作用。只有心的功能健全,其他脏腑的功能活动才可正常。

心病证候:

(1)心火炽盛:症见心烦失眠,渴欲冷饮,面红耳赤,口干咽燥,口舌糜烂,小便短赤,舌尖红或起刺。苔黄,脉洪、数。

(2)心气虚、心阳虚:症见心悸,气喘,神疲乏力,畏寒肢冷,口唇青紫,胸闷。舌淡苔白,脉细小或大而无力。

（3）心血虚、心阴虚:症见心悸、失眠、多梦、体虚、盗汗,头目眩晕,面色无华,心烦口渴。舌质红,脉细数或细弱。

刮拭要点:心火炽热用泻法;心阳虚、心阴虚均用补法。

具体取穴如下:

（1）背部:厥阴俞、神堂、心俞。

（2）胸腹部:膻中、巨阙。

（3）上肢部:神门、通里。

2. 益气养肺刮痧　肺位于心上,像辅佐君主的宰相一样,主一身之气,协助心脏调理全身的功能活动。肺是人身之气的根本,是藏魄的地方。

肺病证候:

（1）肺部痰热:症见咳嗽喘促,呼吸气粗,发热胸痛,尿黄,便秘,痰黄稠,或脓样,或血痰,口渴喜饮。舌苔黄,脉数。

（2）肺气虚:症见气短、气喘无力、痰液稀薄、声音低缓、怕冷,畏风自汗,易于感冒,倦怠无力,面色㿠白。舌质淡,脉弱无力。

（3）肺阴虚:症见咽干口燥、咳嗽少痰、或痰中带血、低热、失眠、盗汗,五心烦热。舌质红,脉细数。

（4）风寒束肺:症见咳嗽气喘,痰稀色白,鼻塞涕清,或兼恶寒发热,无汗,头痛,体楚。苔薄白,脉浮紧。

（5）风热犯肺:症见咳嗽气粗,痰黄且稠,口渴,咽红疼痛,头痛,身热恶风,苔薄黄,脉浮数。

（6）痰浊阻肺:症见咳嗽痰多泡沫,或色白而黏,易于咯出,胸闷气促,喉中痰鸣,甚则不能平卧,舌苔白腻,脉滑。

刮拭要点:肺部痰热、风寒束肺、风热犯肺、痰浊阻肺用泻法;肺气虚、肺阴虚用补法。

具体取穴如下:

（1）背部:肺俞、魄户。

（2）上肢部:太渊、列缺。

（3）下肢部:涌泉穴。

3. 调理脾胃刮拭　胃储运饮食,主受纳和腐熟水谷,是营卫之气产生的地方;脾主运化水谷精微。脾和胃相表里,为后天之本,是气血生化之源,共同完成饮食物的消化吸收及其精微的输布,主管接收和消化饮食,转化为营养物质供给人体。

脾胃病证候:

（1）胃热:症见胃脘灼痛,渴喜冷饮,呕吐吞酸,口气热臭,食后易饥,或食入即吐,牙龈肿痛,小便短赤,大便秘结。舌红苔黄,脉象滑数。

（2）胃寒：症见恶心呕吐，呃逆，脘腹冷痛，得热则减。舌苔白滑，脉沉迟或沉弦。

（3）胃阳虚：症见空腹胃痛剧，口吐清水，得食痛减。舌苔白，脉沉细。

（4）胃阴虚：症见口干咽燥，饥不欲食，或干呕呃逆，食后饱胀，胃脘疼痛，大便秘结。舌红少苔，脉细数。

（5）脾气虚：表现为纳呆腹胀，大便溏薄，面色萎黄，神疲乏力，气短懒言。舌淡苔薄，脉象缓弱。

（6）脾阳虚：表现为纳减腹胀，大便溏薄，四肢不温，或脘腹隐痛，喜得温按，或面肢浮肿，小便不利，或妇女白带清稀量多。舌淡苔白，脉象沉迟或沉细。

（7）寒湿困脾：症见脘腹胀闷，不思饮食，口腻泛恶，头重如裹，身重困倦，小便不利，大便溏泄，舌苔白腻，脉象濡缓。

（8）湿热蕴脾：表现为脘腹胀闷，恶心呕吐，不思饮食，口甜黏腻，身重困倦，小便短赤，大便溏泄，或面目皮肤发黄，色泽鲜明，舌苔黄腻，脉象濡数。

刮拭要点：

胃热、胃寒、寒湿困脾、湿热蕴脾用泻法；胃阳虚、胃阴虚、脾气虚、脾阳虚均用补法。

具体取穴如下：

（1）腰背部：脾俞、意舍、胃俞、胃仓。

（2）上肢部：内关。

（3）下肢部：足三里、丰隆。

4. 壮腰强肾刮痧　肾是封藏的根本，是藏精的地方。精能生髓而滋养骨骼，故肾脏有保持人体精力充沛、体质强健的功能，是"作强"之官，主管智力与技巧。

肾病证候：

（1）肾阳不足：可见面色淡白，畏寒肢凉，头晕耳鸣，听力减退，腰酸肢软，小便清长或频数，男子阳痿遗精，妇女白带多而稀薄。舌质淡，苔薄白，脉沉细。

（2）肾阴亏损：表现为头晕眼花，腰酸耳鸣，齿浮发落，颧红升火，五心烦热，口干咽燥，虚烦失眠，健忘，遗精早泄。舌红少苔，脉细数。

（3）肾气不固：症见精神疲乏，腰膝酸软，小便频数清长、失禁、余沥不尽，遗尿，或滑精早泄，白带清稀，胎动易滑。舌淡苔白，脉象沉弱。

（4）肾不纳气：表现为气短喘促，呼多吸少，动则喘甚，声低气怯，咳逆汗出，腰膝酸软，四肢不温，面部虚浮，舌淡脉虚。

刮拭要点：均用补法。

具体取穴如下：

（1）腰背部：三焦俞、肾俞、命门、膀胱俞。

（2）胸腹部：中极、章门。

（3）上肢部：尺泽。

5. 平肝理气刮痧　肝是人体耐受疲劳的根本，是藏魂的地方，主疏泄、藏血。肝相当于人体中的将军，主管谋略。肝的性格坚毅果敢、刚直不阿，因此把肝比作"将军"之官，具有决断力。肝的疏泄功能正常，则气机调畅，人的情志活动舒畅。

肝病证候：

（1）肝阳旺盛：症见头晕目眩，头目胀痛，急躁易怒，心悸健忘，失眠多梦，口苦咽干，胁肋灼痛，尿黄便秘。或突发耳鸣耳聋，或吐血衄血。舌红苔黄，脉弦数。

（2）肝气郁结：表现为精神抑郁，性急易怒，胸闷不舒，常喜叹息，胁肋胀痛，胃脘疼痛，恶心呕吐，嗳气或出现腹泻，泻后腹痛无明显减轻；妇女月经不调，经来腹痛，经前乳胀，少腹胀痛；或咽部有梗阻感觉，吞之不下，吐之不出，并不碍进食，苔薄脉弦。

（3）肝血虚、肝阴虚：症见耳鸣眼花，视物昏糊，头晕头痛，面白无华，爪甲不荣，肢体麻木，经脉拘挛，五心烦热，夜不能寐。舌红少苔，脉弦细数。

（4）肝胆湿热：表现为胁肋胀痛，口苦纳呆，呕恶腹胀，小便短赤，大便不调，或身目发黄，外阴瘙痒，湿疹痒痛，妇女带下黄赤腥臭，舌苔黄腻，脉象弦数。

刮拭要点：肝阳旺盛、肝气郁结、肝胆湿热用泻法；肝血虚、肝阴虚证用补法。

具体取穴如下：

（1）头部：太阳、风池、印堂

（2）背部：肝俞、胆俞。

（3）上肢部：内关。

（4）下肢部：三阴交、阳陵泉、光明、曲泉、太冲、涌泉。

十二、刮痧的具体病例

1. 头痛

取穴：百会穴、四神聪穴，头维穴至风池穴，太阳穴，印堂穴。

刮拭顺序：先刮百会穴及四神聪穴，再刮头维穴至风池穴，重刮头维、风池。以印堂为中心，向左右两侧刮拭前额，止于太阳穴，然后点按太阳穴。

刮拭方式：平补平泻。

2. 肩周炎

取穴：风池穴至肩井穴，风府穴，大椎穴，肩髃穴。

刮拭顺序:从上至下依次刮拭。

刮拭方式:补泻兼施。

3. 前臂损伤

取穴:曲池、合谷、内关、外关穴。

刮拭顺序:按经脉循行方向刮拭。

刮拭方式:平补平泻。

4. 落枕

取穴:大椎、肩井穴、天宗穴、阿是穴。

刮拭顺序:从颈向肩依次刮拭。

刮拭方式:以泻为主。

5. 胸闷

刮拭部位:胸前两侧第3、4肋间隙,胸骨部位。

刮拭顺序:刮痧板与体表接触角度以15°左右为宜,从上向下刮拭胸骨部位,由内向外刮拭两侧第3、4肋间隙。

刮拭方式:平补平泻。

6. 发热

取穴:两手心、两足心、大椎、曲池。

刮拭顺序:两手心、两足心逆经从指趾尖向手足心刮拭,用面刮法,劳宫穴、涌泉穴用逆时针点按法。重刮大椎、曲池。

刮拭方式:泻法。

7. 静脉曲张

刮拭部位:病变部位及所络经脉。

刮拭顺序:由下往上的顺序,用面刮法。

刮拭方式:平补平泻。

8. 耳鸣

取穴:两侧耳门、听宫、听会穴。

刮拭顺序:由上向下刮拭,重点是点揉两侧三穴。

刮拭方式:补法。

9. 口周起痘

取穴:人中穴、承浆穴,唇周部位。

刮拭顺序:由内向外刮拭上下唇周,点揉人中、承浆穴。

刮拭方式:泻法。

10. 眼疲劳

取穴:睛明穴、四白穴、迎香穴。

操作:患者闭目,由内向外轻刮上下眼眶,点揉双侧三穴。

刮拭方式:补法。

11. 中暑

取穴:华佗夹脊穴,太阳穴,印堂穴。

刮拭顺序:夹脊穴自上而下逆经刮拭,点揉印堂穴、太阳穴。

刮拭方式:泻法。

12. 感冒

取穴:华佗夹脊穴,前额、太阳穴、肘窝。

刮拭顺序:夹脊穴自上而下逆经刮拭,肘窝自下而上刮拭,前额从中央向两侧刮拭,同时点揉太阳穴。

刮拭方式:泻法。

13. 咽痛

取穴:第7颈椎至第7胸椎两侧,颈前部位皮肤。

刮拭顺序:第7颈椎至第7胸椎两侧自上而下刮拭,颈前皮肤采用揪痧法。

刮拭方式:泻法。

14. 风热咳嗽

刮拭部位:颈部至第4腰椎处及两侧,肘窝,曲池穴。

刮拭顺序:颈部至第4腰椎处及两侧自上而下刮治;肘窝处自下而上逆经刮治;重按曲池穴。

刮拭方式:用泻法。

15. 食积

刮拭部位:长强穴至大椎穴。

刮拭顺序:自大椎穴向长强穴方向刮拭,稍重手法。

刮拭方式:泻法。

16. 坐骨神经痛

刮拭部位:第7胸椎至第5腰椎,委中穴及腘窝部位。

刮拭顺序:第7胸椎至第5腰椎自上而下刮治;重刮腘窝,重手法点揉委中穴。

刮拭方式:泻法。

17. 头晕

刮拭部位:颈肩部,太阳穴。

刮拭顺序:颈肩部自上而下刮治;中等力度点揉太阳穴。

刮拭方式:泻法。

附:揪痧疗法

揪痧疗法也称为扭痧,是刮痧的一种简单变形;是指在人体的一定部位或穴

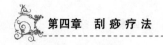

位上,用手指揪扯皮肤以出痧,从而达到治疗疾病目的的一种治疗方法。

一、揪痧的原理

按中医理论,刮痧可以起到活血化瘀、疏通经络、理筋整复等作用。

从西医角度看,体表细小血管中存在较长时间没有代谢循环的血液,受到外力挤压后,血管破裂后血液渗入周围细胞组织,产生轻微的创伤反应,既能促进局部的血液循环,又能调动人体产生应激反应,使神经、循环、免疫、排泄等系统的功能活跃兴奋,从而增强人体的抗病能力。另一方面,揪痧的机械摩擦作用及挤压作用,可促使病变局部的血液、淋巴液循环加快,含有代谢废物的局部堆积物得以循环流动排出体外或者因流动转移到他处而稀释,从而使病变症状减轻或消失,疾病好转或痊愈。

二、揪痧的作用

1. 促进代谢,排除毒素 揪痧能够及时地将体内代谢的废物移除到体表,沉积到皮下的毛孔,使体内的血流畅通,恢复自然的代谢活力。

2. 舒筋通络,解痉止痛 现在有越来越多的人们受到颈椎病、肩周炎、腰背痛的困扰。这是因为人体的关节囊、韧带、筋膜等软组织受损伤时,肌肉会处于紧张、收缩甚至痉挛状态,可引起疼痛的症状。揪痧能够舒筋通络,消除疼痛病灶,解除肌肉紧张,在明显减轻疼痛症状的同时,也有利于病灶的恢复。

3. 调整脏腑,平衡阴阳 揪痧对人体功能有双向调节作用,可以改善和调整脏腑功能,从而使阴阳恢复平衡。

三、揪痧的操作方法

1. 患者端坐位、或伏案而坐或取俯卧位,充分暴露施治皮肤。

2. 操作者将中指和食指弯曲成钩状,蘸取刮痧油少许,利用两指第2指骨夹起一部分皮肤向前揪拉,然后急速放松还原,依上述手法连续按一定方向揪扯,重复往返数次,以所揪皮肤颜色发红或呈紫褐色且皮肤没有破损为止。

3. 一般在局部夹揪20次左右,皮肤即可出现瘀血、瘀痕。由于夹扯作用对皮肤有较强的刺激及牵拉力,常可引起局部或全身反应,并致施治部位皮肤潮红,且有痛感,所以揪扯力度应以患者能忍受为度。

四、揪痧的部位

本法适用于皮肤张力不太大的头面部及腹、颈、肩、背部等处的治疗。其中,以颈部应用最多。

五、揪痧的注意事项

1. 施治部位皮肤有破损、炎症、皮肤病的禁用揪痧治疗。

2. 揪痧时和治疗后一段时间内施治部位会有疼痛感,并且有可触及稍微凸起的痧条,严重者在痧条上可出现紫黑色的水疱,属正常现象,可自行消退。

3. 再次揪痧治疗需间隔 1 周左右,因痧痕一般 5~7 天自行消退。在前次揪痧治疗所留下的痧痕未完全消退之前不要急于再次施治,否则易损伤皮肤,再则痧痕长时间不消退会给患者造成心理负担。

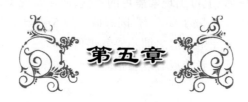

点 穴 疗 法

点穴疗法是医生根据患者不同病种和病情用手指在患者病变体表的穴位或刺激线上施行点、按、压、提、掐、揉、拍或打等不同手法,通过经络的作用使体内的气血畅通,促使肢体或脏腑器官的功能恢复正常,从而达到治愈疾病的一种治疗方法。

点穴疗法是在推拿按摩和中医气功的基础上发展起来的。

一、点穴疗法的治病原理及作用

点穴治疗可使患者产生治疗局部的酸、麻、胀、痛感觉,这些感觉刺激中枢可增加患者食欲,调节睡眠,从而使患者体力增强,提高了患者的抗病能力;点穴刺激治疗局部使皮肤发红、皮温升高、汗出增加,加强了血液、淋巴液的循环,有利于水肿消退、疼痛减轻和肌肉痉挛得以缓解。

临床试验证明:点穴治疗后,患者体温可升高 1~3℃;微动脉血管的外周阻力明显降低;动脉舒张压降低,脉压差增大;心脑血管循环功能显著改善;血液的凝、黏、浓、聚状态明显改变。

其治疗作用主要有:

1. 疏通经络,活血化瘀　机体受损后经络气血阻滞不得宣通;或循行不畅,出现肢体麻木拘紧,活动不便;或闭塞不通,出现病变部位肿胀疼痛,甚而脏腑不和。点穴疗法可以"按其经络腧穴,以通郁闭之气;摩其壅聚气血,以散瘀结之肿"。从而使经络疏通,气血流通,达到消肿止痛的目的。

临床研究:点穴能使患者肌电图病理波消失,延迟的体感诱发电位潜伏期恢复正常,证明点穴具有活血化瘀、疏通经络的作用。

2. 调和气血,濡养周身　中医"有诸内,必形诸外"之说表明,内伤脏腑,功能失调,气血失和,不仅出现脏腑病变,也可导致肢体和皮肤肌肉的异常改变。如肌肉萎缩可致皮肤干燥无汗甚至指趾发凉、变紫、干枯,或水肿膨胀、酸痛麻木,或活动受限。而穴位与经络内联脏腑,通过点按腧穴、经络,可以调理脏腑功能,疏通经脉,使气血充盈、流畅,以濡养全身,起到治疗脏腑和肢体病症的作用。

3. 松解粘连,改善关节活动功能　点穴疗法,通过点按关节周围穴位、经络,可使关节活动度增加,关节粘连得到松解,从而改善关节的活动功能。

4. 缓解肌肉痉挛,增强肌力　点穴疗法应用强刺激手法可以治疗瘫痪患者的肌肉痉挛,以轻柔手法可以使肌肉萎缩乏力的患者病情好转。说明强刺激手法可以泻肌肉痉挛之强劲肌力,轻柔手法则可补患者肌力之不足。所以说点穴疗法可达到缓解肌肉痉挛与增强肌力的双重作用。

5. 扶正祛邪,调整阴阳　点穴疗法有增加机体免疫力的作用。正气得以扶持,则邪气便不可留。点穴手法有动有静,不动为静属阴,不停为动属阳,点穴通过动静结合调整阴阳。故点穴疗法有扶正祛邪、调整阴阳,增强机体抵抗力的作用。

二、点穴疗法中痛点、痛线、痛区与常用刺激线

1. 痛点、痛线、痛区　痛点、痛线、痛区一般位于患者感觉疼痛、痉挛、麻木的部位,是由机体受急性损伤、慢性劳损或炎症所引起的疼痛的影响,软组织处于紧张或挛缩状态而形成的。中医认为是气滞血瘀、经络不通所致。

(1)痛点:一般主要位于病变的局部,其深层往往出现圆块状、长条状、梭状等不同形状的结节,俗称筋结。

筋结的软硬度和形状的大小与病史的长短、病情的轻重有密切关系。一般病史短者,质地较软;病史长者,质地较硬;病情轻者,形状较小;病情重者,形状较大。

(2)痛线:为紧张的肌肉或肌束。

(3)痛区:为紧张的肌肉或肌群。

痛点、痛线、痛区对疾病的诊断和治疗具有重要意义,其压痛愈敏感,疼痛愈严重。痛点、痛线、痛区在治疗中的变化直接反映着病情的转化。一般痛点、痛线、痛区的压痛减轻或消失,则病情随之好转或治愈。当一般体位无明显痛点、痛线、痛区时,采用机体功能活动受限的特殊姿势,则可暴露出痛点、痛线、痛区。受限姿势越重,则病情越重。在临床治疗中,采取受限姿势进行施术,常可获得一般体位所得不到的治疗效果。也就是说,只有克服了受限姿势,才能使疼痛从病因上彻底解除。

痛点、痛线、痛区的选取方法:

用拇指或中指的指尖在患病部位的左、右、上、下,由浅入深,由轻到重地按压。按压时,较一般位置反应敏感的部位为痛点,反应敏感的刺激线为痛线,反应敏感较大的区域为痛区。

2. 常用刺激线

点穴疗法中的常用刺激线

分布	线次	位置
上肢	1	起于掌侧腕横纹桡侧端,沿前臂桡侧经肱桡肌隆起线,止于肘横纹桡侧端。相当于手太阴肺经循行线的一部分。位于上肢前臂屈面桡侧
	2	起于掌侧腕横纹中点,沿前臂中线,经肘关节与肱二头肌,止于肩关节前方。相当于手厥阴心包经循行线的一部分。位于上肢屈面近正中线的位置
	3	起于掌侧腕横纹尺侧端,沿前臂尺侧,经肘上止于腋前纹头。相当于手少阴心经循行线的一部分。位于上肢屈面尺侧
	4	起于背侧腕横纹的尺侧端,沿前臂尺侧,过肘关节,经上臂尺侧,止于腋后纹头。相当于手太阳小肠经循行线的一部分。位于上肢伸面尺侧
	5	起于第2~5指掌关节背侧,各自沿指总伸肌肌腱,经腕关节中点,沿指总伸肌隆起线,止于肘关节。相当于手少阳三焦经循行线的一部分。位于上肢前臂伸侧正中的位置
	6	起于背侧腕横纹的桡侧端,沿前臂桡侧,经肘关节桡侧缘,沿肱三头肌与肱二头肌间隙,止于肩峰。相当于手阳明大肠经循行线的一部分。位于上肢伸面桡侧
脊背	1	起于后发际处,沿脊椎两侧1.5寸处向下,止于腰骶关节之两侧。相当于足太阳膀胱经在颈部循行与背部循行的第一侧线。几乎平行于后正中线
	2	起于第1胸椎两旁,沿脊椎两侧3寸处向下,止于骶骨上缘。相当于足太阳膀胱经在背部循行的第二侧线的一部分。平行于脊背第一条刺激线
下肢	1	起于踝关节前面,沿胫骨前肌隆起线,经髌骨外侧,沿股直肌隆起线,止于髂前上棘下缘。相当于足阳明胃经循行线的一部分。位于下肢前面近正中线上
	2	起于足五趾趾跖关节背侧,沿各伸趾肌腱,经踝关节,沿胫骨前肌外缘,膝关节外侧-股外侧肌隆起线,止于髂前上棘后凹陷处。相当于足少阳胆经循行线的一部分。位于下肢前面外侧处
	3	起于跟腱根部内侧,沿腓肠肌内侧隆起线,经膝关节-内踝-股薄肌隆起线,止于股薄肌止点。相当于足少阴肾经循行线的一部分。位于下肢内后侧
	4	起于内踝后凹陷处,沿胫骨与腓肠肌间隙,经膝关节-内踝,一条沿缝匠肌隆起线,止于髂前上棘之下;另一条沿内收肌隆起线,止于腹股沟。相当于足厥阴肝经和足太阴脾经循行线的一部分。一条位于下肢内侧正中线上,另一条起于膝上内侧正中线,止于髂前上棘下

分布	线次	位置
下肢	5	起于跟腱根部,沿腓肠肌内侧隆起线,经腘横纹内侧头,经半腱肌、半膜肌隆起线,止于坐骨结节。相当于足太阳膀胱经循行线的一部分。位于下肢后面内侧
	6	起于跟腱根部,沿腓肠肌中线,经过腘窝、半腱肌、半膜肌和股二头肌间隙,止于坐骨结节。相当于足太阳膀胱经循行线的一部分。位于下肢后面正中线上
	7	起于跟腱根部外侧,沿腓肠肌外侧隆起线,经腘横纹外侧头,沿股二头肌隆起线,过大转子上缘,止于髂后上棘。位于下肢后面外侧
	8	起于外踝,沿腓骨长肌隆起线,抵腓骨小头前下方,过髌骨外缘,经股外侧肌外缘,止于髂嵴中点。相当于足少阳胆经循行线的一部分。位于下肢外侧正中线上

三、点穴手法

(一)基本手法

1. 点法　施术者用手指在患者体表的穴位上或经络线上施行点压的手法。点法具有调和营卫、疏通经络的作用。点法分为:

(1)一指点法:以中指为主,微屈掌指关节与指间关节,食指按于中指背面,拇指指腹抵于中指第2指间关节进行点压。常用于重力度点压。

(2)三指点法:以拇、食、中指为主,微屈掌指关节与指间关节,拇指指腹抵于食、中指末节,无名指、小指紧握,在治疗部位上进行点压。多用于轻点。

(3)五指点法:五指微屈掌指关节与指间关节,拇指、小指指腹靠拢,五指呈梅花状,在治疗部位上进行点压。

点法操作时,通过肩、肘、腕关节的活动,将一身之气力惯于指端,与皮肤呈60°～90°角,迅速地叩点在选定的穴位或刺激线上,利用手腕和前臂的弹力,将指端迅速抬起,如此反复叩点,每秒2～3次。叩点分4种节律:即一虚二实,二虚二实,三虚二实,五虚二实。虚点时用力轻、速度快;实点时用力重、速度稍慢。

施行点法时,要求动作灵活,既要有弹力,又要有坚实的指力和充分的臂力,做到意到、气到、力到,刚中有柔、柔中带刚。只有柔和的弹力而无刚劲的指力,则其力不能透达深层;反之,只有刚劲的指力而无柔和的弹力,则易造成局部组织的损伤,增加患者的痛苦。因此在施用点法时,既要注意腕、肘、臂的弹力,又要注意指力,使之刚柔相济,才能使患者既无肌肤疼痛之苦,又可达到治疗之目的。

根据病情需要,将点法按指力强弱分为轻、中、重3种:

(1)轻点法:轻点时以腕关节为活动中心,主要用腕部的力量,肘、肩两关节协调配合。其力轻而富有弹性,气足而易于接受,是一种较弱的刺激方法。可起到偏于补的作用,多用于小儿、妇女、老年以及虚弱的患者。

(2)中点法:中点是以肘关节为活动中心,主要用前臂的力量,腕关节固定或半固定,肩关节予以协调配合。其指力介于强弱之间,是一种中等刺激手法,治疗时患者感应大、反射强,可作用于肌肉深层。多用于虚实两证。

(3)重点法:重点是以肩关节为活动中心,主要用上臂的力量,腕关节固定,肘关节予以协调配合,是一种强刺激手法,主要适用于青壮年、体格健壮及临床表现为实证者。

2. 按压法　按压法是用指、掌、肘或身体其他部位着力,按压在患者体表某一部位或穴位上,垂直向深部按压,使着力部停留在穴位或按压点的皮肤水平之下,压下即放,如此重复操作的治疗方法称为按压法。

一压一放为 1 次,一般按压 50~100 次,次数的增减应结合病情而定。按压法具有镇静、活血、止痛、解痉的作用。按压法在点穴疗法中常用,可分为:

(1)指按法:指按法是用拇指或食、中、无名指三指指面着力,按压体表某一穴位或部位的一种方法。指按法接触面积小,刺激的力量可轻可重,多用于在穴位上治疗。

按压时指端如向上、下、左、右拨动时,称为按拨法;指端按压同时有扭动的动作,称为按扭法。不论何种手法,指端均不宜在按压部位的皮肤上滑动或移动,以免损伤皮肤,给患者造成不应有的痛苦。

(2)掌按法:掌按法是用单掌或双掌的掌心或掌根面着力,按压体表病变部位的治疗方法。此法多用于面积较大部位的治疗,如腰、背、胸、腹部。

(3)屈指按法:屈指按法是用拇指、食指或中指的第 1 指间关节屈曲后突出的部位着力,按压在体表一定部位或穴位上进行治疗的一种方法。多用于四肢、腰背部肌肉较丰满部位的治疗。

(4)屈肘按法:屈肘按法是用屈肘的顶部按压病变部位进行治疗的一种方法。多用于软组织丰富的深在部位或穴位,如大腿部、腰臀部。

运用按压法时,治疗部位的定位要准确;按压的力量要由轻到重,以得气为度;按压速度应缓慢,下压后患者感到有一定压迫感并持续一定时间后再缓缓地放松。忌用暴力。一般轻按为补,重按为泻。

3. 掐法　施术者用拇指指甲或食指指甲切压病变部位或穴位的一种治疗方法。可用于经穴、奇穴或阿是穴。多用于手、足部位的指、趾甲根和指、趾关节处。由于手足三阴经、三阳经分别起止于指、趾端,所以掐法在临床中应用较广泛,且可起到明显的功效。

掐法操作时应一手固定患者腕、踝部,防止肢体回缩移动,另一手将患者的指、趾抬起,用拇指或食指对准穴位,进行爪切。此法有泻火、止痛之效。如用于十二井穴与人中穴,对于急救和醒脑有良好作用。其手法轻重程度、节律等可根据患者年龄、病症的虚实,酌情施术。节律一般为 2~3 次/秒,慢则 1~2 次/秒,力量由轻到重,切勿掐伤皮肤。

4. 打法 打法一般分拍打法和叩打法两种。

(1)拍打法:施术者五指并拢微屈,拇指指腹尺侧靠近食指第 2 指骨,使掌心呈空虚状,拍打于施术部位的方法,称为拍打法。拍打法具有行气活血、疏通经络、健脾和胃、壮腰健肾等作用。

拍打时应使指腹、大小鱼际部接触施治部位的皮肤。拍打法是一种带振动性的中等刺激手法,以肘关节活动为中心,腕关节固定或微动,肩关节协调配合,用上臂带动肘关节使手掌上下起落的拍打。拍打胸部时,要尽量让患者采用胸式呼吸,拍打腹部时,要让患者采用腹式呼吸,且最好于患者深吸气后拍打,以增加拍打振动力的扩散效果,同时也有保护内脏免受损伤的作用。拍打时,开始用力宜轻,每次拍打 5~10 下,然后逐渐增加拍打的次数和强度。本法对虚、实证均可应用,并可缓解因治疗不当引起的晕厥,也可强身健体。

(2)叩打法:叩打法又分为指腹叩打和指尖叩打。

指腹叩打法的手法基本与拍打法相同。指尖叩打法是以施术者五指并拢微屈,五指指尖并齐,然后进行施术的一种治疗方法。指腹叩打法多作轻刺激手法用;指尖叩打法多作重刺激手法用。

5. 推法 推法分拇指推法和掌推法两种。

(1)拇指推法:拇指推法首先要松肩、垂肘、悬腕。操作时,以腕部的摆动带动拇指关节的屈伸活动,使之产生的功力轻重交替,通过拇指指腹或指端侧面持续不断地作用于一定部位或经络穴位上,做重复向前推动的动作,也称做一指禅推法。此法适用于全身各部穴位,常用于头面部、颈项部、胸腹部、胁肋部、肩背部、腰骶部及四肢关节处,头部、腹部应用最多。本法刺激量中等,接触面积较小,作用深透,压力均匀,动作灵活。频率以 120~160 次/分钟为宜。

(2)掌推法:掌推法是用一手掌或双手掌紧贴皮肤,向某一方向直线推动,进行推挤肌肉的方法。此法刺激缓和,常用于胸腹、腰背及四肢各部。

6. 拿法 拿法是用拇指和食指、中指或拇指与其余四指指腹着力,做对称性相对用力,在一定穴位或部位上进行一紧一松的提捏动作的一种治疗方法。拿法的强度比较大,一般以提拿时患者感觉酸胀、微痛,放松后感觉舒适为度。常用于四肢、肩背及颈项部。

7. 揉法 揉法是用手指指腹、掌根或鱼际部附于患部或穴位上,微用力做左右不停的移动,带动该处的皮下组织运动,这种治疗方法称为揉法。此法作用力不大,仅达到皮下组织,但深揉时可作用到肌肉。频率一般可掌握在 50~100

次/分钟。又分为掌揉、指揉和揉捏 3 种方法。

(1)掌揉法:以掌根和大、小鱼际着力,做轻柔和缓的回旋揉动,或呈半环形揉压,随揉随移动的一种方法。多用于腰背两侧及臀部。

(2)指揉法:以拇指指腹着力,其余四指附于皮肤上,做环形揉动的一种方法。多用于小儿。

(3)揉捏法:是以拇指与四指指腹或掌根与四指指腹为着力点,拇指外展,其余四指并拢,紧贴于皮肤相对用力做环形旋转的揉捏动作的一种方法。多用于颈项部、肩背部和四肢部等。

8. 擦法　擦法是用手掌面、大鱼际或小鱼际部分着力紧贴于一定部位的皮肤上,稍用力下压,做上下或左右方向的直线往返摩擦运动的一种方法。

做擦法治疗时,着力部分要紧贴于皮肤;压力要均匀适中,忌用蛮力,以摩擦时皮肤不起皱褶为宜。摩擦方向应直线往返,不可歪斜。移动距离适当拉长,太短易擦伤皮肤。动作要连续不断,不可间歇停顿。频率以 100~120 次/分钟为宜。

擦法又分为掌擦法、鱼际擦法和侧擦法 3 种。

(1)掌擦法:手掌平伸,掌面紧贴皮肤,做上下或左右方向的连续不断的直线往返摩擦运动的方法。多用于肩部、胸胁、腹部等面积较大且较为平坦的部位的治疗。

(2)鱼际擦法:五指并拢,四指屈曲,用大鱼际及掌根紧贴皮肤,做直线往返摩擦运动的方法。多用于四肢、腰背、胸腹部。

(3)侧擦法:手掌伸开,以手掌尺侧小鱼际部紧贴皮肤,做直线往返摩擦运动的方法。多用于腰骶臀部、下肢及肩背部。

9. 捏法　捏法是拇指与并拢的四指自然屈曲呈钳形,用指腹捏拿皮肤或肌肉,然后再轻轻放松,双手交替捻动向前推动的方法。用于脊柱部治疗时,也称为捏脊。

捏法用力要均匀柔和,频率可快可慢,快者可达 100~120 次/分钟,慢者只有 30~60 次/分钟。手法强度可轻可重,轻者感到温和舒展,重者当有酸胀痛楚。捏法有宣通活血作用。多用于脊柱部、膀胱经和督脉循行处。

10. 捻法　捻法是用拇指和食指指腹相对用力捏住肢体一定部位,如捻线状的快速搓捻的一种治疗方法。多用于手指、足趾小关节及浅表肌肤部位的治疗。

11. 抹法　抹法是用一手或双手拇指指腹,紧贴皮肤做上下或左右的往返推抹动作,称为抹法。抹法治疗顺序应自上而下、自左而右、自中间向两侧或自两侧向中间。用力要均匀,动作应缓和,必要时也可涂抹润滑剂来保护皮肤。多用于头部及颈项部。

12. 拨法　拨法是用手指按于穴位或一定部位上,适当用力做与肌纤维走向垂直方向的来回拨动的治疗方法。拨动的频率可快可慢,但速度要均匀,用力要由轻到重,以患者有酸胀感且可耐受为度。本法刺激量较强,多用于颈、肩、背、腰、臀、四肢部的肌肉、肌腱及筋膜等病症的治疗。

(二)辅助手法

点穴疗法中的辅助手法是为了弥补以上几种手法不足的一种局部性手法。用于头部、背部、腹部、四肢穴位等不同部位。

1. 头部推运法　头部推运时,患者端坐,施术者以两手除拇指外的其余四指固定患者头部,两拇指自眉心交替上推 10 次左右后再完成以下步骤:

(1)两拇指自眉弓上方,分别向两鬓旁分推,经两耳上际达头部枕骨下风池穴处,共推 5 次左右。

(2)两拇指自两鬓处,两指尖相对向内、向上推至两头角,再经头维穴向后推至头顶处,共推 5 次左右。

(3)两拇指指尖相对自前发际开始,下压头部,沿正中线随压随移动直至百会穴,重复操作 3~5 次。

以上操作可循环轮替操作数次。用力轻、重、快、慢以患者感到舒适为度。头部推运法可用于治疗头痛、头晕、气上逆、呕吐等症。

2. 背部循压法　背部循压法是用拇指在患者的胸椎两侧,即足太阳膀胱经的第一侧线、第二侧线,自上而下、先右后左、上轻下重的循压。每线可循压 8~9 次。最后循压脊柱中线。循压背部可起到抑制和诱导作用,对于呃逆、呕吐等上冲性症状有良好疗效。

3. 振颤法

(1)腹部振颤:用手掌按在患者的腹部,如中脘、神阙、关元穴等处,手掌不可移动微做振颤,3~5 分钟即可。有止痛作用。

(2)穴位振颤:用拇指或中指点在穴位上,重压深处后停顿,做摇振动作 3~5 分钟。对关节痛或神经痛有止痛作用。

(3)肩、膝关节振颤:用两手掌相对合按在肩关节、膝关节的两侧,用力按揉 3~5 分钟后,两手掌同时摇动振颤 3~5 分钟。有止痛、活血之效。

4. 四肢摇运法　四肢摇运法用于上肢时,有两种手法:

一种是以一手托患者之肘,一手持其手腕,患者手臂呈放松状态,施术者用力使患者做被动的伸肘和屈肘动作,一伸一屈为 1 次,施术 15~20 次即可。

另一种手法是患者端坐位,施术者立其后,用右手置于患者左侧肩关节或左手置于患者右侧肩关节,拇指在后压在臑俞穴处,中指在前压在云门穴处,另一手持腕用力使患者上臂伸直放松做被动的上举、下垂、后伸、后旋等动作或缓慢地做环绕状的动作,连续做 8~9 次即可。

四肢摇运法用于下肢时:首先是让患者取平卧位,然后施术者面向患者小腿立其侧。如在左侧,则将右手置于患者左膝部,如在右侧,则将左手置于患者右膝部,拇指在外,其余四指在内握持膝部;另一手持患者足掌,用力使患者做下肢的屈曲和伸直动作,同时亦可做外旋和内旋的伸屈动作。次数以每个动作8~9次为宜。主要用于治疗下肢运动功能障碍的疾病。

5. 压穴法 压穴法是利用一手或双手的拇指或(和)食指或(和)中指,同时按压2~6个对称、相关、邻近的穴位,同时可以施用揉压或振颤的手法来治疗疾病的方法。多用于头部疾病的治疗。常见手法有:

(1)前头痛压穴法:患者端坐或平卧,头部固定于正位,施术者以两拇指按压患者双侧攒竹穴、两食指按压双侧头维穴、两中指按压双侧太阳穴或丝竹空穴。双手各手指同时用力揉按或点按。每次5~10分钟。

(2)偏头痛压穴法:患者端坐或平卧,头部固定于正位,施术者拇指按压太阳穴或丝竹空穴,食指按压头维穴,中指按压率谷穴。双手各手指同时用力揉按或点按。每次5~10分钟。

(3)后头痛压穴法:患者俯卧位,施术者两拇指按压风府穴,两食指按压风池穴,两中指按压完骨穴。双手各手指同时用力揉按或点按。每次5~10分钟。

6. 抖振法 抖振法分为局部抖振和全身抖振两种方法。通过抖振活动机体组织,可达到舒经络、活血脉的目的。用于机体运动功能障碍等病症。

(1)用于手指及足趾时,施术者用一手拇指和食指捏住患者的手指或足趾端,另一手持握患者腕部或踝部,做上下、左右的摇动抖振,使患者手、足各关节发生振动活动,连续抖振数次即可。

(2)用于上肢治疗时,施术者用双手紧握患者的手腕关节部,即两手拇指相靠在患者手背侧腕关节,其余手指相合在掌侧腕关节,然后用力抖振,使患者整个臂部和肩关节受到抖振。连续抖振10次左右。

(3)用于下肢治疗时,患者平卧位,施术者面向患者立其足部,一手托患者足跟,左手托左足,右手托右足,拇指位于内踝照海穴处,其余四指位于外踝部,食指适当按压在申脉穴处;另一手握足掌,拇指置于足底涌泉穴处,其余四指位于足背处,使食指适当按压在太冲穴处,然后握足掌的手用力摇振,托足跟的手用力固定,使整个下肢发生抖振活动,连续抖振10次左右。

7. 推颈项法 用一手拇指或双手拇指交替从患者风府穴推压至大椎穴;再从风池穴推至肩井穴。各推压20次左右即可。

8. 抚背法 患者俯卧位或半俯卧位,术者位于患者头侧。首先,两手拇指重压肩井穴,继按膈俞穴,按压的同时做振颤动作。然后以拇指从肩胛骨内侧边沿向下抚推到膈关穴处。最后由膈俞、膈关穴处用两手掌向下抚推至肾俞、志室等穴处,并立即由掌变拳着力于两侧的志室穴处,深压做振颤3~5次,为抚背施术1次。重复操作3~4次即可。

9. 压脊法 患者俯卧位,施术者两手拇指相并,用指端自大椎穴向下逐节按压脊柱棘突间隙,直到腰阳关穴为 1 次。重复操作 2~4 次。本法有泻火、降压作用。

10. 扣压法 扣压法是指术者将双手五指并拢,掌根对称作用于治疗部位两侧做固定,指尖相对按于治疗区域。按压时双手手指同时用力屈曲做轻度上下、左右拨动,并同时扣压。此法是按压、按拨法的辅助手法。多用于颈项及下肢肌肉肥厚处。

11. 捏挣法 捏挣法是医者以拇、食二指捏住患者指或趾关节部进行牵拉。一般用于治疗指(趾)关节肿痛,指(趾)伸屈不利。

12. 抓拿法 医者以拇指及其余四指抓起局部组织(多是神经通过处,肌腱、肌肉肥厚处),然后迅速放开。腹部抓拿时,术者两拇指指尖按压在患者任意一侧腹直肌外缘,同时双手其余四指指尖按压在对侧腹直肌外缘,令患者腹式呼吸。呼气时,缓慢按压,呼气完毕时,两拇指及双手其余四指相对用力抓住腹直肌上提,然后迅速松开,可连续自上而下抓拿 2~3 次,以下腹部有胀、麻、热感为佳。抓拿法有疏通经络,行气活血的作用。

13. 捶打法 捶打法是配合治疗的一种常用方法。捶打时医者将手指握起,呈空拳状,以小鱼际外侧接触皮肤面,用力方法同点法。捶打法刺激面大,亦可深入肌层。捶打后,以局部感觉酸胀为度。此法对肌肉萎缩的患者疗效较好。

14. 矫形法 多用于由各种疾病引发的神经、肌肉功能障碍导致的畸形。常配合使用整形工具。

(1)整膝法:多用于各种疾病引起的膝关节挛缩。患者仰卧位,膝部正立,施术者两手重叠按于髌骨上,逐渐加大用力,下压膝关节使屈曲。治疗需循序渐进,不可急功近利,以防造成治疗性损伤。

(2)整足法:此法多用于足下垂的治疗。分压膝整足法、推足按膝整足法、压足整足法 3 种。

1)压膝整足法:患者仰卧,患肢屈曲支起,足部着地,施术者一手握患者踝关节上方向臀部方向用力推,另一手按于膝部上方反方向用力下压,力使踝关节屈曲。

2)推足按膝整足法:患者仰卧,下肢尽量伸直,施术者一手按于膝关节用力固定,另一手握足掌用力向上推,尽量使其背屈。

3)压足整足法:患者俯卧位,膝关节屈曲 90°,施术者一手握踝关节上方扶持固定下肢,另一手握足掌前部用力下压。

(3)按足背法:患者取坐位或仰卧位,足掌着地放平,施术者一手握于足掌前下方用力上抬,另一手置于足背中上方用力快速下压。多用于治疗弓形足。

(4)按臀法:患者俯卧位,施术者双手重叠按于患者臀部,逐渐用力向下按压。主要用于治疗髋关节挛缩。

（5）分髋法：患者仰卧位，两下肢屈曲外展，施术者双手分别按于双膝上方内侧，向外上方按压。主要用于治疗髋关节内收挛缩。

（三）补泻手法

点穴疗法能补虚，能泻实，可升，可降，具有推陈致新的作用。手法不同，补泻不同。其补泻体现在以下几个方面：

1. 迎随补泻　操作时迎着经络循行方向施术运行为泻；随着经络循行方向施术运行为补。

2. 左右补泻　根据中医左阳右阴说法，左侧穴位治疗偏补阳气、泻寒湿；右侧穴位治疗偏补阴血、泻虚火。左侧穴位按由右向左的方向操作运行为补，按由左向右的方向操作运行为泻；右侧则相反。

3. 轻重疾徐　营分走内，卫分走外，卫气充则元气足。重手法作用于营分，为泻；轻手法作用于卫分，为补。疾则泻，徐则补。也就是说，操作力度轻且慢的手法为补，重而快的手法为泻。

4. 压放补泻　压在深处，着力点在穴位的里层；放与皮肤相平，着力点在穴位的表层。压是压迫穴位的组织，起到收缩、抑制的作用，使趋向于静止状态，具有收敛、止逆、止吐、止汗、止血、止痛功效，能把兴奋性作用变为抑制性的，属泻；放是压的相反，起到扩张、兴奋的作用，使趋向于活动状态，可转变抑制性为兴奋性，属补。压放手法要恰当，压下去的深浅由放来控制，即压放结合，以放制压。

压又有轻重、补泻之分，轻压为补，重压为泻。

5. 离向补泻　离心性手法为泻，向心性手法为补。即向远离心脏的方向操作运行为泻，反之则为补。

6. 旋转补泻　操作时，按顺时针方向旋转运动为补，按逆时针方向旋转运动为泻。但当在腹部做旋转操作时，则顺时针为泻，逆时针为补。

7. 穴位补泻　有的穴位功能侧重于补或泻。如百会、气海、膻中、足三里等穴可升补气机，三阴交、血海、太溪、阴谷等穴可补养阴血，而十二井穴、委中、金津、玉液、长强、涌泉、期门等穴则具有通、开、散、降等泻的作用。

另外，在经络循行经过穴位的前方部位进行施术为泻；在经络循行已经过穴位后的下方部位施术为补。

8. 平补平泻　平补平泻是介于补泻之间的各种操作。

临床应用需根据实际情况灵活掌握选择补泻手法。

四、点穴疗法的适应证、禁忌证及注意事项

1. 适应证

（1）神经病变性疾病：如脊髓灰质炎、脑炎后遗症、多发性神经炎、偏瘫、外伤性截瘫、面神经麻痹、股及坐骨神经损伤、肌皮神经损伤、桡神经损伤、正中神

经损伤、尺神经损伤、脑外伤等。

(2)疼痛性疾病:如腰肌损伤、软组织小关节综合征、腰椎间盘突出症、坐骨神经痛、臀部软组织损伤、骶髂关节损伤、椎体损伤、颈椎病、落枕、肩关节周围组织炎、腕关节扭挫伤、肱骨外上髁炎、踝关节扭挫伤、膝关节痛、腓肠肌痉挛、足跟痛、掌指关节和指间关节韧带损伤、股骨头骨骺软骨炎、桡骨茎突部腱鞘炎、股内收肌损伤、膝关节内侧副韧带损伤等。

(3)其他疾病:如神经衰弱、神经性呕吐、头痛、牙痛、腹痛、呃逆、脑积水、先天性马蹄内翻足、急性扁桃体炎、舞蹈症、痉挛性斜颈、癔病、小儿消化不良、小儿外感发热、小儿遗尿、阳痿、遗精、近视眼、眼睑下垂、麻痹性斜视、痛经、急性胃肠炎、中暑、昏厥、颞下颌关节功能紊乱症等。

2. 禁忌证 点穴疗法禁用于以下疾病:

(1)严重的心脏病、肺结核、恶性肿瘤。

(2)出血性疾病如血友病、血小板减少性紫癜、过敏性紫癜、再生障碍性贫血。

(3)严重的皮肤病。

(4)化脓性关节炎急性期、急腹症等。

3. 注意事项

(1)修剪指甲:施术者要注意修剪指甲,使圆钝、光滑。指甲不可过长,以防损伤患者皮肤。对于经常施术者也不可过短,以免损伤施术者的指腹、甲沟,从而引起甲沟炎等症,影响工作。有时也可贴胶布或戴指套以保护手指指端。

(2)循序渐进:点穴施术时,手法应由轻到重、由缓到急,循序渐进,最后再以轻手法缓解。小儿、久病体虚、过饥、过饱、初诊患者、经期妇女尤应注意。对于极度劳累或醉酒患者,暂不宜点穴治疗。对畸形的矫正,更不宜操之过急,以免造成损伤。

(3)轻重适宜:施术时,手法的轻重要因病而异。重病轻治固属无效,而轻病重治亦非所宜。手法的轻重要根据患者体质的肥瘦、病情的新旧而定。体质瘦弱和病情较长者,用轻手法;体质强壮和新病患者,宜用重手法。有时肥壮患者用轻手法,瘦弱患者用重手法治疗,效果会更好。这样的手法变化要根据疾病的特殊情况而灵活决定。

(4)注意异常情况的处理:点穴治疗后,施术部位常有酸、麻、热、胀、抽动等感觉,皮肤表现为皮肤红润或有皮下瘀血等现象,同时有全身出汗、发热等反应,这些现象属于正常情况,常可自行恢复,无需处理。皮下瘀血也会在1周内消退。

如果患者出现头晕、恶心、面色苍白或晕厥现象,应立即给予掐压指趾甲根、人中穴或饮用温开水等简单处理,多数情况可迅速缓解。如因重刺激背部而出现呼吸困难等异常情况时,应立即给予拍打肩、背、颈、头部或按压腰眼或抓拿腹肌、臀肌等处理,症状可逐渐缓解或消失。若重刺激肩胛及臀外侧时,患者易出现肢体瘫软无力的异常情况,如属上肢者,可拍打肩胛、肘、腕等处,属下肢者,可拍打腰眼、臀、腘窝等处,一般即可迅速恢复。

一般情况下,经点穴治疗后,患者的症状可减轻,但也有少数患者感到症状暂时加重,3~4 天后,加重的症状即可消失,病情也就随之好转。

因此,我们应与患者积极的沟通并告知相关事项,以免让患者产生不必要的顾虑,影响疗效。

(5)恰当地确定施术次数:病情较轻者,每日 1 次即可,10 天为 1 个疗程。个别急性病可以每日 2 次。如果治疗反应较重者,可以隔 1~2 天治疗 1 次。病程久长的慢性病,每日治疗 1 次,需要 1~2 个月为 1 个疗程。对于某些患者治疗到一定程度时,进展缓慢,可以停止一段时间,然后再进行继续治疗。

五、临床应用

1. 呕吐 呕吐是胃失和降,气逆于上,使胃内容物由口而出。

取穴:中脘、合谷、曲池、内关、足三里、风池、乳突及颈部刺激线。

操作:

(1)中指指腹点按中脘穴 5~10 次,约 1~2 分钟。

(2)拇指点按双侧合谷穴各 5~6 次,时间约 1 分钟。

(3)拇指指腹按于曲池穴,先揉后按,双侧各 1 分钟。

(4)拇指按揉内关穴,使酸胀感向上扩散,双侧各 1 分钟。

(5)轻点颈部刺激线 2~3 遍,对乳突穴手法稍重,点按后以患者觉胃区有热感为宜。

(6)将生姜为泥,取少许敷于双侧足三里穴,用拇指指腹按揉,左右交替施术,每穴按揉 3 分钟,最后纱布包扎固定半小时。

2. 呃逆 呃逆是气机逆乱,引起膈肌间歇性收缩,并发出声响,俗称打嗝。

取穴:内关、翳风、天突、涌泉、膻中、中脘、膈俞、攒竹及腋下线。

操作:

(1)中指指腹按揉膻中、中脘穴各 2 分钟。

(2)双手拇指指腹按揉双侧膈俞、攒竹穴,同时用力逐渐加重按压,使有一种特殊感觉传入胸内。

(3)拇指尖捏内关穴,并向腕部方向着力捻转,约 2 分钟。

(4)患者端坐位,施术者一手抚患者头枕部,另一手拇指点压天突穴,每随一次呼吸点压一次,呼气时用力,每次持续约 3 秒即可,反复操作 5 次。

(5)患者端坐位,术者一手抚患者前额,另一手拇指按揉翳风穴 5 分钟。

（6）双手拇指指腹按揉双侧涌泉穴,手指向足趾方向用力,约 2 分钟。

（7）拇指推揉双侧腋下线,即第 9、10 肋间,各约 1 分钟。

3. 胃痛　胃痛是因饮食失调、情志刺激或劳累受寒等原因引起的胃脘痛。

取穴:气舍、中脘、足三里、三阴交、内关、承山、神阙。

操作:

（1）中指按揉左侧气舍穴,至局部有酸麻胀痛感为度。持续按揉 5 分钟。

（2）用手掌自剑突下向脐部做数次推按,然后中指点按中脘穴约 10 次,时间约 2 分钟。接着用拇指按压足三里、三阴交、内关穴各 1 分钟,再用手掌搓小腿承山穴处 10 余次,使局部有发热的感觉。

（3）少许生姜末敷于神阙穴,胶布固定 15 分钟。

4. 腹泻　腹泻是大便次数增多且粪便稀薄或有黏液。

取穴:中脘、气海、关元、天枢及督脉背部循行线。

操作:

（1）患者仰卧位,术者双手拇指按揉脐旁天枢穴 2 分钟。然后用掌心对准气海穴下压按揉 2 分钟,以腹部发热为度。

（2）中指指腹依次点按中脘、气海、关元穴,每穴点按 5～6 次,时间共约 3 分钟。

（3）患者俯卧位,食指、无名指沿督脉背部循行线自下向上推压,以骶尾部有温热感为主,连续循环操作 3 分钟。

5. 鼻出血　鼻出血是由外伤、风热袭肺、肝阳亢盛或胃火炽盛等原因导致的血热妄行自鼻部流出,又称鼻衄。

取穴:上星、迎香、印堂、合谷、太渊、太冲、肝俞、脾俞、肺俞。

操作:

（1）无菌棉球填塞。立即用拇指掐上星、迎香、印堂穴各 1 分钟。

（2）按揉合谷、太渊、太冲、肝俞、脾俞、肺俞穴各 1 分钟。

6. 失眠　失眠是指经常不能获得睡眠。心脾两虚、心阴亏损、心胆气虚、情志抑郁、胃中不和等原因均可引起失眠。

取穴:足三里、三阴交、涌泉、太阳、风池、印堂及腰骶部脊柱两侧、颈部刺激线、胸腰两侧刺激线。

操作:

（1）双手拇指分别掐揉两侧足三里、三阴交、涌泉穴各 1 分钟。

（2）患者俯卧位,两手拇指微屈,用指间关节桡侧自上而下揉擦腰骶部脊柱两侧约 3 分钟。

（3）两手掌根部分别用轻手法有节律地揉按双侧太阳穴,顺时针、逆时针方向各 1 分钟。

（4）轻点颈部刺激线 5~7 遍。中等力度手法点胸腰两侧刺激线 3~4 遍。

（5）两手拇指轻手法交替上推印堂穴 1 分钟,再沿眉弓向两侧抹法运行到太阳穴,抹运 10 次,约 1 分钟。

7. 痛经　痛经是因气血运行不畅而致妇女行经期间或月经期前后出现下腹坠痛不适及腰部酸困。

取穴:气海、关元、中极、血海、足三里、三阴交、肾俞、肝俞、膈俞、太冲、劳宫及小腹部任脉循行线、腰骶部地机穴、阿是穴。

操作:

（1）患者仰卧位,点按气海、关元、中极、血海、足三里、三阴交穴,每穴半分钟。

（2）双手拇指重掐双侧太冲、劳宫穴各约半分钟。

（3）俯卧位,按揉双侧肾俞、膈俞、肝俞穴各 1 分钟;搓腰背部数次使局部发热为宜,最后重按腰骶部痛经的压痛点数次。

（4）仰卧位,提拿小腹部由脐至耻骨联合的任脉,反复操作 8~10 次。

（5）重按地机穴 1~2 分钟。

8. 牙痛　胃火、肾虚等原因均可引起牙痛,部分患者可有头痛。

取穴:合谷、内庭、下关、颊车、太阳、承浆、上关、颧髎、人中、迎香、大迎、廉泉、面颊部。

操作:

（1）重掐合谷、内庭穴各 1 分钟。

（2）上切牙疼痛按压迎香、人中穴;下切牙疼痛按压大迎、廉泉穴。上磨牙疼痛按压颧髎、太阳穴;下磨牙疼痛按压颊车、承浆穴。

（3）直推下关、颊车、太阳、承浆、上关穴各 10 遍。

（4）用食、中、无名指指腹按揉面颊部 10 余次。

9. 颈椎病　颈椎病是由多种原因造成的颈椎病变,同时引发颈、肩、臂疼痛、麻木、无力、功能障碍等的一种综合征。

取穴:合谷、曲池、小海、中府、肩井、天宗、缺盆、极泉、大椎、风池及臂颈部、胸锁乳突肌、上肢 3~6 条刺激线、颈胸部刺激线等。

操作:

（1）点按合谷、曲池、小海、中府、肩井、天宗穴,每穴约半分钟。

（2）按压缺盆,逐渐向下按压 1 分钟,患者感觉拇、食、中指有麻木感,当手指放松后,患者觉上肢有热流感为佳。

（3）用食指按压极泉穴约 2 分钟,以患者感觉拇、食、中三指完全麻木为度。

（4）用两手全掌自上而下、先内后外快速搓揉患侧前臂,反复数次。

（5）拿捏两侧胸锁乳突肌、颈后部肌肉。

(6)揉压大椎穴约 1 分钟。

(7)手法牵引,并用力按压风池穴。

(8)轻点上肢 3~6 条刺激线及颈胸部刺激线 3~5 遍。

本法具有舒经、活血、通络的作用。

10. 落枕　落枕是由睡姿不当、感受风寒引起头颈过度偏转,局部气血运行不畅而致的失枕。

取穴:风池、肩井、天柱、肩外俞、绝骨、养老穴及颈部刺激线、上肢 3~6 条刺激线。

操作:

(1)用拇指自上而下在颈部做推法 10 次,以理顺筋肉。

(2)点按风池、肩井、天柱、肩外俞各 1 分钟。

(3)一手按住压痛点,另一手扶于头部做颈部屈曲、旋转活动。其活动范围可逐渐加大,以改善颈部的活动功能。

(4)重掐绝骨、养老穴各 1 分钟。

(5)用拇指揉拨颈部的压痛点数次,以消散筋结。

(6)轻点上肢 3~6 条刺激线和颈部刺激线 2~3 遍。

11. 便秘　便秘是由阳明炽热、气机郁滞、气血虚弱、阴寒凝结等原因引起的大便失去水分,进而结成粪块堆积于大肠而难于排出体外的现象。

取穴:天枢、大横、左侧水道、足三里、膻中、长强穴;膀胱经肝俞至八髎循行线;中脘至关元循行线;升、横、降结肠行经区;左下腹部。

患者先取仰卧位,再进行以下操作:

(1)点按中脘、天枢、大横、左侧水道、足三里穴,每穴点按约半分钟。

(2)术者两手掌指着力,自膻中穴开始,向下按抚至脐下关元穴,反复施术 5~7 次。然后两手掌交替,沿升、横、降结肠行经区反复团摩 5 分钟。手法要轻快、柔和、深浅适宜,横结肠压力宜重,降结肠压力宜轻。此法是本病的主要手法,可将聚集之大便松软散开,顺肠而排出体外。

(3)术者两手掌交替或重叠按揉下腹部 3 分钟。

然后患者再取俯卧位,做如下操作:

(1)术者两手掌着力,沿脊柱两侧膀胱经自肝俞穴开始至八髎穴,直推 5~7 次。

(2)术者两手掌交替置于腰骶部八髎穴处,反复摩擦以局部有热感、皮肤微红为宜。

(3)两拇指按压长强穴,逐渐用力加深,约 2 分钟。

12. 头痛　感冒、失眠、神经衰弱、外伤、高血压等疾病均可引起头痛。

取穴:百会、率谷、风池、印堂、合谷、列缺、涌泉、阿是穴及眉弓至前发际、枕颈部。

操作：

(1)用拇指指腹从两眉间印堂穴上推至前发际,反复 15~20 次。

(2)拇指指腹轻揉百会穴 2~4 分钟。

(3)两手拇指分别按于率谷穴区,前后幅度 2cm,推搓 40 次。

(4)双手食指、中指指腹按揉双侧风池穴 30~40 次,方向偏下。

(5)用拇指指甲掐于阿是穴 2~3 分钟。

(6)双手拇指掐按双侧合谷穴 3~4 分钟,以局部酸胀为宜。

(7)搓按双侧涌泉穴 30~60 次。

(8)扣压法扣压枕颈部 2 分钟;按揉左右列缺穴各 1 分钟。

13. 鼻炎　鼻炎是由肺脾气虚等原因引起的鼻腔黏膜和黏膜下层的炎症反应。

取穴:囟会、上星、印堂、迎香、鼻通、合谷、风池、肺俞及鼻翼两侧、颈项部。

操作：

(1)仰卧位,按揉囟会、上星、印堂、迎香、鼻通、合谷穴各 1 分钟。

(2)用双手拇指搓揉鼻翼两侧数次,使鼻腔内发热为宜。

(3)直推印堂至上星、囟会穴,反复 10 次。

(4)端坐位,按揉肺俞、风池穴各 1 分钟。

(5)最后用拇指按揉颈项部数次。

14. 肥胖　体重超过标准 20% 以上者为肥胖。

取穴:中脘、下脘、天枢、气海、腹结、三阴交、合谷、足三里、丰隆。

操作：

(1)患者取坐位或站立位,双腿与肩同宽,全身放松,呼吸自然,术者用拇指点、按、揉中脘、下脘、天枢、气海、腹结穴各约 10 秒,呼气时点按,吸气时缓慢松手。随后点按双侧三阴交穴数次。

(2)患者取仰卧位,术者用单掌或叠掌置于脐上,顺时针、逆时针方向分别摩腹。范围先从小到大,然后再从大到小,稍用力各摩腹 5 分钟。

(3)以一手提拿中脘处肌肉组织,另一手提拿气海处肌肉组织,提拿面积要大,力量要深沉。拿起时要加捻压动作,放下时应缓慢。如此反复操作 20~30 次。

(4)双掌自胁下向腹部用力推擦,以发热为度。

(5)按揉并弹拨合谷、足三里、丰隆穴各 1 分钟。

15. 偏瘫　偏瘫多由肝阳偏亢、饮酒暴食、生痰化热而引起内风或平素气血亏虚所致。

取穴:大迎、迎香、四白、天突、人迎、环跳及上肢 1~6 刺激线和下肢 1~8 刺激线。

操作:

(1)舌伸不灵者,纱布包舌体向外牵拉后,再用食指按压舌根数次。

(2)面瘫可轻点大迎、迎香、四白穴,并揉按面肌3~5分钟。

(3)失音者按压天突、人迎穴2分钟。

(4)上肢瘫,轻点上肢各刺激线,重复3次;下肢瘫,轻点下肢各刺激线,重复3次。

(5)肢体被动运动,以防关节变形,肌肉萎缩。

(6)让患者依靠健侧带动患侧肢体坚持做起床、坐立、站立、扶物行走等锻炼。

16. 面瘫 面瘫又称面神经麻痹,多由感受风寒之邪或肝阳偏亢化风或气血不足引起。

取穴:各指甲根、内眦、迎香、四白、大迎、下关、地仓、颊车。

操作:

(1)掐指甲根、指关节2~3遍。

(2)轻点内眦、迎香、四白、大迎穴,每穴约1分钟。中度手法点按下关、地仓、颊车穴,每穴各约1分钟。

(3)嘱患者口腔鼓气,点按麻痹肌3~5遍,并按压上推1分钟。

(4)上眼睑下垂者,重手法按压内眦穴1分钟;一手将上睑捏起,另一手挤捏上睑下缘数次。

(5)手掌轻摩擦患侧面部,以患者感觉有发热感为宜。

17. 腰肌损伤 腰肌损伤多由外伤、长期姿势不当致腰肌长时间紧张疲劳或反复轻度损伤所致。

取穴:肾俞、委中、委阳、居髎、阿是穴及脊背1、2刺激线、下肢5~7刺激线。

操作:

(1)轻点下肢5~7刺激线2~3遍,穴位处用重手法。

(2)轻点肾俞、委阳、居髎各半分钟。

(3)按压、按拨阿是穴2~3遍。

(4)由上向下轻点、推按腰部1、2线2~3遍。

(5)中度力量点按委中穴1分钟,用泻法。

18. 坐骨神经痛 坐骨神经痛是由风、寒、湿、冷之邪侵袭或邻近组织病变致坐骨神经粘连或受机械挤压而引发的疼痛,可向下肢放射。

取穴:压痛点、承扶、居髎、委阳、风市、解溪、足三里、委中、肾俞及下肢6、7、8线。

操作:

（1）俯卧位，按压法寻找痛点、痛线、痛区。

（2）沿痛线轻、中手法点按5~10遍，对肾俞、居髎、委阳、承扶及痛点重手法点按，每穴约半分钟。

（3）按压、按拨痛点3~5遍，按摩紧张肌5~7遍。

（4）中度手法点按风市、解溪、足三里，重手法点按委中穴，每穴点按1分钟。

（5）轻手法点按下肢6、7、8条刺激线2~3遍。

19. 肩周炎　肩周炎是风、寒、湿邪致肩周经络阻滞、气血运行不畅而引发的肩关节周围软组织的一种退行性、炎症性病变，又称"五十肩""漏肩风""肩痹"。

取穴：曲池、手三里、二间、肩井、肩髃、天宗、压痛点及上肢3~6条刺激线。

操作：

（1）端坐位，按压法寻找痛点、痛线、痛区。

（2）轻手法点按上肢3~6条刺激线2~3遍。按压曲池、手三里、二间穴各半分钟。

（3）按压、按拨肩井、肩髃、天宗穴及痛点、痛线3~5遍。

（4）选取肩周活动受限姿势按压、按拨痛点、痛线及紧张肌5~7遍。

（5）重点拍打患肢肩关节、肩胛、三角肌周围的痛点、痛区，持续操作5~8分钟。

20. 网球肘　网球肘也叫肱骨外上髁炎、肱桡滑囊炎，为肘关节及其周围软组织长期劳损，感受风、寒、湿邪所致。

取穴：上肢刺激线、痛线。

操作：

（1）按压法寻找痛点、痛线。

（2）轻点上肢刺激线、前臂外侧痛线2~3遍。

（3）按压、按拨前臂外侧痛线2~3遍；按压肱桡关节下痛点半分钟，用重手法。

（4）取肘关节活动受限姿势按压痛点、痛线2~3遍。

21. 足跟痛　多由损伤引起，以足跟着力部位疼痛为主。

取穴：大钟、然谷及下肢3~7刺激线。

操作：

（1）按压法寻找痛点、痛线。

（2）轻点下肢3~7刺激线2~3遍。

（3）轻点小腿内侧痛线3~5遍。中度手法自上而下按拨痛线3~5遍。

（4）按压、按拨足跟周围痛点5~7遍。

(5)中度手法点按大钟、然谷穴各 1 分钟。

22. 癔病 癔病是由精神创伤、外界刺激等原因引起的心志郁结之"脏躁症"。

取穴:二间、人中、厉兑、内关、涌泉、中冲、灵道及指趾甲根、脊柱两侧刺激线、上下肢刺激线。

操作:

(1)癫痫样发作:重手法掐点指趾甲根、人中、二间穴。

(2)肢体瘫痪样发作:重手法点按上下肢刺激线 1~2 遍。

(3)重手法点按脊柱两侧刺激线 2~3 遍。

(4)重手法点按内关、涌泉、中冲、厉兑、灵道穴各 10 秒。

23. 小儿遗尿 小儿遗尿是由肾气不足等原因引起的患儿熟睡时不知觉的遗尿。

取穴:三阴交、太溪、然谷、阴谷、中注及腰背刺激线、趾甲根。

操作:

(1)轻手法掐趾甲根、趾关节 3~5 遍。

(2)中度手法按压三阴交、太溪、然谷、阴谷、中注穴 2~3 遍。每次治疗时间不宜过长。

(3)由下而上轻手法推按腰部刺激线 2~3 遍。

24. 眼睑下垂 眼睑下垂是由上睑提肌或动眼神经病变引起的上睑下垂。

取穴:二间、曲池、内眦、四白、听宫、阳白、丝竹空、睛明及上肢 2~6 刺激线、颈胸部刺激线。

操作:

(1)轻点上肢 2~6 条刺激线 2~3 遍;中度手法按压二间、曲池穴 2~3 遍。

(2)轻点内眦、四白、听宫、阳白、丝竹空穴 3~5 遍。

(3)拇指按压法按压内眦、睛明、丝竹空穴 3~5 遍。按压开始时患者睁眼,待按压至眼部有胀突感时令患者闭眼,随眼睑闭合将拇指缓缓收回。

(4)一手将上睑提起,另一手挤捏上睑下缘 3~5 遍。

(5)轻点颈胸部刺激线 2~3 遍。

附:点穴五行联用法

一、五行联用法的相关概念

1. 五行的概念 五行即木、火、土、金、水。

2. 五行相互关系 五行相互关系主要有 4 种,即相生、相克、相乘、相侮。

相生即木生火、火生土、土生金、金生水、水生木。相克即木克土、土克水、水克火、火克金、金克木。相乘即过度相克的意思,如"水来乘火""木来乘土"等。

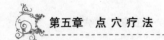

相侮即是反方向相克的意思,如"金盛侮火""水盛侮土"等。

3. 脏腑之五行所属　肝、胆属木;心、小肠属火;脾、胃属土;肺、大肠属金;肾、膀胱属水。

4. 五脏所主　肝主筋;心主血脉;脾主肌肉;肺主皮毛;肾主骨。

5. 点穴五行联用法　根据五脏之五行所属和五脏所主理论,按机体气血、筋骨、肌肉、血脉等不同深浅部位,将五脏与点穴疗法的作用手法联系起来,构成一个有机的相互联系的整体。即心肺在上,与气血在肢体的浅层相一致;肝肾在下,与筋骨在肢体的深层相一致;脾胃在中,与肌肉在气血、筋骨之间相一致。将与五脏之五行相关的五种点穴手法,根据经络循行方向的不同,按先后次序分别进行操作运行,用以治疗疾病的方法称为点穴五行联用法。

二、五行联用法的名称

1. 骨压放法　深压及骨,针对肾病施术。
2. 筋振颤法　振颤梳理筋腱,主要用于治疗肝脏病变。
3. 肌肉平揉法　触及肌肉,用于调脾。
4. 血脉摩推法　摩推疏通血脉,利于调理心脏疾病。
5. 皮肤点打法　点打刺激皮肤,用于调整肺脏功能。

三、五行联用法操作次序

根据气血、筋骨、肌肉等不同深浅组成的相互整体关系,并结合手足阴阳经脉循行的方向,把这一手法分别按先后次序进行操作。

由于手的阴经和足的阳经循行方向是从上向下的,手法的次序是点打、摩推、平揉、振颤、压放;足的阴经和手的阳经循行方向是从下向上的,手法的次序是压放、振颤、平揉、摩推、点打;任脉和督脉循行方向都是从下向上的,手法次序与足的阴经和手的阳经相同。

四、五行联用法的具体操作与理论

1. 点打　点打的操作是与穴位的皮肤接触,属于肺,肺为金,主气。

具体操作是:一手中指在所选的主穴进行似肺脉之短涩的点打;另一手中指掐压住配穴经脉范围内的金穴不动,用以配合主穴,增强点打的功效。一般点打100次左右。

2. 摩推　摩推的操作是与穴位的血脉接触,属于心,心为火,主脉。

具体操作是:一手的手掌或拇指指腹侧面在所选主穴部位,顺着经脉往返摩推,摩推的范围超过穴位,有似心脉浮大而散;另一手掐压住本经的火穴不动,用以配合主穴,增强摩推的功效。每穴摩推100次左右。

3. 平揉　平揉的操作是与穴位的肌肉接触,属于脾,脾为土,主肌。

具体操作是:一手的中指在主穴做正揉、倒揉各100次,中等力度且用力均匀,有似脾脉之和缓;另一手中指掐压住本经的土穴不动,用以配合主穴,增强平揉的功效。

平揉法对治疗慢性胃肠炎效果较好。如果用以治疗风湿性疾病或神经痛,可做稍轻揉和稍重揉,稍轻揉即肌肉连血脉,为阴济阳;稍重揉即肌肉连筋骨,为阳济阴。

4. 振颤　振颤的操作是与筋腱的部分接触,属于肝,肝为木,主筋。

具体操作是:一手中指在主穴做振颤,动作中含有弹动性,有似肝脉之弦长;另一手中指掐压住本经的木穴不动,用以配合主穴,增强振颤的功效。每穴做振颤70~90次。

5. 压放　压放的操作是接触到骨的部分(如为腹部压放,应根据病情及患者体质酌情施力,以患者能耐受为度),属于肾,肾为水,主骨。

具体操作是:一手中指在主穴做深压,达到骨的部分,然后缓缓地微放到筋的部分,一压一放为一次。压放的力量在深部,施力重而速度慢,有似肾脉沉而软;另一手中指掐压住本经的水穴不动,用以配合主穴,增强压放的功效。一般压放5~7次即可。

五、五腧穴的五行属性

在五行联用法中,五腧穴作为点穴疗法中的配穴非常重要。五腧穴是十二经络各经分布于肘、膝关节以下的五个主要腧穴,分别称井穴、荥穴、输穴、经穴、合穴,简称"五腧"。

五腧穴经气流注的特点是:所出为井,所溜为荥,所注为输,所行为经,所入为合。

五腧穴的功能为:井穴专主心下满,荥穴泻火主身热,输治体重与节痛,经主喘咳并寒热,合当逆气而下泄。

点穴治疗中,可根据季节选穴。春季选井穴,夏季选荥穴,季夏选输穴,秋季选经穴,冬季选合穴。也可根据补母泻子法:虚证选母穴,实证选子穴。如肺属金,虚则取太渊穴,其为输土穴,即土生金为母;实则取尺泽穴,其为合水穴,水为金子。

具体五腧穴表

经别\穴位 五腧、五行	井穴 (木)	荥穴 (火)	输穴 (土)	经穴 (金)	合穴 (水)
手太阴肺经穴	少商	鱼际	太渊	经渠	尺泽
手厥阴心包经穴	中冲	劳宫	大陵	间使	曲泽
手少阴心经穴	少冲	少府	神门	灵道	少海

续表

经别\穴位 五腧、五行	井穴 （木）	荥穴 （火）	输穴 （土）	经穴 （金）	合穴 （水）
足太阴脾经穴	隐白	大都	太白	商丘	阴陵泉
足厥阴肝经穴	大敦	行间	太冲	中封	曲泉
足少阴肾经穴	涌泉	然谷	太溪	复溜	阴谷

经别\穴位 五腧、五行	井穴 （金）	荥穴 （水）	输穴 （木）	经穴 （火）	合穴 （土）
手阳明大肠经穴	商阳	二间	三间	阳溪	曲池
手少阳三焦经穴	关冲	液门	中渚	支沟	天井
手太阳小肠经穴	少泽	前谷	后溪	阳谷	小海
足阳明胃经穴	厉兑	内庭	陷谷	解溪	足三里
足少阳胆经穴	足窍阴	侠溪	足临泣	阳辅	阳陵泉
足太阳膀胱经穴	至阴	足通谷	束骨	昆仑	委中

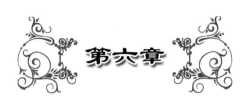

灸 疗 法

广义的灸疗法是指利用温热、寒冷或其他非机械性刺激源,通过对机体腧穴或特定部位进行刺激,从而激发经络、神经、体液的功能,调整机体各组织、器官、系统的失衡状态,最终达到防治疾病目的的一种治疗方法。

狭义的灸疗法是指用艾叶等可燃材料或其他热源在腧穴或病变部位进行烧灼、温烤,借灸火的温热力及药物作用,通过经络的传导,起到温经通络、调和气血、扶正祛邪作用的一种治疗方法。

一、灸疗法的治病机制

1. 局部温热刺激效应与药理效应　临床证实:施灸部位的皮肤外表温度上升高达 130℃ 左右,皮肤下层温度最高可达 56℃ 左右,说明灸疗法有温煦作用,且有较强的渗透力,皮下和肌层内的温度变化与表层不同,灸刺激不仅涉及浅层,也涉及深层。正是这种温热刺激,使局部皮肤充血,毛细血管扩张,增强局部的血液循环与淋巴循环,改善周围组织营养,缓解和消除平滑肌痉挛;使局部的皮肤组织代谢能力加强,促进炎症、瘢痕、浮肿、粘连、渗出物、血肿等病理产物消散吸收;同时,使汗腺分泌增加,有利于代谢产物的排泄;还可以引起大脑皮质抑制的扩散,降低神经系统的兴奋性,发挥镇静、镇痛作用;同时温热作用还能促进药物的吸收,使药物有效成分通过血液循环,直达病变部位,发挥其药理效应。

研究发现,艾灸具有近红外辐射作用。人体既是一个红外辐射源,又是一个良好的红外吸收体。艾灸的近红外辐射为机体的活动提供了必要的能量,其所发出的近红外光量子能为机体所调控。在艾灸疗法过程中,近红外辐射作用于人体穴位时,具有较高的穿透能力,是一种有利于刺激穴位的信息照射,在产生"受激共振"的基础上,借助于反馈调节机制,纠正病理状态下能量、信息代谢的紊乱状态,从而达到恢复正常功能的目的。

2. 经络调控作用　人体是一个有机的整体,其五脏六腑、四肢百骸有相互协调的作用,这种作用主要通过机体自控调节系统来实现。其中,皮部起着接收器和效应器的作用,而经络则起着传递信息和联络的作用,因此,经络是一个多功能的调控系统。

研究发现:当在患者穴位上施灸时,痛阈可显著提高,局部皮肤温度可急剧上升,同时灸感可沿经络的走向循行,并且所有这些变化都与腧穴的位置、疾病的部位密切相关,说明灸疗法是通过腧穴经络而起作用的。

灸疗法的刺激通过经络的传递和调节,使机体出现相互激发、相互协同的效果,从而产生生理上的放大叠加效应和作用,最终使疾病治愈。

3. 免疫调节功能　灸疗法的治疗作用还可以通过调节人体的免疫功能实现,且这种作用呈双向性调节的特征:既可使免疫力低下者增强免疫,又可使免疫功能太过者恢复正常免疫。

临床研究证明:灸疗法能激活皮肤中某些神经末梢酶类参与机体的免疫调节,可增强白细胞的吞噬能力,加速各种特异性和非特异性抗体的产生,提高免疫效应,增强人体免疫功能,提升人体抗病能力。

灸疗法刺激了穴位,激发了经气,调动了经脉的功能,使之更好地发挥行气血和调阴阳的整体作用。

综上所述,灸疗法的作用机制,是其产生的刺激效应,通过经络系统的传递,从而调动人体的免疫功能,以及药物吸收后产生的药理效应,共同作用于人体的五脏六腑、四肢百骸的病变部位,最终促进机体代谢平衡的调整,在相互协同、相互激发的作用下,产生治疗上的倍数效应。

二、灸疗法的作用

1. 温经散寒　人体的正常生命活动有赖于气血的作用,气行则血行,气止则血止,气血在经脉中运行,完全是由于气的推动。寒则气收,热则气疾,各种原因均可影响气血的运行,从而变生百病。气血的运行有遇温则散、遇寒则凝的特点,即气温则血滑,气寒则血涩。所以,凡气血凝涩,没有热象的疾病,都可以用温气的方法进行治疗。灸疗法就是应用其温热刺激起到温经通痹的功效的。通过热灸对经络穴位的温热刺激,可以温经散寒,加强机体气血运行,达到临床治疗目的。

因此,灸疗法可用于治疗血寒运行不畅、留滞凝涩引起的痹证、寒痛等疾病。

2. 行气通络　经络分布于人体各部,内联脏腑,外布体表、肌肉、骨骼等组织,是人体气血运行的通道。正常机体,气血在经络中周流不息,循序运行,有利于营养物质的输布。如果人体遭遇风、寒、暑、湿、燥、火等外邪的侵袭,则遇袭局部的气血凝滞、经络受阻,即可出现肿胀、疼痛等症状和功能障碍。通过灸疗可以调和气血、疏通经络、平衡功能。

3. 扶阳固脱　阳气是人生的根本。阳虚则阴盛,阴盛则为寒、为厥,元气虚陷,脉微欲脱。阳气不通于手足则手足逆冷,不通于胸腹则胸痛气喘、脘腹冷痛甚而晕厥垂危,即古人所云"阳气衰于下,则为寒厥"。艾叶质纯阳,火属阳,艾火两阳相得,可起到扶阳固脱、回阳救逆之功效。

4. 升阳举陷 阳气虚弱不固可致机体上虚下实、气虚下陷,出现脱肛、阴挺、久泻久痢、崩漏、滑胎等病症。灸疗可益气温阳、升阳举陷、安胎固经。如脱肛、阴挺、久泻,通过灸百会穴可以起到良好效果,原理是灸治百会能提升阳气,以推而上之。另外,灸法对卫阳不固、腠理疏松者,也有很好疗效。

5. 拔毒泄热 灸法对机体功能状态起双向调节作用,既能散寒,又能清热。对热证能够以热引热,使郁热之气解发,脏腑实热得以宣泄,起到拔毒泄热的作用。如载:"小肠热满,灸阴都,随年壮","痈疽初起七日内,开结拔毒灸最宜,不痛灸至痛方止,疮痛灸至不痛时","疮疡者,火之属,故引邪气出","肠痈屈两肘,正灸肘尖锐骨各百壮,则下脓血,即差","凡卒患腰肿、附骨肿、痈疽疔肿风、游毒热肿,此等诸疾,但初觉有异,即急灸之,立愈",等等皆说明灸疗有拔毒泄热之功效。

6. 防病保健 艾灸有治疗作用,还有预防保健作用。《黄帝内经》载"犬所啮之处灸之三壮,即以犬伤病法灸之",以预防狂犬病。《针灸大成》提到灸足三里可以预防中风。因为灸疗可以温阳补虚,所以灸足三里、中脘,可使胃气常盛,而胃为水谷之海,荣卫之所出,五脏六腑,皆受其气,胃气常盛,则气血充盈;命门为人体真火之所在,为人之根本;关元、气海为藏精蓄血之所。常灸足三里、中脘、命门、关元、气海等穴可使胃气盛,阳气足,精血充,加强了机体的抵抗力,使病邪难犯,达到防病保健之功。

三、灸法的分类及有关操作

(一) 按是否以艾绒作为施灸材料的主要成分将灸法分为艾灸和非艾灸

1. 艾灸 艾灸是以艾绒作为施灸材料主要成分的灸法,是临床最常用的一种灸法,属于热灸法的一种。

(1)根据艾绒的组成成分将艾灸分为单纯艾灸法和药艾灸法两种。

1)单纯艾灸法:单纯艾灸法即是用单纯艾绒施灸。

2)药艾灸法:即在艾绒中掺入其他药物施灸,以加强疗效。如雷火灸、太乙神针灸等。

(2)根据施灸制品的形状及用法将艾灸法分为艾炷灸、艾条灸、艾饼灸和艾熏灸。

1)艾炷灸:将艾绒或药艾制成圆锥形的艾炷,并把艾炷作为施灸材料点燃后进行施灸的方法。艾炷灸有直接灸和间接灸之分:

直接灸:也称着肤灸,是直接将艾炷安放在施灸部位皮肤上进行施灸的一种灸法。

间接灸:也称隔物灸,是在艾炷与施灸部位的皮肤之间隔垫药物或其他物品而进行施灸的一种灸法。

常用隔物灸有隔姜灸、隔蒜灸、隔盐灸、隔附子灸等。

A. 隔姜灸:隔姜灸是用姜片作为隔垫物的一种施灸方法,具有温胃止吐、散寒止痛的功效。

操作:将鲜姜切成直径约 2～3cm、厚约 0.2～0.3cm 的薄片,中间以针刺数孔,然后将姜片置于施灸部位的皮肤或穴位上,再将艾炷放在姜片上,顶端点燃施灸。施灸过程中如患者感到灼烫时,可将姜片略微提起,待灼烫感消失后,放下再灸。当艾炷燃尽,再易炷施灸。灸完所规定的状数,以使皮肤红润而不起疱为度。一般灸 5～10 壮。

适应证:常用于因寒而致的呕吐、腹痛及风寒痹痛等。

B. 隔蒜灸:隔蒜灸是用蒜片或蒜泥做隔垫物的一种施灸方法,具清热解毒、杀虫等功效。

操作:用鲜独头大蒜,切成厚约 0.2～0.3cm 的薄片或捣泥制成蒜饼,中间用针刺数孔,置于应灸腧穴或患处,然后将艾炷放在蒜片或蒜饼上,顶端点燃施灸。为防止起疱,在施灸过程中可将蒜片慢慢提起数次。待艾炷燃尽,易炷再灸,直至灸完规定的壮数。一般灸 5～7 壮。

适应证:多用于治疗瘰疬、肺痨及初起的肿疡等病症。

C. 隔盐灸:隔盐灸是以盐做隔垫物的一种施灸方法,具有回阳、救逆、固脱之力。

操作:用干燥的青盐研细,填敷于脐部,上置艾炷施灸。亦可在盐上再置姜片然后施灸。一般灸 3～9 壮,也可连续施灸不拘壮数,以待脉起、肢温、证候改善。

适应证:多用于治疗伤寒阴证、吐泻并作、中风脱证等。

D. 隔附子灸:隔附子灸是用附子饼作为隔垫物的一种施灸方法,有温补肾阳等作用。

操作:将附子研成粉末,用酒调和制成直径约 3cm、厚 0.2～0.5cm 的附子饼,中间以针刺数孔,放在应灸腧穴或患处,上置艾炷施灸。一般灸 5～7 壮。

适应证:多用于治疗命门火衰而致的阳痿、早泄或疮疡久溃不敛等病症。

2)艾条灸:艾条灸是将艾绒或药艾制成圆筒状长条形艾卷,然后点燃进行施灸。

A. 根据施灸时艾条与施灸部位皮肤的距离分为实按灸和悬起灸。

实按灸:用点燃的艾条直接烧灼皮肤的灸法。

悬起灸:将点燃的艾条悬于选定的穴位或病痛部位之上进行施灸的方法。

B. 根据艾条移动的方式将悬起灸分为温和灸、回旋灸和雀啄灸。

温和灸:将艾条点燃对准施灸部位,距皮肤 3～5cm 进行施灸。一般不移动艾条,以患者局部有温热感但无灼痛为宜。每处灸 10~15 分钟。灸至皮肤稍起红晕为止。多用于风寒湿痹及慢性病。

回旋灸:将艾条点燃对准施灸部位,悬于距皮肤 2~3cm 处,做平行往复回旋的施灸。移动范围约 3cm,每处灸 20~30 分钟,使皮肤有温热感,出现红晕为度。这种灸法多适用于面积较大的病变,如风湿痹痛、软组织损伤、皮肤病等。

雀啄灸:将艾条点燃对准施灸部位,悬于距皮肤 2~3cm 处,忽远忽近地上下摆动,像麻雀啄食一样地施灸。一般每穴灸 10~20 分钟,灸至皮肤出现红晕为度。施灸时,应手法平稳,避免烫伤皮肤。多用于治疗急性病、晕厥等症。

3)艾饼灸:艾饼灸是将艾绒或药艾制成薄饼状,然后将艾饼置于施灸部位上进行加热施灸。根据加热方式的不同将艾饼灸分为熨灸和日光灸两种。

A. 熨灸:熨灸是先将艾饼置于施灸部位,外覆盖几层纱布,然后用熨斗或热水袋在上面加热施灸。多用于痿证、风寒湿痹、寒性病等。

B. 日光灸:将艾饼置于施灸部位,在日光下暴晒的一种灸法。施灸过程中要注意保护非灸区皮肤和眼睛,并防止中暑。本法适用于治疗皮肤色素变性疾病及风寒湿痹等症。

4)艾熏灸:艾熏灸是利用艾烟或艾蒸汽进行熏蒸施灸的一种方法。根据方法不同将艾熏灸分为烟熏灸、蒸汽灸和温灸器灸。

A. 烟熏灸:烟熏灸是把艾绒放在容器中燃烧,用艾烟熏灸患处或穴位的一种治病方法。用于治疗风寒湿痹及痿证。

B. 蒸汽灸:蒸汽灸是把艾叶或艾绒放于容器内加水煮沸,用蒸汽熏蒸患处的一种治疗方法。可边煮边熏,也可煮沸后倒入盆中再进行熏蒸。这种灸法适用于风寒湿痹。

C. 温灸器灸:温灸器灸是利用专门器具进行施灸的一种方法。这种方法可以长时间连续给患者以舒适的温热刺激,使局部发热,有利于气血运行,使用方便,适用于风寒湿痹、胃痛腹胀等。

温灸器灸专用器具及施灸方法:

a. 温灸筒:温灸筒是一种特制的筒状金属灸具。大多数温灸筒底部有数十个小孔,筒壁也有许多圆孔,上部有盖,可以随时取下。筒壁上安有一长柄,便于手持,筒壁内部有一小筒,可装置艾绒和药物。

温灸筒有多种,常用的有平面式和圆锥式两种。平面式适用于较大面积的灸治,圆锥式作为小面积的点灸用。

使用方法:将艾绒或在艾绒中掺入适量药物,点燃后放入温灸筒中,然后在施灸部位上反复温灸,以局部发热、发红,患者感觉舒适为度。一般可灸 15~30 分钟。

适应证:风寒湿痹、慢性病、软组织劳损、皮肤病。

b. 温灸盒:温灸盒是一种特制的木质或竹质盒形灸具。一般用厚约 0.5cm 的木板或竹板制成长方形盒子,下面不装底,上面制作一个可以随时取下的盒盖,在盒内距底边 3~4cm 处安装一块铁丝网。

温灸盒按规格大小分为大、中、小 3 种。

使用方法:施灸时,把温灸盒放在施灸部位的中央,将点燃的艾条对准穴位放在铁纱窗上,盖上盒盖灸 15~30 分钟。温度可用盒盖开合大小来调节。

适应证:适用于风寒湿痹、痿证、腹痛、腹泻、挫伤肿痛及虚寒证等。

c. 温灸管:温灸管是用苇管或竹管特制而成的一种灸具,用于耳道内施灸。

临床上常用的有两种:一种是一节管状器,另一种是两节管状器。

使用方法:施灸时,将点燃的艾炷放在温灸管的鸭嘴形处,温灸管的内端用胶布封闭,把内端插入耳道内进行施灸,以耳内有温热感为度。每次灸 3~9 壮,每日 1 次,10 次为 1 个疗程。

适应证:用于治疗面瘫、听力减退等病症。

此外,艾灸法中还有一种是将艾灸与毫针刺法结合应用而形成的温针灸法。

温针灸又称温针疗法。主要是利用艾绒或艾条燃烧的热力使针体温度升高,治疗时以针刺为主,借助热力,通过针体传入腧穴,达到温经通脉、宣行气血的目的。

操作:针刺得气后,将毫针留在穴位内适当深度,取 2cm 长的艾条一节,套在针柄上,从艾条下端点燃,直至艾条燃尽为止。也可在针柄上装裹如黑枣大小的艾绒团,从下端点燃施灸。

使用温针灸时,为避免艾条或艾绒从针柄上掉下烧伤皮肤,可以在针刺穴位的皮肤附近安置阻燃物隔开。阻燃物可就地取材,如苹果片、土豆片、橘子皮、湿纸巾等皆可。

2. 非艾灸 非艾灸是指不以艾绒燃烧作为刺激热源的灸法。

根据刺激源的温度将非艾灸法分为热灸法、冷灸法和冰冻灸法 3 种。

(1)热灸法:热灸法是将温热作为刺激源的灸法。广义的热灸法包括艾灸法。

非艾灸法中的热灸法是指不以艾绒作为热源的一种灸法,包括灯火灸、药锭灸、电热灸、药熏蒸汽灸、黄蜡灸、化学灸、烟草灸等。

现在临床上常用的非艾灸法中的热灸法主要以电热灸和药熏蒸汽灸为主。

1)电热灸:用特制的电灸器将电能转化为热能或远红外线施用于穴位的一种灸法。常用电灸器有吹风式和可控温度式两种。

2)药熏蒸汽灸:根据中医辨证将多种药物组方,加水煮沸,利用蒸汽对病变部位或腧穴进行熏蒸施灸的一种治疗方法。具体操作见药物熏蒸疗法。

(2)冷灸法:冷灸法又称天灸法、发疱法、无热源灸法、药物灸法等,是指在常温下用某种或几种对皮肤有一定刺激作用的药物作为刺激源,涂抹或贴敷于穴位上或病变部位,通过刺激肌表,使局部充血、发疱而达到灸治作用的一种治疗方法。如白芥子灸、斑蝥灸、甘遂灸、马钱子灸、生附子灸、蒜盐灸等。"三伏贴""三九贴"就是规定了具体施灸时间的冷灸法。

冷灸法也可以通过缩短贴敷时间来控制发疱,使只充血,不发疱。

(3)冰冻灸法:冰冻灸法是以温度在摄氏零度以下的刺激物作用于穴区,达到灸治目的的一种灸法。

现在主要采用电子定位冷冻仪治疗,具体操作为:

先将冷冻仪的温度设置好,轻症可将温度设置为零下 10~15℃,重症为零下15~25℃;然后将冷冻柄接触到治疗部位主要穴位的皮肤上,打开开关开始施灸。冷冻 2~3 分钟移动 1 次,从中央逐渐向外扩展,如此反复冷冻操作。持续时间为 20~30 分钟,配穴部位冷冻 10 分钟即可。每日 1 次,7~10 天为 1 个疗程。

冰冻灸法主要适用于湿热证或阴虚火旺患者的清泻实热、滋阴降火需要。临床多用于三叉神经痛、头痛等病症的止痛,乳腺炎、疔疮和皮肤病等疾病的治疗。

(二)灸疗法中的热灸法依照施灸时温度的高低分为烧灼灸和温热灸

1. 烧灼灸 烧灼灸是施灸时温度较高,热力较强,烧灼皮肤引起水疱和组织损伤,使发生无菌性化脓,结痂脱落后形成灸疮的一种灸法。因灸后留有瘢痕,故又称瘢痕灸。

艾炷灸中的直接灸,艾条灸中的实按灸,非艾灸中的药锭灸等均可直接烧灼穴位皮肤,温度较高,都属于烧灼灸。

狭义的瘢痕灸又名化脓灸,是专指艾炷灸中直接灸的一种。

烧灼灸操作方法:施灸时先将所灸腧穴部位涂以少量的大蒜汁,以增加黏附和刺激作用,然后将大小适宜的艾炷置于腧穴上,用火点燃艾炷施灸。每次艾炷必须燃尽,除去灰烬后方可继续易炷再灸,待规定壮数灸完为止。

施灸时由于烧灼皮肤可产生剧痛,所以为缓解疼痛,可用手在施灸腧穴周围部位轻轻拍打。正常情况下,灸后 1 周左右施灸部位开始化脓形成灸疮,5~6 周左右灸疮自行愈合,结痂脱落后而留有瘢痕。

烧灼灸临床常用于治疗哮喘、肺痨、瘰疬等慢性疾病。

瘢痕灸的准确概念是指在临床实际应用中,根据患者病情和治疗需要,为了加强疗效,在施术前就已经确定了为了达到治疗目的而需要施行化脓灸的预定方案,并按方案具体实施的一种灸法。多种灸法皆可施行化脓灸,如艾炷直接灸、天灸法、艾条实按灸、药锭灸等。但并非所有留有瘢痕的灸法都叫瘢痕灸,如因操作不当、感染等原因造成的留有瘢痕的灸法纯属意外,不属于瘢痕灸法的

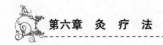

范畴。

2. 温热灸　温热灸是指在施灸时,温度较低,热力温和,不损伤皮肤组织的一种灸法。因灸后不留瘢痕,故又称无瘢痕灸。

艾炷灸法中的间接灸,艾条灸法中的悬起灸,温针灸,温灸器灸,非艾灸中的电热灸等均属于温热灸。

狭义的无瘢痕灸是专指艾炷灸法中直接灸的其中一种。

温和灸操作方法:施灸时先在所灸腧穴部位涂以少量的凡士林,以使艾炷便于黏附,然后将大小适宜的艾炷置于腧穴上点燃施灸。当患者感到微有灼痛时,即可将艾炷压灭或用镊子取走,片刻后继续易炷再灸,按规定壮数灸完为止。一般应灸至局部皮肤红晕而不起疱为宜。因其皮肤无灼伤,灸后不化脓,不留瘢痕,所以温和灸在临床上应用最广。

温和灸适用于一切虚寒性疾病。

四、灸法的操作规程

1. 保持施术环境安静、清洁、温度适宜。

2. 根据施灸腧穴或部位的位置,令患者采取适当体位,使施灸部位易于暴露且舒适。

3. 根据施灸方法的不同,清洁施灸部位的皮肤,必要时局部消毒后再进行治疗,如烧灼灸。

4. 施灸时要注意灸火温度的调节和病人耐受情况的观察。

5. 灸后要擦净皮肤上的艾灰,并检查有无艾火洒落,注意防火。

6. 施灸部位较多时,宜按照先上后下、先阳后阴、先左后右、先头身后四肢的顺序进行施灸。有时需先灸主穴,后灸配穴。

五、灸感和补泻

1. 灸感　灸感是患者接受灸疗时的一种自我感传现象。具体地说,就是机体在艾火物理和药理的双重作用下,体内的经气被艾火激发和推动,与病灶的邪气相搏,迫邪气外泄而引发的经气感应现象,表现为温热感循经脉传导。感传路线的宽窄与施灸面积的大小有关,感传所到处可有微汗、肌肉震颤、脏腑器官功能活动等现象。

灸感分3个时期:

第一时期为灸火循经。多表现为:①透热,即热力向深处蔓延;②扩热,即热力向四周扩散;③传热,即热力向远处输送。

出现这3种热感现象,说明体内经气被激活、推动,并已循经运行。

第二时期为正邪相搏。表现为酸、麻、胀、痛、痒的灸感。表明体内经气被激发,自动与病灶邪气相搏。

第三时期为开门驱邪。多表现为风、寒、凉、冷的灸感。表明体内经气已较充足,正在驱邪外出。

2. 补泻　灸疗法的补泻要依据灸感得气程度、施灸时间、灸火与体表的距离、施灸部位呈现的红晕等具体情况来操作实现。

(1)补法:距离皮肤 3~5cm,施灸 5~10 分钟时,皮肤慢慢呈现淡红色红晕或肌肉软组织呈现柔软状态,皮肤温度增加,说明已达得气程度。继续施灸 10~15 分钟,皮肤始终感觉有能承受的温热度,并且热度有渐向深部组织渗透的感觉。让火自然地燃烧,灸后按压施灸腧穴或部位 5 分钟左右。

(2)泻法:距离皮肤 1~2cm,施灸 1~2 分钟时,皮肤出现红晕,皮温急剧增加,患者有刺痛感呈现,说明已达得气程度。继续施灸 10 分钟左右,同时速吹灰,保持火头鲜红。必须用手间断性地触摸施灸处皮肤,待皮温降低后再重复施灸,灸至皮肤鲜红、组织发热为度。灸后不安压施灸部位。

临床上灸疗法的补泻应根据患者病情、施灸方法、艾炷大小、施灸方案、壮数多少、药物、取穴等具体情况灵活运用。

病情:慢性病、虚寒证,宜用补法;急性病、实热证,宜用泻法。

取穴:如气海穴补气升阳,属补穴;肺俞穴疏风散寒,属泻穴等等。

灸法:热灸法,扶阳补气、温经散寒,以补为主;冷灸法、冰冻灸法,清热解毒、退热止痛,以泻为主。温和灸,为补法;雀啄灸,为泻法。

艾炷大小:虚寒证,宜选大艾炷;实热证,宜选小艾炷。

施灸壮数多少:施灸壮数多,属补法;施灸壮数少,为泻法。

药物:如甘遂逐水泄水,甘遂灸为泻法;附子补虚助阳,附子灸为补法;生姜温中散寒,隔姜灸为平补平泻法;大蒜清热解毒,隔蒜灸为泻法等等。

六、施灸后的反应

1. 皮肤潮红　由于热力的作用,会使局部的毛细血管扩张,刺激血液流动,所以会出现皮肤潮红的现象。

2. 灸疱　灸疱是灸疮的前期表现,多见于化脓灸。

3. 灸疮　灸疮是瘢痕灸的特征性表现,出现灸疮,疗效相对较好。灸疮期间,亦要坚持温和灸,让灸疗效力持续,否则易出现病情反复。

4. 口渴　艾灸后出现口渴,是正常现象。可以饮用温开水,千万不能饮用菊花茶等寒凉性质的饮料,以免影响艾灸的疗效。

5. 灸感传导　施灸部位局部或远离施灸的部位产生的酸、麻、胀、痛、重、冷、热等的感觉,是灸疗起效的表现。

七、禁灸穴及艾灸的用量

1. 禁灸穴　凡是不可施灸的穴位称为禁灸穴。

禁灸穴多分布于头面部、重要脏器和浅表大血管附近,以及皮薄肌少、筋肉结聚的部位。在这些穴位上施灸,可引起结疤,影响美容;损伤血管和重要脏器;瘢痕易引起肌腱挛缩,造成运动功能失常。

禁灸穴发展到清代总计为 47 穴。但是,随着医学的进步,大多数禁灸穴可以用艾条或温灸器给予温和的施灸。这样,既对治疗疾病有利,又不会对机体造成创伤。

现代中医临床总结认为,所谓禁灸穴只有 4 个:睛明穴、素髎穴、人迎穴和委中穴。另外,禁灸的部位还包括妇女妊娠期的下腹部、腰骶部,一般乳头和阴部也不宜施灸。

2. 艾灸的用量 艾灸的用量即是灸量。所谓灸量就是施灸时向体内导入的热量。

灸量主要取决于施灸时间的长短、施灸面积的大小以及施灸时所达到的热度。

施灸时间的长短主要由疾病的种类、病情的轻重、患者的体质等多方面因素决定。施灸面积的大小和施灸时所达到的热度主要由施灸时所用艾炷的大小、壮数的多少决定。

艾炷的大小,壮数的多少,可根据疾病的性质、病情的轻重、体质的强弱、年龄的大小以及施灸部位的不同全面考虑,全方位衡量,不能太过也不能不足。一般按照每次施灸累计总和数计算,施灸壮数少则 1~3 壮,多则数十壮,甚至上百壮。一般情况下,前 3 日每日灸 1 次,以后每隔 2~3 日灸 1 次;急性病每日可灸 2~3 次,慢性病可隔 3 日、5 日或 7 日灸 1 次。身体健壮、生病频率低的青壮年患者,所用艾炷宜大,壮数宜多;小儿、妇女、老人及久病体弱的患者,所用艾炷宜小,壮数宜少。在肌肉丰满的腰背、臀腹、臂等处,宜用大炷多灸;在肌肉浅薄的头面、颈项、四肢末梢,宜用小炷少灸。直接着肤灸,一般以麦粒大小艾炷为宜,每穴灸 5~7 壮,小儿 3~5 壮,每次灸 3~5 穴。

此外,在施灸时,还需结合病情,对沉寒痼冷、元气将脱等证宜大炷多灸,以温散寒凝、振奋阳气;对外感风寒则宜小炷,不宜重灸,既可达到温经通络、驱散寒邪之功效,又不至于使火邪内郁而产生不良效果。

艾条灸法中的悬起灸:温和灸,每日 10~15 分钟;回旋灸,每日 20~30 分钟;雀啄灸,每日 10~20 分钟。

艾熏灸中的温灸器灸:温灸筒灸,每日 15~30 分钟;温灸盒灸,每日 15~30 分钟;温灸管灸,每日 10~30 分钟。

不同部位的施灸时间:头面部穴,灸 20 分钟左右;背部及四肢穴,灸 25 分钟左右;胸腹部穴,灸 30 分钟左右。

艾炷灸中的直接灸:瘢痕灸,每日 7~9 壮;无瘢痕灸,每日 3~7 壮。

艾炷灸中的间接灸:隔姜灸,每日5~10壮;隔蒜灸,每日5~7壮;隔盐灸,每日3~9壮;隔附子灸,每日5~7壮。

八、灸疗法的适应证

灸法不仅能治疗体表的病证,也可治疗脏腑的病证;既可治疗多种慢性疾病,又可救治一些急重危证。但主要是用于各种虚寒证和部分实热证的治疗。其应用范围涉及临床各科,大致包括:

1. 寒凝血滞、经络痹阻引起的如风寒湿痹、痛经、经闭等。

2. 外感风寒之表证。

3. 中焦虚寒所致的呕吐、泄泻、腹痛。

4. 脾肾阳虚证如久泻、遗精、遗尿、阳痿等。

5. 阳气虚脱如晕厥等。

6. 中气不足、气虚下陷之内脏下垂等。

7. 外科疮疡初起或溃久不愈。

8. 阴虚热证如喉痹、肺痨等。

九、灸疗法的禁忌证和注意事项

1. 禁忌证

(1)凡暴露在外的部位,如颜面部,禁忌直接灸,以防形成瘢痕,影响美观。

(2)皮薄、肌少、筋肉结聚处,大血管处、心脏、眼球等部位,妊娠期妇女的腰骶部、下腹部,患者的乳头、阴部、睾丸等部位禁止施灸。另外,关节部位不可直接灸。

(3)对极度疲劳、过饥、过饱、醉酒的患者,有大汗淋漓、情绪不稳等状况的患者,以及行经期妇女等均不宜施灸。

(4)高热、昏迷、抽搐期间的患者,或身体极度衰竭、形体太过消瘦等患者忌灸。

(5)患有精神病等无自制能力的患者以及患某些传染病的患者忌用灸法治疗。

(6)咯血、吐血、肝阳头痛、中风闭证、热毒旺盛等疾病慎用灸法。

2. 注意事项

(1)施灸前要向患者说明灸疗的方法和注意事项。行瘢痕灸必须取得患者同意并签字后方可实施。一般以安全无创为主,不提倡用瘢痕灸。

(2)施灸时注意力要集中,以免艾条移动时烫伤皮肤。并注意防火。

(3)保持患者体位舒适、自然,保证取穴准确,便于操作。暴露部位冬季更要注意保暖。

(4)施灸要从小剂量开始,循序渐进。治疗慢性病,贵在坚持,否则难以收

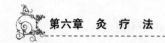

到预期效果。有些病症需注意施灸时间,如治失眠,宜睡前灸。

(5)对于糖尿病、肢体麻木、皮肤感觉迟钝者,应注意调节施灸温度,医生应随时用手触知患者施灸部位的温度,避免灼伤皮肤。

(6)如施灸部位出现水疱,小的无需处理,可自行吸收;大的可用碘伏棉球消毒后,用一次性注射器抽吸,再以无菌纱布包扎。

十、临床应用研究

1. 冠心病

取穴:内关、足三里、膻中、心俞。

操作:艾条熏灸,距离穴位 3~5cm,各施灸 20 分钟。

研究:微循环明显改善,冠脉血流增加 20%~30%,心电图 ST-T 波恢复明显,心脏收缩力增强,心脏供血改善。

2. 高血压、脑动脉硬化

取穴:内关、耳背沟、涌泉、足三里。

操作:艾条回旋灸,距离穴位 1~2cm,各施灸 20 分钟。

研究:患者脑阻抗血流明显改善,流入容积速度加快,波幅升高 30%~50%,脑血管扩张,脑血流增加,脑部血液循环改善,血压不同程度下降。

3. 过敏性鼻炎

取穴:鼻两侧、迎香穴。

操作:艾条纵行灸,距离皮肤 2~3cm,施灸 10 分钟。

研究:鼻通气功能改善,鼻内温度平均增加 10℃,鼻液中白细胞数显著降低。

4. 支气管哮喘

取穴:大椎、定喘、肺俞、膏肓、脾俞。

操作:化脓灸,距离穴位 2~3cm,施灸 30 分钟。

研究:外周血嗜碱性粒细胞计数下降;对免疫球蛋白有双向调节作用,即高值者下降,低值者上升;使淋巴细胞转化率升高,哮喘有明显改善。

5. 慢性支气管炎

取穴:大椎、关元、定喘、肺俞。

操作:艾炷灸,距离穴位 3~5cm,各施灸 20 分钟。

研究:巨噬细胞吞噬功能加强,促进 T 淋巴细胞功能调控作用。

6. 胃肠功能失调

取穴:足三里、神阙、中脘。

操作:艾炷灸,距离穴位 3cm 左右,施灸 15 分钟。

研究:胃肠功能出现兴奋或抑制性改变。有胃肠激惹现象的患者,可使小肠内容物的推进速度减慢;纳差者,可使胃肠蠕动加强。

7. 晕厥

取穴:百会、涌泉。

操作:艾炷灸,距离穴位 3~5cm,各施灸 15 分钟。

研究:可使血糖升高,血浆中游离肾上腺素显著升高。

8. 上呼吸道感染

取穴:合谷、肾俞。

操作:艾炷灸,距离穴位 2~3cm,施灸 20 分钟。

研究:显著提高血液中病毒特异性抗体的效价。

9. 尿潴留

取穴:阴谷、气穴、横骨、胞肓、气海。

操作:艾炷灸,距离穴位 3~5cm,各施灸 20 分钟。

研究:可引起膀胱活动增强。

10. 膝关节炎

取穴:阿是穴、三阴交、委中。

操作:艾炷灸,距离穴位 2~3cm,各灸 20 分钟。

研究:关节周围血流量增加 30%~50%,痛阈提高。

11. 面神经麻痹

取穴:患侧阳白、攒竹、四白、迎香、地仓、颊车、合谷穴。

操作:隔姜艾炷灸。每穴 3 壮,每日 1~2 次,10 次为 1 个疗程。施灸程度以局部皮肤微红充血为宜,不发疱。

研究:面肌肌力增加,周围血流量增加 30%~50%,痛阈提高。

12. 胃寒疼痛

取穴:关元、气海、足三里。

操作:隔姜艾炷灸。每穴 5 壮,各灸 15 分钟。

研究:胃蠕动次数明显减少,胃收缩力下降。

13. 寒凝痛经

取穴:关元、胞肓、阴陵泉、三阴交穴。

操作:艾炷灸。每穴 3~5 壮,同时各灸 20 分钟。

研究:局部血流量增加,痛阈下降。

附:艾叶的药理研究

现代临床医学对艾叶的药理进行了多方面的研究发现,艾叶及其提取物有以下几个方面的作用:

1. 抗菌作用 艾叶油及艾叶水煎液有较好的抑菌作用。以野艾叶、艾条或艾绒烟熏,可用于室内消毒;与苍术、菖蒲及雄黄或与苍术、雄黄、白芷等混合烟熏,对金黄色葡萄球菌、乙型溶血性链球菌、大肠杆菌、白喉杆菌、伤寒及副伤寒杆菌、铜绿假单胞菌、枯草杆菌、产碱杆菌及结核杆菌均有杀灭或抑制作用;用艾叶对病室进行烟熏消毒,可以使空气中的细菌总数下降率达73%。有报道:艾叶及艾叶合并苍术用于病室消毒,效果明显优于电子灭菌器;艾条烟熏尚能减少烧伤创面的细菌繁殖;烧伤患者的创面经艾条烟熏后,创面菌落减少率达74.64%;用艾条烟熏消毒烧伤病室可提高治愈率;采用艾叶煎汁熏洗的方法防治会阴部伤口感染,效果理想。

2. 增强网状内皮细胞的吞噬功能　豚鼠结核杆菌感染后,以艾炷灸治疗,腹腔渗出液涂片镜检结果表明,大单核白细胞已吞入细菌的细胞数,艾灸组明显增高,平均达17.75%;结核病豚鼠腹腔注射死结核杆菌液,腹腔渗出液涂片,施灸组涂片中成熟巨噬细胞较多,吞噬作用较强。艾叶热水提取物具有强抗补体活性成分。用野艾叶油以0.5ml/kg给小鼠灌胃3天,能使腹腔炎性渗出白细胞吞噬率明显增加。

3. 平喘作用　艾叶油能直接松弛豚鼠离体器官平滑肌,能对抗乙酰胆碱、组胺、氯化钡引起的支气管收缩,增加豚鼠肺灌流量。用艾叶油给豚鼠灌服或肌内注射或气雾给药,对由组胺或乙酰胆碱引起的哮喘均有平喘作用。艾叶油对致敏豚鼠肺组织及气管平滑肌慢反应物质的释放有阻抑作用。挥发油中的a-萜烯醇、a-萜品烯醇能使豚鼠气管平滑肌内的环腺苷酸(cAMP)增加,这可能是其引起气管平滑肌松弛的生化基础。用从艾叶中提取的4-松油烯醇给豚鼠灌胃,有显著平喘作用。A-松油醇灌服对豚鼠吸入乙酰胆碱和组胺诱发的哮喘有保护作用。反式香苇醇也是平喘有效成分。

4. 抗过敏性休克作用　艾叶油灌胃,对豚鼠由卵蛋白引起的过敏性休克有保护作用。艾叶油在体外可抑制豚鼠肺组织释放组胺。艾叶的热水提取物加入人的血清中,能使血清补体下降,并已证明这是补体激活的结果。生艾叶热水提取物中具有强烈的抗补体活性,活性的主要成分为酸性多糖。

5. 镇咳作用　艾叶油灌胃对丙烯醛柠檬酸引发的豚鼠咳嗽有明显镇咳作用,挥发油成分4-松油烯醇灌胃亦有明显的镇咳作用。

6. 祛痰作用　艾叶油灌胃对小鼠有明显祛痰作用;其挥发油成分4-松油烯醇灌胃或丁香烯腹腔注射亦有祛痰作用。

7. 对心血管系统的作用　艾叶油对离体蟾蜍心脏、离体兔心的收缩力有抑制作用。艾叶油能对抗肾上腺素和组胺引起的心肌收缩。用1∶50浓度的艾叶油1~2滴能明显抑制心脏收缩力,可引起房室传导阻滞现象。对离体兔心,用1∶150浓度的艾叶油1ml可使心脏收缩力极度抑制,心率及冠脉流量也明显减少。给兔注射用量为1mg/kg的艾叶油,对紧张度较高的主动脉有松弛作用,兔的活动量也明显减少。

8. 对血凝度和血小板的影响 艾叶能降低毛细血管通透性,溶解抗纤维蛋白,从而发挥止血作用。艾叶制炭后可加强止血作用,艾叶经热加工处理后,凝血作用明显增强。

9. 利胆作用 浓度为 $75\mu l/ml$ 的艾叶油按 $8ml/kg$ 的用量经十二指肠注射给药,可使正常大鼠的胆汁流量增加 91.5%;按 $3ml/kg$ 的用量给药,可使胆汁流量增加 89%。

10. 兴奋子宫作用 艾叶煎剂对未孕家兔的离体子宫呈兴奋作用,使收缩加强,甚至引起强直性收缩,持续 1 小时以上。

11. 对中枢神经系统的作用 给家兔按 $1ml/kg$ 的用量腹腔注射艾叶油,其活动减少;艾叶油按 $0.5ml/kg$ 的用量给小鼠灌胃,能明显延长戊巴比妥钠的睡眠时间。

12. 抗肿瘤作用 实验证明艾叶油有抗消化道肿瘤、乳腺癌等作用。

此外,药理实验证明,艾灸具有增强免疫、抗休克、护肝、防治脑血管疾病等作用;还可抗溃疡、促消化、镇痛、解热等。

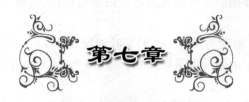

中药熏蒸疗法

中药熏蒸疗法又称蒸气疗法、气浴疗法、中药雾化透皮疗法等,是以中医理论为指导,利用药物煎煮后所产生的蒸气来熏蒸机体,通过药性、蒸气等刺激作用和药物的药理作用,达到清热解毒、活血化瘀、滋养津液等功效,最终用以治疗疾病的一种中医外治疗法。

中药熏蒸疗法属于广义的非艾灸法中热灸法的一种。

一、中药熏蒸的治病机制及作用

中药熏蒸疗法可促进新陈代谢和血液循环,祛邪而不伤正气,发汗而不伤营卫,内病外治,通经活络。它综合了水浴、药浴、熏浴、蒸气浴的特点;集中了药疗、热疗、气疗、中药离子渗透疗法等多种功能;融热度、温度、药物浓度于一体,把局部治疗与整体调节相结合,通过体表给药,达到与内治法同样的治疗目的。正所谓"切于皮肤,彻于肉理,摄于吸气,融于渗液"。

中药熏蒸的温热作用可疏松腠理、发汗祛邪、缓解痉挛、疏通经脉。中药熏蒸中的中药大都辛香浓烈,有祛风除湿、温经散寒、通经活络、行气止痛之功效。熏蒸疗法借助温热及药物的刺激作用和药力渗透后产生的药效,使腠理疏通、气血调和、脏腑阴阳平衡,从而达到祛除病邪、防治疾病的目的。

1. 局部刺激和治疗作用　药物蒸汽对体表肌肤腠理和穴位施加温热的物理刺激和药物的化学刺激,通过腧穴和经络,将信息传入脏腑,发挥调节和治疗作用。刺激使局部毛孔开放、血管扩张、血流加快,改善血管通透性和血液循环;促进汗腺大量分泌和加快代谢产物的排泄;促进炎性致痛因子的吸收,减少炎性产物的堆积,有利于炎症和水肿的消退;加强病变局部的营养,从而加速了组织的修复;提高机体防御和免疫能力,促进机体功能恢复。熏蒸药物中逸出的中药粒子作用于体表直接产生杀虫、杀菌、消炎止痒、止痛等作用。药物蒸汽中挥发性的有效成分,经皮肤吸收后,使局部保持较高浓度,可长时间发挥局部治疗作用,不仅能治疗疾病,还可有效地防止复发。

另外,温热刺激可降低神经兴奋性,缓解痉挛及僵直,提高痛阈。温热刺激通过加速血液循环,还可促进药物的渗透、吸收和传递,从而增强药物的治疗作用,使局部治疗与全身治疗既相互促进,又协调统一。

2. 全身药理作用 皮肤是人体最大的器官,面积大,毛孔多,除具有防御外邪侵袭的作用外,还具有分泌、吸收、渗透、排泄、感觉等多种功能。中药熏蒸疗法就是利用皮肤的这一生理特性,使药物通过皮肤表层吸收、角质层渗透和真皮转运进入血液循环而发挥药理效应的。

药物熏蒸中逸出的中药粒子借助熏蒸温热之力,透过皮肤、孔窍、腧穴等部位而被吸收,渗透进入经脉、血络,输布全身,通过激发组织、细胞受体的生物化学过程来发挥药疗作用。

临床上,针对不同病症通过中医辨证选择相应药物,配伍组方,可以产生不同的药理作用。

(1)增强循环系统功能:熏蒸疗法的功效之一是舒筋活血、疏通经络。临床上常选用具有活血化瘀之效的药物,如丹参、川芎、桃仁、红花、路路通等,这类药物能够扩张血管,对血液成分起到调节作用,可促进血液循环,增强循环系统的功能,从而起到行血、散瘀、通经、利痹、消肿及定痛等功效。

(2)抗感染作用:熏蒸疗法可以治疗皮肤感染性疾病。如痈、疮、肿毒等,多选用具有清热解毒、消痈散结作用的药物。黄连、黄芩、黄柏、金银花、连翘等药物,经现代药理实验证实,均有抗炎、抗病毒的化学成分,因而对局部有良好的抗感染作用。又如蛇床子、苦参、百部等药物对皮肤真菌有不同程度的抑制或杀灭作用,常常被运用于癣、真菌性阴道炎等疾病的治疗。

(3)去腐生肌作用:现代研究证明,去腐生肌类药物对疮口的修复作用主要是通过促进细胞的增生分化,加速肉芽组织的增长;促进巨噬细胞吞噬细菌、异物和坏死组织碎片,提高局部抗感染的能力;改善创面血液循环,加快创面的新陈代谢,从而促进创面愈合的。

(4)发汗解热作用:熏蒸疗法所使用的药物大多味辛。据现代药理实验研究证明,辛味药物多含挥发油,对局部有刺激兴奋的作用,也有发汗解热、镇痛、杀菌等作用。其基本药理作用与兴奋中枢神经、扩张周围血管有关。如麻黄挥发油有发汗和抗病毒的作用;紫苏挥发油有发汗、解热、杀菌、健胃之功效。因此,辛味药物多用于外感及风湿痹痛等。

(5)营养免疫作用:如桃花、菊花、款冬花、槐花等药物中含有丰富的蛋白质、氨基酸和多种维生素,通过熏蒸吸收入血,可为机体提供营养。熏蒸疗法通过热力和药理作用,还可增强体液和内分泌调节功能,从而提高机体的防御和免疫能力。研究发现,中药熏蒸能使单核巨噬细胞的吞噬功能增强。

二、中药熏蒸疗法的特点

1. **疗效显著**　熏蒸疗法作用迅速,疗效明显。它是将药物蒸气直接熏蒸于皮肤、孔窍、腧穴等,使药物直达病所,充分发挥其发汗解表、和卫散邪、疏通腠理、调和气血、解毒定痛、杀虫止痒的功效,故疗效良好。如治疗妇女各种原因所致的阴痒,口服药物治疗很难取得满意疗效,而用熏洗、蒸汽浴、坐药等治疗,则药专力宏,奏效速捷。

2. **毒副作用少**　熏蒸疗法属于中药外治法的一种,常在患部及体表施治,因而药物在血中的浓度很低,而在局部形成较高的药物浓度,避免药物直接进入血液循环而对肝脏、肾脏等器官产生毒害作用。

3. **适用范围广**　熏蒸疗法历史悠久、疗效独特。其适应证非常广泛,如脱肛、阴痒、外障眼疾、小儿湿疹、风湿痹证及内科、外科、伤科、妇科、儿科、眼科等多种疾病,皆可应用。还可以强身健体、护肤养发。

4. **简便易行**　熏蒸疗法无需特殊或昂贵的仪器和设备,不受环境条件的限制,药源丰富,操作简便易行。

三、熏蒸药物的选择与常用基础组方

1. **熏蒸药物选择**　熏蒸药物应结合药性和病证的特点来选择。选择药物应以中医理论为基础,以脏腑体表相关理论和经络运行学说为依据,以中医"八纲"辨证为标准,以调整脏腑、平衡阴阳、补偏救弊为目的,并遵循"寒者热之,热者寒之;虚则补之,实则泻之;高者抑之,下者举之;散者收之,结者散之;客者除之,劳者温之;坚者消之,留者攻之"及"郁者以宣,乖者以协,泛者以归,停者以遂,满者以泄,牢者以破,滑者以留,阻者以行,逆上者为之降,陷下者为之提,格于中者为之通,越于外者为之敛"的原则。

(1)根据不同部位选用祛风散寒除湿的药物

1)上肢及颈肩疾病:宜用羌活、葛根、防风、秦艽、伸筋草、透骨草、白芷等。

2)下肢疾病:宜用独活、桑寄生、五加皮、牛膝、海桐皮、木瓜、薏苡仁等。

3)腰部疾病:宜用兼有补肾壮阳之药物,如千年健、鹿衔草、杜仲、续断、牛膝、桑寄生、狗脊等。

(2)寒湿痹证疼痛明显者,宜用温热散寒药物以散寒止痛,如川乌、草乌、附子、桂枝、细辛、麻黄等。

(3)各种痹证都可加用活血化瘀药物以活血止痛,如川芎、红花、丹参、延胡索、刘寄奴、苏木、姜黄等。

(4)应采用辛味药物以增加药物的渗透力,如羌活、独活、防风、五加皮、透骨草、徐长卿、冰片等。

(5)应善用藤类药物以通络止痛,如青风藤、海风藤、络石藤、雷公藤、鸡血藤等。

（6）对久病疼痛明显者,宜配伍虫类药物以搜风解痉、散瘀止痛,如全蝎、蜈蚣、地龙、土鳖虫、露蜂房、白花蛇、蝉蜕等。

2. 常用基础组方及适应证

（1）四肢熏蒸

组方:羌活 20g,独活 20g,防风 15g,桂枝 15g,细辛 10g,川芎 20g,海风藤 30g,徐长卿 30g,姜黄 20g,苏木 20g,冰片 1g。

功效:祛风除湿,温经散寒,活血通络。

适应证:四肢关节病变患者。

方解:

君:羌活、独活,祛风除湿止痛。

臣:桂枝、细辛,温经散寒、祛风止痛。

佐:川芎、姜黄、苏木,活血祛瘀止痛;防风、海风藤、徐长卿,祛风胜湿、消炎通络。

使:冰片,辛香走窜,助诸药直达病所。

（2）颈肩腰背熏蒸

组方:羌活 20g,独活 20g,桂枝 15g,川乌 20g,草乌 20g,姜黄 20g,千年健 30g,杜仲 20g,续断 20g,牛膝 20g,冰片 1g。

适应证:用于颈肩腰背病变的患者。

特点:增强了温补肾阳、强筋壮骨的功能。

（3）痹证

基础组方:苍术、秦艽、海风藤、益母草、伸筋草、威灵仙、雷公藤、木瓜各 45g,川芎、甘草各 30g。重症者,加马钱子 10g,或生草乌、生川乌各 10g。

适应证:风湿、类风湿等痹证,腰肌劳损、肩周炎、颈椎病、落枕、骨关节炎、筋膜炎、腱鞘炎等腰肩背痛症。

特点:祛风除湿作用较强。

（4）痛经

常用组方:柴胡、白芍、甘草、当归、益母草、木香各 45g,淡竹叶 30g。

适应证:适用于因气滞血瘀、气血虚弱、气血亏损而引起的痛经。

特点:益气活血、滋补气血功效较强。

（5）益肾壮阳熏蒸

基础组方:肉苁蓉、菟丝子、淫羊藿、牛膝、枸杞子、地黄、黄芪、杜仲各 45g,木香 30g。

适应证:用于肾阳虚弱。

特点:可以祛病强身、抗衰防老、延年益寿。

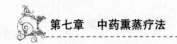

（6）皮肤病

基础组方:金银花、苦参、菊花、蛇床子、苦楝皮、白皮各45g,黄芩、黄柏、鱼腥草各60g。

适应证:适用于妇女带下、阴痒、阴虱,虫咬皮炎、接触性皮炎、过敏性皮炎、体癣湿疮等症。

特点:具有清热、解毒、杀虫作用。

（7）呼吸道疾病

基础组方:鱼腥草、五味子、麻黄、白术、淫羊藿、制半夏、车前子、当归、连翘各45g。

适应证:适用于伤风感冒、哮喘等呼吸道疾病。

特点:可解除呼吸道的充血、水肿、痉挛。

（8）减肥健美熏蒸

基础组方:红花、大黄、车前子、芙蓉、芦荟各45g,山栀、白术、当归各30g。

适应证:适用于减肥、健美、美体,美容。

特点:减肥效果明显。

（9）脑卒中后遗症

基础组方:党参、黄芪、当归、益母草、苍术、丹参、绞股蓝、枳壳、牛膝、川芎各45g。

适应证:适用于脑血管疾病后遗症的治疗。

特点:可加快血液循环,增加营养供应,促进组织再生,防止失用性萎缩,刺激外周传入神经,反馈信息至大脑相应功能区,促进大脑功能缺失区联络的沟通与觉醒。

（10）肾衰

基础组方:泽泻、车前子、麻黄、丹参、益母草、淫羊藿、刺五加、党参、白术各45g。

适应证:适用于肾衰竭、尿毒症等的治疗。

特点:可发汗利水排毒,使体内集聚的氮质代谢物及尿酸等经皮肤排出体外,堪称"皮肤透析"。

（11）清热解表祛风熏蒸

基础组方:柴胡、桔梗、金银花、连翘、菊花、荆芥、防风、枳壳各45g。

适应证:适用于伤风感冒等病症。

特点:清热祛风疗效显著。

四、中药熏蒸疗法的适应证与禁忌证

1. 适应证 中药熏蒸疗法主要适用于由风、寒、湿三邪所致的病症,以及气虚下陷、气血瘀滞、湿阻经脉等疾病;临床各科疾病引起的疼痛、炎症、水肿、瘙痒等。

（1）风湿类疾病：风湿、类风湿关节炎、肩周炎、强直性脊柱炎等。

（2）骨伤类疾病：腰椎间盘突出症、颈椎病、退行性骨关节炎、肌腱炎、筋膜炎、腱鞘炎及各种急慢性软组织损伤等。

（3）皮肤类疾病：银屑病、硬皮病、湿疹、痤疮、疥疮、脂溢性皮炎、过敏性皮炎、体癣及皮肤瘙痒症等。

（4）内科疾病：感冒、哮喘、咳嗽等呼吸道疾病；高脂血症、高蛋白血症、脑卒中后遗症、糖尿病、轻度高血压、失眠、末梢神经炎、习惯性便秘、神经症、血栓闭塞性脉管炎、慢性肠炎及肾衰等。

（5）妇科疾病：痛经、闭经、盆腔炎、附件炎、阴道炎等疾病。

（6）五官科疾病：近视、远视、泪囊炎、过敏性鼻炎、鼻窦炎等。

（7）肛肠疾病、外伤瘢痕、伤口迁延不愈等外科疾病。

（8）用于如晕厥、癔病等的急救；也可用于减肥、美容等。

2. 禁忌证

（1）重症高血压、心脏病、急慢性心功能不全、重度贫血、动脉硬化症、心绞痛、精神病、青光眼、恶性肿瘤、癫痫等疾病禁用中药熏蒸疗法。

（2）饭前、饭后半小时内，过饥、过饱、过劳、醉酒等患者忌用。

（3）妇女妊娠期及经期忌用。

（4）急性传染病、出血性疾病、骨结核、对中药过敏者禁用。

（5）有开放性伤口、感染性病灶、体质极度虚弱者及年龄太大的患者禁用。

（6）对药烟过敏者，禁用烟熏疗法。

五、中药熏蒸的分类及操作

中药熏蒸疗法按熏蒸部位分：

1. 全身熏蒸法　全身熏蒸法是利用药物的蒸汽对全身进行熏蒸的气雾浴。适用于全身性疾病。

全身熏蒸的操作：

（1）根据条件选用熏蒸室、蒸气房、气疗舱或熏蒸药浴器治疗。

（2）为患者明确诊断后，根据辨证施治的原则配制中药方剂；再将配制好的中药投于蒸疗室或气疗舱内的专用器具内煎煮或蒸煮，使室内或舱内充满药气。通过通风窗调节气温，使室内或舱内的温度保持在37~42℃。

（3）患者裸体进入室内或舱内，取坐位或卧位熏蒸15~30分钟。在气疗舱或熏蒸药浴器内治疗需要露出头部。

（4）熏蒸结束后，用清洁干净的毛巾擦干身体上的药液和汗液，并让患者在温暖、干燥的休息室内静卧休息、留观1小时。

2. 局部熏蒸法　局部熏蒸法是利用药物蒸气对患者的病变部位进行熏蒸

的一种方法。适用于病变较局限的疾病或某些特定部位的病症治疗。

局部熏蒸法的具体操作是：

（1）根据施术部位选择熏蒸床、熏蒸治疗仪或木桶、瓷盆等熏蒸器具。

（2）将配制好的中药煎煮，把产生的蒸汽用密闭管道连接到熏蒸床或熏蒸治疗仪上，或者将煎煮好的药液倒入木桶或瓷盆中；再将温度控制在45～50℃。

（3）患者暴露治疗部位，将病变局部置于蒸汽孔上或将四肢伸入治疗仪内，或者将患部置于木桶或瓷盆中的木架上，四周用特制的塑料膜封闭，以防蒸汽的散失。整个熏蒸过程，一切以患者皮肤感觉温热、舒适为度。每次熏蒸20～30分钟。

（4）熏蒸结束后，用毛巾擦干汗液和药液，避风、保暖，休息留观1小时。

六、中药熏蒸疗法的注意事项

1. 全身熏蒸时，温度不宜过高，应控制在37～42℃，以防烫伤皮肤或出汗过多造成窒息、晕厥、虚脱等，体虚者尤要注意。局部熏蒸时，气体温度一般应为45～50℃，以防烫伤皮肤。烟熏治疗时，烟源应与皮肤保持适当距离，以患者能耐受为宜，防灼伤皮肤。肢体动脉闭塞性疾病如肢体干性坏疽者、糖尿病患者、皮肤感觉障碍者，熏蒸时药液温度不可超过38℃。

2. 熏蒸过程中，应密切观察患者有无头晕、胸闷、心慌、气短等不适。一旦出现上述症状，应立即停止治疗，卧床休息，必要时对症治疗。

3. 老人和儿童要有专人陪护。

4. 熏蒸器具和物品要注意保持清洁和进行消毒，用具一人一份一消毒，避免交叉感染。

5. 烟熏治疗后，施术部位的烟油保持越久越好，不要轻易擦拭。

6. 熏蒸疗法初期治疗效果明显，后期疗效较缓，切勿轻易中止治疗。

7. 治疗过程中要根据患者病情、感觉、皮肤变化情况和患者耐受程度等因素，灵活调整药液温度和熏蒸治疗时间。

8. 治疗结束后，要及时擦干药液和汗液，注意避风、保暖，适量饮水补液，休息留观1小时。

七、中药熏蒸疗法的临床应用

1. 风湿性关节炎

组方：羌活、独活、川芎、姜黄、牛膝、苏木各20g，防风、桂枝各15g，附子、肉桂各10g。

功效：祛风除湿，温经散寒。

疗法：局部熏蒸法。每次60分钟，每日1次。

2. 中风后遗症

组方:青木香、益母草、桑寄生、忍冬藤各 100g,防风、木贼、鸡血藤、石菖蒲各 50g,钩藤、荆芥、白术、苏叶各 20g。

　　功效:舒筋活血,疏通经络。

　　疗法:熏蒸床局部熏蒸。每次 40 分钟,每日 1 次。

　　3. 风寒感冒

　　组方:荆芥、防风、川芎、羌活、柴胡、薄荷、桂枝、枳壳、茯苓各 20g,生姜 30g。

　　功效:发汗解表,清热解毒。

　　疗法:全身熏蒸。每次 20 分钟,每日 1 次。

　　4. 疥疮

　　组方:旱烟叶、硫黄软膏。

　　功效:杀虫止痒。

　　疗法:硫黄软膏涂抹患处,点燃旱烟叶烟熏患处。每次 20 分钟,每日 1 次。

　　5. 细菌性阴道炎

　　组方:苦参、蒲公英、蛇床子、金银花各 30g,鱼腥草、黄柏、地肤子各 15g,大蒜 2 头。

　　功效:清热解毒,杀菌止痒。

　　疗法:局部熏蒸。每次 30 分钟,每日 1 次。

　　6. 伤口不愈

　　组方:黄柏、龙胆草、连翘各 30g,黄芪、当归、川芎各 20g,红花、赤芍各 15g。

　　功效:活血通络,清热燥湿,去腐生肌。

　　疗法:伤口局部熏蒸。每次 40 分钟,每日 1 次。

　　7. 肩周炎

　　组方:羌活、葛根、透骨草、防风、白芷、伸筋草、秦艽、杜仲、桂枝、续断各 20g。

　　功效:舒筋通络,祛风除湿。

　　疗法:局部熏蒸。每次 60 分钟,每日 1 次。

　　8. 晕厥

　　组方:白檀香、白术、沉香、乳香、丁香、青木香、诃子各 5g,冰片 1g。

　　功效:温经解郁,开窍化浊。

　　疗法:药条烟熏鼻部。清醒后即停止。3~5 分钟后未见效者,可改用其他急救方法。

　　9. 过敏性鼻炎

　　组方:藿香、辛夷、苍耳子、白术、黄芪、党参、当归、黄芩、野菊花各 20g。

　　功效:宣肺通窍,消肿清热。

　　疗法:鼻部熏蒸。每次 5~10 分钟,每日 1~2 次。

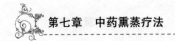

10. 慢性湿疹

组方:苦参、金银花、菊花、白芷、黄柏、地肤子、黄芩、蛇床子各 20g,大菖蒲 10g。

功效:清热解毒,燥湿止痒。

疗法:局部熏蒸。每次 60 分钟,每日 1 次。

11. 风寒头痛

组方:白芷、冰片各 3g。

功效:祛风解表,解毒止痛。

疗法:研末制药条,点燃后鼻部熏吸。每次 5 分钟,每日 1 次。

12. 皮炎瘙痒

组方:白鲜皮、大枫子各 30g,苍术、黄柏、苦参、防风、松香、鹤虱草、五倍子各 10g。

功效:祛风燥湿,解毒止痒。

疗法:研末制药条,点燃后烟熏患处。每次 20 分钟,每日 1~2 次。

13. 肺虚久咳

组方:款冬花、木鳖子、熟地各 10g。

功效:止咳下气,滋阴润肺。

疗法:研末制成药烟,点燃后抽吸。每次 3g,每日 2 次。

注意:如抽吸药烟后咳嗽加重,可适当减少吸入量或休息片刻,一般不要轻易中断治疗,治疗过程中要忌食酸、辣刺激食物。

附:烟熏疗法

烟熏疗法,简称烟熏法,是局部熏蒸法中的一种特殊的熏治疗法。烟熏疗法是用一定的药物燃烧后产生的烟气上熏患病部位,借助药力和热力达到灭菌、杀虫、止痛、止痒、消毒作用的一种独特的治疗方法。

一、熏法治病原理

1. 利用药烟的渗透性和皮肤的吸收功能,通过药力和热力联合作用于肌表,内传经络脏腑,达到祛邪扶正、疏通气机、调理脏腑以及杀菌、止痒、清热解毒的功效。

2. 含有药性的烟气刺激体表局部,使局部血管扩张,血流加快而改善周围组织的营养,达到消炎退肿的作用。

3. 药烟作用于局部,通过神经反射激发机体自身的调节作用,使机体产生某些抗体,从而提高机体免疫力。

二、熏法的分类

1. 药条熏法　药条制作与艾条制作相似,是将药物研成细末,加水使潮湿,然后用桑皮纸卷成圆柱状,晾干做成药条。为了易燃也可加入艾绒等助燃药物质。使用时点燃药条熏治患处。适用于范围较小的病变。艾条熏治灸也属于药条熏法。

2. 药烟熏法 将药物用纸卷制成香烟状,点燃后用口抽吸,使适量烟雾进入呼吸道的一种治疗方法。多用于治疗呼吸道疾病。

3. 器具熏法 将药物点燃后,放在特制器具中,利用烟雾熏治患处。如桶状器具适合于坐熏肛肠疾病、妇科疾病或各种会阴部病变;倒置漏斗状器具适合小面积病变的治疗。

三、烟熏疗法的作用

熏治疗法具有开窍救急、止咳化痰、杀虫止痒、活络除痛、透疹拔毒、醒脑提神等多种功效。临床应根据实际情况灵活掌握。

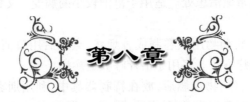

埋 线 疗 法

埋线疗法是根据针灸学理论与中药学和现代物理学相结合,用多种方法,将医用肠线、脐带线或药线、蛋白线、水解线等埋入人体的穴位内或组织里,通过它的刺激和被吸收过程,来调节经络脏腑气血功能,促使阴阳平衡,调动人体内在抗病能力,起到针刺疗法和组织疗法作用的一种治疗方法。所以说,埋线疗法是一种融多种疗法、多种效应于一体的复合性治疗方法。

随着现代科学的发展,传统肠线、蛋白线等已渐被淘汰,取而代之的最新材料高分子聚合 PGLA 线已应用临床。高分子聚合 PGLA 线的原料来源于玉米和甜菜,进入人体后能生物降解为水和二氧化碳。其特点是强度高、弹性适中、无毒性、柔韧性好,具有良好的生物相关性和生物可降解性。吸收周期为 60～75 天。

一、埋线疗法的治病原理

埋线疗法是针灸学与现代物理医学相结合的产物,它通过针具与异种蛋白在穴位产生的生理、物理作用和生物化学变化,将其刺激信息和能量通过经络传入体内,达到"疏其气血、令其条达"的治疗目的。其治病原理包括物理刺激效应和化学刺激效应。

(一)物理刺激效应

1. 穴位封闭效应 埋线开始的局部麻醉操作,其作用部位在皮肤的腧穴,实际上就是一种穴位封闭的方法,它可对穴位、神经及中枢产生一种综合作用。皮肤上的穴位通过经络与脏腑沟通、联系,局麻产生的抑制、刺激冲动,可起到调整脏腑、平衡阴阳、调和气血的作用。其操作过程有 3 个阶段的变化和效应:

(1)针尖刺入皮内产生的疼痛信号,一部分传到相应脊髓后角内,抑制了相同节段所支配的内脏器官的病理信号,并使相应内脏得到调整;另一部分通过脊髓后角上传大脑皮质,加强了中枢对病理刺激传入兴奋的干扰、抑制或替代,再通过神经-体液调节来调整脏腑,使疾病达到治愈的目的。

(2)麻醉药品注入机体后1~3分钟内,即可选择性阻断局部神经末梢及神经干冲动的传导,使患病部位对穴位及中枢神经产生的不良传导受阻,从而使神经系统获得休息和修复的机会,逐渐恢复正常功能活动。

(3)局麻后期,穴位局部组织器官活动能力增强,血管可轻度扩张,促进血液循环及淋巴回流,极大地提高了局部的新陈代谢能力,改善局部营养状况。这些变化产生的特殊刺激经过经络作用于相应患病部位,使其功能得到调整和进一步的改善。

2. 针刺效应

(1)通过针具对穴位的提插、摇摆、松解、剥离等手法的刺激,产生酸胀等针感,从而抑制病理信息。

(2)线体入穴后,缓慢、柔和、持久、良性地刺激穴位,可产生"长效针感效应",从而对人体不断发挥疏通经络、调和气血、协调脏腑、平衡阴阳、补虚泻实、扶正祛邪的作用,取得"深纳而久留之,以治顽疾"的效果,达到祛顽疗痼、防病治病的目的。

(3)现代研究证实,人体是一个多极化的磁场,有生物电现象。埋线时所用粗大的针具,传导容量较大,接触面广,相对多极,在机体中的大跨度对生物体的调整作用相应较大。

(4)针体对机体组织的破坏所产生的活性物质增加,可较好地起到镇静和调整功能的作用。

3. 埋针效应　"久远之疾,其气必深,针不深则隐伏,病不能及,留不久则固结之邪不能散也。"临床中,为了针刺得气或诱发循经感传,延长针效时间,同时为多次施行补泻手法创造条件,多采用留针之法。埋入的线体可代替针具在穴位内产生针刺效应,同时因为线体需要较长一段时间才能吸收,其对机体的慢性刺激也起到埋针作用。

4. 刺血效应　刺血疗法是用针具刺破络脉,放出少量血液以治疗疾病的一种方法。埋线操作时往往会刺破穴位处血络,致针眼有少量出血或渗血,有时瘀结皮下,这就产生了刺血效应。刺血对微血管的血色、流度、瘀点、流速等具有改变作用,并可缓解血管痉挛,改善微循环和局部组织缺血、缺氧状态,帮助机体组织恢复功能,调动和激发人体免疫功能。

埋线时,对一些实证有意让其出血,可明显加强疗效。如腰痛,配刺委中穴放血,可收到良好效果。

5. 割治效应　割治疗法是在一定部位或穴位上切开皮肤,摘除少量脂肪组织,并在切口内进行一定的机械刺激,用以治疗疾病的一种方法。埋线疗法中的切埋法、割埋法、扎埋法等均应用了割治的方法。这种疗法除摘除少量脂肪组织外,还用血管钳在穴位深层进行刺激,以产生较强的针感。

（二）化学刺激效应

1. 后续效应　埋线时,粗大的针具如穿刺针、埋线针、三角针、刀片、血管钳等,均对穴位局部组织给予了人为的不同程度的损伤。这种损伤不仅是利用机械刺激来产生得气感,而且在操作结束后,局部受损的组织细胞还可以释放出某些化学因子造成无菌性炎症反应,使穴位局部组织发生一系列生理变化,为损伤的修复创造条件。损伤信息通过神经传导,激发出体内特定的生化物质组合,从而产生一种特有的修复调整功能,并迅速通过体液循环在体内广泛分布。因此,患病部位的周围组织也同时被修复和调整,疾病得以治疗。这也是埋线疗法能够迅速缓解某些急性疾病症状的原因。它的特点是修复时间越长,积蓄的后续作用越持久,患病部位的调整和修复就越完善。

2. 组织疗法效应　组织疗法就是将一些异种组织埋入穴位,利用人体对其产生的排斥反应,对穴位产生生物化学刺激来治疗疾病的一种方法。线体作为一种异体蛋白埋入穴位后,逐渐与活体组织产生异体组织的生理、物理、化学反应,在软化、膨胀、分解、液化并吸收的过程中,体内肌肉合成代谢升高,分解代谢降低;肌蛋白、糖类合成增高,乳酸、肌酸分解降低,从而提高了肌肉、神经的营养代谢。埋线有如异体组织移植,可使人体产生变态反应,使淋巴细胞致敏,其细胞又配合体液中的抗体、巨噬细胞等反过来破坏、分解、液化生物蛋白线等线体,使之变成多肽、氨基酸、水、二氧化碳等,最后被吞噬吸收;同时产生多种淋巴因子,这些抗原刺激物对穴位产生生理、物理及生物化学刺激,使局部组织产生变态反应和无菌性炎症,乃至出现全身反应,从而对穴位局部产生刺激作用的同时,提高人体的应急能力,激发人体免疫功能,调节身体有关脏腑器官功能,使功能趋于平衡,疾病得到治愈。

总之,埋线疗法集多种刺激效应于一体,互相配合,相得益彰,形成一种复杂而持久、柔和的非特异性刺激冲动,共同发挥作用。

二、埋线疗法的作用

1. 协调脏腑,平衡阴阳　埋线的各种效应和刺激过程,形成一种复杂的刺激信息,通过经络的输入作用于机体,导致功能亢进者受到抑制,功能衰弱者产生兴奋,起到调整人体脏腑功能、纠正阴阳盛衰的作用,使之恢复相对平衡。

2. 疏通经络,调和气血　疼痛和经络闭塞、气血失调有关,"痛则不通,通则不痛"。埋线疗法有"制其神,令气易行"的作用,它能转移或抑制与疼痛有关的"神"的活动,使经气通畅而达镇静止痛的效果,故可疏通经络中壅滞的气血,使气滞血瘀的病理变化得以恢复正常。

3. 补虚泻实,扶正祛邪　埋线疗法兴奋的效应,对功能减退、免疫力低下者具有提高免疫功能、补虚扶正的作用。

三、埋线定位选穴方法

（一）神经定位

1. 脊髓节段与所支配的皮肤。

2. 脊髓节段与所支配的肌肉。如第 1 骶神经(S_1 神经)支配腓肠肌,当腓肠肌萎缩时,可在骶 1(S_1)节段周围定位埋线。

3. 脊髓节段与所支配的内脏。如第 4 颈神经(C_4 神经)支配膈肌,在颈 4(C_4)节段埋线可治疗顽固性呃逆。

（二）配穴方法

1. **按部配穴**　按腧穴的分布配穴。

(1)远近配穴:即把具有相同作用的远近不同腧穴相配。

(2)上下配穴:即腰部以上和以下腧穴相配。

(3)前后配穴:即俞募配穴。

(4)左右配穴:即左右同取或交叉配穴。

2. **按经配穴**　按经络的循行分布配穴。

(1)本经配穴:即同一经络的腧穴相配。

(2)表里经配穴:脏腑、经脉的阴阳表里配合,是原络配穴法的具体表现。

(3)同名经配穴:手足同名经的腧穴相配。

(4)子母经配穴:据"虚则补其母,实则泻其子",按疾病的虚实进行选经配穴。

3. **其他配穴方法**

(1)头针区埋线配穴:外关、血海、曲池、臂臑。

(2)足疗区埋线配穴:风市、承山、足三里、天枢、大横。

(3)掌骨全系埋线配穴:肱中,曲池。

四、埋线疗法的操作过程

（一）线体的准备

1. **选线**　线体是埋线疗法中的主要物质,所以说选线至关重要。细号线用于鼻丛沟、耳背降压沟;中号线用于头、面、颈及四肢;粗号线适用于躯干部的任脉、胃经、膀胱经等的穴位。老幼体弱者要选用相对细的线,年轻体壮者要选用相对的粗线。穴位浅表的埋线要选用较短的细线,深部肌肉埋线要选用较长的粗线。

2. **泡线**　将线从封闭的管中取出,在生理盐水中浸泡至发软,取所需的长度,一般 3~5cm 即可,再浸泡在 75%乙醇溶液中或 2%的碘伏溶液中 3~5 分钟即可使用。或者按说明书的规定操作使用。不可浸泡时间过长,以防线体变质出现断线现象;也不可用新洁尔灭浸泡,避免引起异常反应。

（二）埋线的方法

埋线方法是埋线疗法的主要手段,方法恰当与否,直接关系到疗效的好坏。常用埋线方法有:

1. 穴位埋线法 穴位埋线除指、趾、眼、耳等一些特殊部位外,凡能针刺的穴位,均可埋线,如百会、迎香、耳背降压沟、天突、长强、涌泉等。一次取穴要少,一般1~3穴即可,最多5~7穴;一般一穴只埋线一根。此法适用于针刺可以治疗、短时间内又不能治愈的疾病。

2. 一穴多线埋线法 即一个穴位用一个针眼进针,同时分别向多个方向或深层、浅层埋入多根线,或者一次埋入多根细线的埋线方法。此法适用于瘫痪病症、精神分裂症及其他顽固性疾病,也适用于需短时间加强刺激量、但又吸收不了粗线的病症或部位的埋线。

3. 痛点埋线 痛点埋线是在痛点周围进针,将线埋于痛点之皮下。适用于长期疼痛且部位固定的疾病。

（三）具体操作

1. 埋线针埋线操作 常规局部皮肤消毒,2%利多卡因溶液局部麻醉。取一段1cm左右长度的已消毒线体,套在埋线针前端缺口上,两端用血管钳夹住,右手持针,左手持钳,针尖缺口向下以15°~40°方向刺入,待针头完全埋于皮下,再进针0.5cm,随后松开止血钳将针退出,用无菌干棉球压迫针孔片刻,最后用无菌纱布包扎保护创口。

2. 穿刺针埋线操作 常规局部皮肤消毒,2%利多卡因溶液局部麻醉。取一段2cm左右长度的已消毒线体,放置在腰椎穿刺针管的前端,后接针芯。左手拇指与食指固定进针部位的皮肤,右手持针刺入皮肤到所需深度,出现针感后一边退针,一边用力向前推针芯,最后将线体填埋在穴位的皮下组织或肌层内。最后针孔处再次消毒,敷以无菌纱布固定。

3. 三角缝合针埋线操作 在距离穴位两侧1~2cm处,选择进针点和出针点并做标记。皮肤消毒,局部麻醉。用持针器夹带线体的三角缝合针,从进针点进针,穿过穴位下方的皮下组织或肌肉层,从对侧出针。然后提捏起两针眼之间的皮肤,紧贴针眼剪断两端线头,放松皮肤,轻轻揉按局部,使线体完全埋入皮下组织内,再次局部消毒,无菌纱布包扎3~5天。

4. 切开埋线操作 选定埋线部位,碘伏消毒,2%利多卡因溶液局部麻醉。用刀片尖端切开皮肤0.5cm左右,用蚊式止血钳探入穴位深处,经过浅筋膜达肌层探找酸感点按摩数秒,休息1~2分钟后,退出止血钳。用止血钳尖端夹持0.5~1cm长的4~5根线体再次顺原探找方向进入肌层,当达到预定深度把线体全部埋于肌层内时,缓慢松开止血钳,边按揉切口处皮肤边抽退止血钳,确保线体保留在原处。然后将切口用丝线缝合,无菌纱布包扎,5~7天后拆线。

埋线多选用肌肉比较丰满的部位或穴位,以腰部及腰部穴位最常用。选穴原则与针刺疗法相同,但选穴要精简,术前要注重沟通。

注意千万不能将线体埋入皮下过浅或埋在脂肪层中,避免脂肪液化或不易吸收引起感染。

五、埋线疗法的适应证

埋线疗法适用于各种慢性、顽固性疾病和多种疼痛病例。

1. 颈肩腰腿痛疾病,如颈椎病、肩周炎、腰椎间盘突出症、各类骨质增生症、肌肉劳损、痛风、退行性关节炎、风湿性关节炎、类风湿关节炎等。

2. 各种急慢性头痛、胃痛、哮喘、慢性支气管炎、胆囊炎、遗尿、癫痫等。

3. 面瘫、三叉神经痛、中风后遗症、小儿麻痹后遗症、脑性瘫痪等顽固性疾病。

六、埋线疗法的总规律

1. 埋线疗法是在针刺疗法基础上发展起来的,埋线治疗一次相当于针刺20~30次的治疗量,相当于将针刺中的进针、留针、行针、起针和疗程融为一体。

2. 埋线疗法的选穴要少而精,一般 1 次 1~3 穴,最多不超 5~7 穴。特殊情况也可多选更多穴位。

3. 埋线进针角度一般为 15°~45°,臀部可直刺。埋线深浅度在躯干部以不刺破内脏为原则。

4. 埋线间隔时间一般为 15~90 天 1 次,第 2 次能否在原穴上埋线是根据第一次埋线的吸收情况而定。

5. 对久治不愈的慢性病证要掌握好埋线的治疗时间,并要做好巩固治疗计划。

6. 提倡埋线疗法与其他中医疗法配合使用,充分显示和发挥长效针感疗法的应有治疗作用。

七、埋线疗法的反应

1. 正常反应 由于埋线损伤和线体的刺激,在 1~5 天内,埋线局部会出现红、肿、热、痛等无菌性炎症反应,少数病例反应较重,切口处可有少量渗出液,一般不需要处理。若渗出液较多且流出皮肤表面者,可将渗出液用碘伏棉球轻轻拭去,再用无菌纱布包扎。施术后患部皮肤温度会升高,一般持续 3~7 天。少数患者可有全身反应,即埋线后 4~24 小时内体温升高,一般为 38℃左右,局部无感染现象,持续 2~4 天后体温恢复正常。实验室检查,埋线后白细胞总数及中性多形粒细胞计数有增高现象,应注意观察。

2. 异常反应

(1)感染:少数患者因治疗中无菌操作不严或伤口保护不好,可造成感染。

一般施术后 3~4 天出现局部红肿,疼痛加剧,并可伴有发热,应予局部热敷或抗感染处理。

(2)过敏:个别患者对线体过敏,治疗后局部出现红肿、瘙痒、发热等反应,甚至埋线处脂肪液化,线体溢出。轻症适当做抗过敏处理即可,重症患者需立即终止治疗,拔除线体后,再给予抗过敏等对症治疗。

(3)神经损伤:如损伤了感觉神经,会出现神经分布区皮肤感觉障碍;运动神经损伤,会出现神经支配的肌肉群瘫痪;如损伤坐骨神经、腓神经,会引起足下垂和踇趾不能背屈,一旦发现此种现象,应及时取出线体中止治疗,并给予适当对症处理。

(4)晕针:晕针是指在埋线治疗的过程中,患者出现的晕厥现象。多因患者体质虚弱,或精神过度紧张,或过饥、过饱、过累、大汗、出血、严重腹泻、体位不当,或医生手法过重、刺激量过大等原因引起。

晕针表现为患者在治疗过程中,突然出现头晕、视力模糊、眼前发黑、耳鸣、面色苍白、心慌气短、恶心呕吐、胸闷,重则全身发冷、甚至昏迷、唇舌青紫、二便失禁、血压下降,呼吸表浅。

一旦发现晕针现象,应立即停止治疗,使患者平卧,采取头低脚高位,同时注意保暖并给予温开水饮用,必要时配合针刺人中、内关、涌泉、足三里等穴,或艾灸百会穴,或配合其他急救措施。

临床实际应用中,要重视晕针的预防。治疗前要积极与患者解释沟通,消除紧张情绪或心理,争取患者的积极配合。体位应舒适,环境要清洁、安静、温度适宜。过饥、过饱、过劳等情况下暂不予埋线治疗。治疗过程中手法要轻重适宜,操作熟练,并随时与患者交流沟通,注意观察患者的变化。

八、埋线疗法的禁忌证

1. 5 岁以下的儿童一般不做埋线。

2. 精神紧张、过劳、饭前 30 分钟及饭后 30 分钟内一般不做埋线,以免发生晕针。

3. 肺结核活动期、骨结核、严重心脏病或妊娠期等均不宜采用埋线疗法。

4. 不宜在皮肤破损、感染或溃疡处埋线,以免引起感染。

5. 关节腔内不宜埋线。

6. 瘢痕体质者及有出血倾向的患者不宜埋线。

7. 头、眼部血管丰富,易出血,一般不宜做埋线治疗。胸背部埋线应小心谨慎,不宜过深,以防刺伤肺脏,引起气胸。督脉部穴位埋线,以不过脊髓硬膜为度,防止意外发生。

九、埋线疗法的注意事项

1. 严格无菌消毒,防止感染。

2. 穴位埋线,针刺一定要达到穴位的适宜深度,才能取得较好的疗效。线体不要埋在脂肪组织内,以免脂肪液化不吸收。埋线位置最好在皮下组织与肌肉之间,肌肉丰满的部位可埋入肌层,线头进入皮下 0.5cm 以上为宜,肥胖患者埋线相应要深一点。

3. 埋线时,如发现线体露出皮肤外,一定要拔出换线重新植入,以免感染。如局部出现红肿热痛症状,说明有感染,轻者热敷理疗促使其自然吸收即可。一旦针眼溢脓,不管埋线时间长短或有无炎症反应,均应立即抽出线体,并做创口清洁换药及抗感染处理。

4. 根据埋线部位的不同,掌握埋线的深度,以免伤及内脏、大血管或神经干,造成功能障碍和疼痛。埋线时,要根据解剖部位尽量离神经远一点,如太近,在线体液化吸收过程中对神经刺激太大,会使患者感觉不适,有时可出现传导痛,影响患者的正常生活。在胸背部埋线时,应注意针刺的角度及深度,不可伤及内脏、脊髓。在做面部及肢体穴位等部位的埋线时,千万不可伤及血管和神经,更要严格消毒,以防感染形成瘢痕影响美容或造成功能障碍和疼痛。

5. 在一个穴位做多次治疗时,应偏离前次治疗的部位。头面部血管丰富,埋线时一定要缓慢进针、出针,出针后要用无菌干棉球压迫针眼片刻,以防出血过多。埋线后针眼处要用无菌敷料包扎,避免着水,应减少活动、冷热适宜以免出汗引起感染。

6. 女性在经期、孕期不埋线,对于月经量少或处于月经后期的患者视情况酌情考虑是否埋线治疗。

7. 埋线操作中,医生必须精通理论、熟悉解剖部位和操作规则,严格掌握进针方向、深度、刺激强度,以防发生气胸或其他意外。

8. 若埋线后,患者出现局部疼痛、全身瘙痒、高热不退、皮肤感觉和肌肉运动失常等异常反应,应积极寻找原因,对症处理。如为过敏,则应抽出线体并做抗过敏治疗,需再埋线时,可于治疗前 3 天开始连续口服抗过敏药,或者治疗时加用抗过敏穴位如曲池、血海、血郄穴等,或者更换应用高分子聚合 PGLA 线等无过敏线体。如为神经损伤引起的局部感觉、运动功能障碍,则应立即抽出线体,给予针刺、理疗、营养神经等对症治疗。

9. 埋线后要让患者休息留观半小时。埋线期间,宜避风寒、调情志,饮食清淡,忌烟酒、海鲜及辛辣刺激性食物。

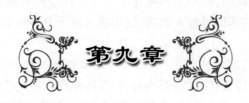

中药灌肠疗法

中药灌肠又称中药保留灌肠或肛肠纳药法,是将中药的煎剂或掺入中药散剂的药液,自肛门灌入直肠或结肠,并使药液保留在肠道内,通过肠黏膜的吸收,达到清热解毒、软坚散结、泄浊排毒、活血化瘀等作用,最终治疗疾病的一种中药外用方法。

一、中药灌肠的适应证

1. 适用于慢性疾病所致的腹痛、腹泻、便秘、发热、带下等病症。

2. 用于高热等病症的退热、镇静、催眠。

3. 控制如结肠炎、直肠周围脓肿、肠道易激综合征等引起的肠道感染。

4. 控制慢性炎症的临床症状,如慢性盆腔炎、慢性前列腺炎等。

5. 降低血液中的含氮物质,治疗氮质血症等。

二、中药灌肠的操作方法

灌肠治疗时间选择睡前操作为宜。

1. 中药药液准备

(1)若只进行中药保留灌肠治疗,其中药药液煎煮操作为:加水超过中药药面3~5cm后先浸泡25分钟左右,然后大火烧开,小火煎煮30分钟,将药液倒入容器中。药渣中再加水平药面,大火烧开,小火煎煮30分钟,倒入同一容器中,作为灌肠用药液备用。两次煎煮后的药液总量以150ml为宜,不超200ml。药液太多,在患者肠道内保留时间缩短,又增加患者痛苦,影响疗效。

(2)有时中药保留灌肠治疗与中药口服治疗可同时进行。临床上一般灌肠的中药与口服的中药为同一个处方,头煎口服,二煎灌肠。二煎尽量浓煎,使药液浓缩到100ml左右。

灌肠用药液的温度应保持在39~41℃左右。

2. 物品的准备 小号肛管、止血钳、一次性灌肠袋、温度计、纱布、少量温开水、卫生纸、100ml注射器、手套、橡胶单、液状石蜡、便盆、输液架、小枕头、棉签等。

3. 患者的准备　排空二便,取侧卧位,背侧向外,双膝屈曲,将臀部移至床边,然后下方腿伸直,上方腿屈曲,充分暴露肛门。

4. 具体操作

(1)臀部下方垫小枕头以抬高臀部,然后铺橡胶单。

(2)用温度计测试药液温度,使控制在39~41℃;并用液状石蜡润滑肛门。

(3)选择灌肠方法

1)直肠注入法:注射器抽取药液并与肛管连接,排气后止血钳夹紧肛管,液状石蜡润滑肛管前端,嘱患者张口呼吸,减小腹压,使肛门括约肌尽量松弛,将肛管轻轻插入肛门,前进深度约20~25cm。松开止血钳,缓缓推注药液,药液推注时间应控制在每100ml药液为15分钟左右。药液注完后,再吸取5~10ml温开水注入,止血钳夹住肛管,轻轻拔出。

2)直肠滴注法:将药液倒入一次性灌肠袋中,挂在输液架上,药袋高度距肛门30~40cm,排尽空气,关闭调节器。液状石蜡润滑肛管前端,嘱患者张口呼吸,减小腹压,使肛门括约肌尽量松弛,将肛管轻轻插入肛门,前进深度约20~25cm。打开调节器,控制滴数在100滴/分钟左右。待药液滴完后,关闭调节器,轻轻拔出肛管。

(4)用卫生纸轻轻擦拭肛门。协助患者取舒适体位,嘱尽量进入睡眠状态,以延长药液保留时间。保留时间不得少于1小时,保留一晚上效果最佳。

三、中药灌肠的注意事项

1. 操作前先了解病人的病变部位,掌握灌肠的体位和肛管插入的深度,一般视病情灵活掌握。如慢性痢疾,病变多在直肠和乙状结肠,宜采取左侧卧位,插入深度以15~20cm为宜;溃疡性结肠炎,病变多在乙状结肠或降结肠,宜采取左侧卧位,插入深度以18~25cm为宜;阿米巴痢疾,病变多在回盲部,应采取右侧卧位,可适当增加插入深度。

2. 术前应向患者及家属宣讲中药保留灌肠的注意事项及重要性,以取得患者及家属的配合。

3. 为减轻对肛门的刺激,宜选用小号肛管,药液压力宜低,药量宜少。为促进药液的吸收,插入深度不能太浅,操作前须排空二便。

4. 一般药液用量应控制在150ml左右,不可超过200ml。小剂量药液灌肠时,应加倍稀释,以增加吸收率。初次灌肠,药液量不可过多,待适应后再逐渐加量。

5. 慢性肠道疾病患者应在晚间睡眠前灌肠。灌肠后应减少活动,使药液的保留时间越长越好,以便药液充分吸收。

6. 灌肠药液应温度适宜。一般控制在39~41℃,也可根据药性、季节、患者年龄做适当调整。清热解毒类药液温度宜偏低,以 20～25℃ 为宜;清热利湿类药液温度则应稍低于体温,以 30℃ 左右为宜;补气温阳、温中散寒类药液温度以 39～41℃ 为宜;老年人药液温度宜偏高,年轻体壮者药液温度宜偏低;冬季药温宜偏高,夏季可偏低。药液温度过低,可使肠蠕动加强,腹痛加剧;药温过高,易致肠黏膜烫伤或肠管扩张。过高或过低均可使患者产生强烈便意,致药液在肠道内保留时间缩短,吸收减少,影响疗效。

7. 灌肠过程中推注或滴注药液的速度要缓慢,时间控制在 15～20 分钟。具体操作应根据患者病情、施术中的反应、药液温度等情况,灵活调整灌肠速度,使患者尽可能适应,使药液保留时间达到最长,争取取得最佳效果。

8. 肛门、直肠、结肠等手术后或大便失禁的患者,尽量不用保留灌肠。

四、中药灌肠的临床应用

1. 老年性慢性便秘

组方:枳壳、当归各 30g,肉桂 6g。

方法:加水 300ml,煎汁 100ml,保留灌肠。每 2 日 1 次。

2. 慢性盆腔炎

组方:败酱草、蒲公英各 30g,黄柏 20g,莪术 15g,赤芍、土茯苓、三棱、麦冬各 10g。

方法:水煎,浓缩至 50ml,高位保留灌肠。每日 1 次。

3. 慢性结肠炎

组方:黄芩、马齿苋各 20g,黄芪、茯苓、白术、桃仁、当归、厚朴、三棱各 10g。

方法:水煎,浓缩至 100ml,保留灌肠。每日 1 次。

4. 小儿高热

组方:石膏 15g,麦冬、知母、竹茹各 6g,甘草 3g。

方法:水煎,浓缩至 50ml 左右灌肠。未见效者,可改用其他退热方法。

5. 慢性前列腺炎

组方:滑石、黄柏各 20g,连翘、川楝子、车前子、山栀、萹蓄、金钱草、生地、瞿麦各 10g。

方法:水煎,浓缩至 70ml 左右灌肠。每日 1 次。

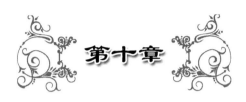

熨敷疗法

熨敷疗法是用药物或其他物品冷敷或加热热熨、热敷患处,借助药理作用或温度等物理作用,达到温经通络、活血行气、散热止痛、祛瘀消肿等功效,用以治疗疾病的一种操作技术。

临床上,将熨敷疗法分为热熨(即干热敷)、温热敷和冷敷 3 种。

热 熨 术

热熨术是利用加热的导热物质热熨患者特定部位,借助药性和温热作用来治疗疾病的一种操作技术。

一、热熨原理

1. 局部刺激作用　热熨法通过药物和温热对局部组织的刺激,使局部血管扩张、血流加快而改善周围组织的营养和代谢,从而使症状缓解。

2. 免疫调节作用　药性和温热作用刺激腧穴,通过神经反射激发机体的调节作用,使机体产生某些抗体,从而提高机体的免疫力。

3. 调节经络作用　药物和温度作用于机体,可将刺激和药性透入经络,通过对机体经络的调节,达到补虚泻实,促进阴阳平衡,最终起到温经通络、行气活血、祛湿散寒、清热止血、消肿止痛的功效。

4. 药物治疗作用　药性借温热之力,从表达里,透过皮毛腠理,充分渗透、吸收并循环运行,内达脏腑,从而发挥较强的药理作用,起到疏通经络、活血化瘀、温中散寒、通利气机、解痉止痛、排毒生肌等功效。

二、热熨术的分类

(一) 根据所用材料的不同,将热熨法分为药熨法、热水熨、沙土熨、电熨法等。

1. 药熨法　药熨法是将中药加热后装入特制袋中,放置在患者穴位上或病变局部,固定或移动热敷患处,借助温热之力使药物经体表渗透、吸收,透入经络、血脉,发挥药理作用,从而起到温经通络、活血化瘀、祛风除湿、行气消肿、散寒止痛的功效,最终达到治疗疾病目的的一种操作方法。

(1)药熨法根据所用药品的不同,又分为盐熨法、麸熨法、生姜熨法、吴茱萸熨法等。

1)盐熨法:取大青盐500~1000g放锅中,急火炒至极热,将其分装在两个熨袋中,闭紧袋口,将其中一个置患者病变部位热敷30~60分钟,温度降低后,换置另一包。或用50~100ml陈醋加盐中同炒后装入熨袋中热敷;也可加葱末500g与盐同炒后热熨。

盐熨法适用于寒湿痹证、瘀血阻络之各种痛症,脾胃虚寒之泄泻、呕吐、呃逆、便秘、癃闭,风寒感冒之头身疼痛等。

2)麦麸熨:取麦麸500~1000g,炒热装入熨袋中敷于胃脘部,熨烫30~60分钟,温度降低后,换置另一包。也可在装包前2~3分钟,加入苍术、木香各50g,乳香、没药各25g共炒,同时加一些水,使产生热气以充分发挥药力,装包后热敷,疗效会更好。

麦麸熨适用于寒邪、食滞所致的脘腹痞满疼痛及呕吐、腹泻、呃逆等。

3)生姜熨法:取生姜500g,捣烂装熨袋中敷于患处,上置热水袋熨烫1~2小时。适用于心胸痞满、胃气虚寒、痰饮积滞、消化不良、癃闭、呕吐腹泻、寒湿痹痛等。

4)吴茱萸熨法:取吴茱萸60g研末,与大青盐60g同炒,装袋后热熨脐部,温度降低后可上置热水袋续熨,熨1~2小时。适用于吐泻腹痛、疝气癥瘕等。

5)艾葱熨法:取艾叶、鲜葱各500g,捣烂炒热装袋熨敷患处。也可直接装袋置患处,上置热水袋熨敷。适用于子宫寒冷、白带增多、风寒痹痛等。

6)菊花熨法:取野菊花500g装袋蒸热后,熨敷胸背四肢。适用于头昏眩晕、风疹瘙痒、胁痛腹胀等。

7)蚕沙熨法:取蚕沙、大青盐各250g炒热,装袋后熨腰背、胸腹、四肢。适用于遍体风疹、皮肤瘙痒、吐泻腹痛等。

也可取蚕沙500g,黄酒200ml搅拌均匀后分装在两个熨袋中,蒸热后轮替熨敷患处或四肢关节。此法活血止痛,对风湿性关节疼痛疗效显著。

8)蚯蚓熨法:取鲜荆芥500g、鲜曼陀罗20g、蚯蚓20条,共捣烂,敷于第1~7胸椎上,外覆纱布,热水袋熨30分钟。适用于气管炎、哮喘等。

9)酒熨法:患者平卧位,患处铺毛巾,将酒均匀地洒在毛巾上,点燃后有热感即熄灭,上置热水袋往返热熨30分钟。适用于气滞型胸腹胀满、各种痹证等。用酒伴炒药物后热熨患处或穴位,也可以称酒熨法。

(2)根据所用药物的剂型不同,将药熨法分为药散熨法、药饼熨法和药膏熨法。

1)药散熨法:将选定的药物研成粗末,鲜品捣烂。放入锅内文火煸炒加热后取出,装入熨袋置于患处熨烫局部。或先装入熨袋,旺火蒸气加热后取出,趁热将药包放在治疗部位上熨烫,或将药物研成细末,装入药袋或直接将药末撒于穴位或患处,用热水袋或炒热的盐、沙、麦麸等加热体热熨。

2)药饼熨法:将药研为细末,根据病情选取水、酒、醋等制成大小厚薄不等的药饼,放于治疗部位,其上覆以纱布,用热水袋或将盐、沙、麦麸等炒热装袋后置于药饼上面热熨。

3)药膏熨法:将药物研成细末,加入饴糖、黄蜡等赋形剂调成厚薄适度的药膏,于火上烘热,趁热贴于治疗部位。或将药膏涂于治疗部位,再以热水袋或炒热的盐、沙、麦麸等装袋后置于上面进行烫熨。

药熨法在临床中最常用。所用药物可以是治疗该病的内服药,也可以利用服剩的药渣,还可以根据中医辨证单独为所患疾病进行药熨治疗组方。

药熨所用药物一般多选用气味辛香的雄烈之品,这是充分利用了其加热后较易透入皮肤而快速发挥温热和药物双重作用的特性。

2. 热水熨法　热水熨法是用盛热水的热水袋直接在穴位或患处,或在已敷药物的部位,或熨袋上进行熨烫的方法。一般熨烫 30~60 分钟。适用于寒湿痹证。

3. 沙土熨　取干净细沙、黄土或灶心土 500~1000g,入锅炒热,装入熨袋,封闭袋口,即可进行熨烫,一般熨烫 30~60 分钟。多用于风寒湿痹、关节疼痛、胃痛、腹痛、四肢厥逆等。

4. 电熨法　常用于治疗过敏性鼻炎等局部病症,是将电熨器通电加热后,把电熨头置于鼻腔局部进行熨烙。每次 2~3 分钟即可。

(二)热熨法按操作方式的不同又分为

1. 直接熨　直接熨是将已加热的物体或药物直接放置穴位或患处进行熨烫。如盐熨、生姜熨等。

2. 间接熨　间接熨是先将药物置于穴位或患处,再用加热体放置在药物上面进行熨烫的一种方法。如部分药熨法。

(三)根据加热方式的不同,将热熨法分为

1. 炒熨法　以熨袋装入炒热的药物对患处进行熨敷,即为炒熨法。具体操作是先将配制好的药物打碎后炒热,在翻炒的过程中,可以根据病情酌加酒、醋等辅料。炒热后以熨袋装入适量熨剂,趁热直接熨烫患处或有关的治疗部位,如腧穴、经脉循行处等。待其温度降低,再换袋续熨。一般可反复熨敷多次,每次持续 20~40 分钟,或根据病情适当延长熨敷时间。

2. 蒸煮熨法　蒸煮熨法是将预先配制好的药袋投入药锅内或置于笼架上,蒸煮加热后热熨治疗部位。熨敷方法和时间与炒熨法相同。

3. 贴熨法　贴熨法是将配置好的药膏置于火上略加烘烤,趁热敷贴患处,或将药膏涂敷于治疗部位后,以熨斗等加热器具熨烫。

4. 熨斗熨法　熨斗熨法是先把药袋、药饼、药膏等熨剂置于患处或治疗部位,其上覆以纱布,再用熨斗或热水袋等热熨器具置于熨剂上加热进行烫熨。温度以患者能忍受又不至于灼伤皮肤为宜。

5. 化学熨法　化学熨法是利用化学反应产生的热量进行热熨的方法。例如将熨药与铁末拌匀装入熨袋。使用时加入适量陈醋,然后搓揉熨袋,利用铁末与醋酸反应产生的热量使熨袋发热,再将熨袋置于治疗部位进行熨敷。

三、热熨法的操作程序

临床上热熨法以药熨最为常用。以药熨为例,操作如下:

1. 熨药的配制　根据患者病情辨证论治,选择合适的药物配制成剂,与中药内服的配伍原则基本相同。因药熨属于外治方法,需通过皮肤吸收才产生治疗效应,所以一般情况下,熨药大多选择气味辛香、雄烈之品为主配制。药物品种宜少而精。

2. 熨药加热　根据药熨方法和实际情况选择加热方式。炒熨法最好用铁锅加热,竹铲翻炒。当加热至温度为60~70℃时,即可装袋备用。治疗过程中需要再次加热时,也可选用微波炉加热。

3. 患者体位　以持久、舒适为原则。头面、胸腹部位的治疗,可选用仰卧位,腰背宜取俯卧位,肩胁多取侧卧位,四肢部取坐位或卧位均可。

4. 实施药熨　治疗局部的皮肤涂擦少量凡士林,将药熨袋放在施治部位用力来回往返推熨,力量要均匀。开始时速度要快,用力要轻,随药袋温度的降低,可适当加大用力,减慢速度。药袋温度过低时,可更换药袋续熨。药熨时间一般为30分钟。

实际操作中,要根据患者病情、体质和热熨方法灵活掌握,以患者能耐受且无伤害、尽可能多地吸收药物为目的。

四、热熨的适应证

热熨适用于各种风寒湿痹证引起的关节冷痛、麻木、沉重、酸胀、痉挛和僵硬等病变,风寒感冒之头痛、身痛、咳喘,跌打损伤等引起的局部瘀血、肿痛,小便不利引起的癃闭,外伤所致的腰背扭伤,脾胃虚寒所致的胃脘疼痛、腹冷泄泻、呕吐,也可用于痞气、食滞、痰核等证的治疗,各种厥证的急救以及下焦虚冷、元阳衰惫之证。

五、热熨的禁忌证

1. 出血性疾病、身体大血管处禁用热熨法。

2. 孕妇腹部、腰骶部,腹部性质不明的包块,病因不明者、意识不清者禁用熨敷疗法。

3. 心、脑、肾重要脏器疾病的患者,有过敏史的患者慎用。

4. 热性病、高热者禁用热熨法。

六、热熨法的注意事项

1. 治疗前嘱患者排空二便。

2. 治疗时要注意保暖、避风、避寒,清淡饮食。

3. 熨药温度要保持恒定、适宜。热熨法的温度一般保持在 50~60℃ ,不宜超过 70℃ 。年老、体弱、儿童及感觉障碍者,药熨温度不宜超 50℃ 。

4. 药熨过程中,要观察局部皮肤颜色变化等情况,并随时与患者交流、沟通,询问感觉,防止烫伤等二次伤害。一旦出现异常情况应及时处理。

5. 过饥、过饱、过劳、醉酒等情况,暂不宜施术。

湿 热 敷

湿热敷疗法是将中药煎汤或用其他溶媒浸泡,根据治疗需要选择常温或加热,将用中药浸泡过的敷料敷于患处,通过疏通气机来调节气血、平衡阴阳,达到清热解毒、温热肌肤、舒筋通络、解表散寒、调和脏腑、消肿止痛、活血化瘀等功效,用以治疗疾病的一种操作技术。

一、湿热敷的治病原理

中药湿热敷法是药物借助温湿之力透过皮肤,通过经络血脉信息传递,并利用不同药物的性味作用,由经脉入脏腑,输布全身,直达病所。通过适宜温度刺激,使局部血管扩张,促进血液循环,增加局部药物的强度,改善周围组织的营养,从而起到活血化瘀、运行气血、清营凉血、消肿止痛、去腐生肌的功效。

二、湿热敷的适应证

中药湿热敷适用于各种闭合性软组织损伤,各种痛症如颈肩腰腿痛、关节炎等,各种疾病后遗症所致的肢体功能障碍等。

三、湿热敷的操作方法

直接将中药浸泡后煎煮,或者将药物装袋后浸泡、煎煮。然后先用药液蒸气熏蒸患处,待药液温度下降至约 40~50℃ 时,用敷料蘸取药液敷于患处,或者直接将药袋敷于患处。

操作过程中要及时更换敷料或频淋药液于敷料上,以保持温度和湿度,并随时观察患者皮肤反应,询问患者的感觉。每次治疗时间为 20~30 分钟,每日 1~2 次。

四、湿热敷的注意事项

1. 湿敷液应现配现用,并注意温度的掌握,防止烫伤。尤其是糖尿病患者和皮肤感觉障碍的患者,因皮肤感觉异常,耐受性差,更应重视烫伤的预防。这类患者应用湿热敷治疗时,要适当降低药液温度。

2. 湿敷液所用中药一般用量大,药物毒性相对也有所增加,所以要特别注意不可误服。

3. 皮肤破损、开放性损伤、皮肤急性传染病等病症,不宜采用湿热敷疗法。

4. 治疗过程中要随时观察患者局部皮肤的反应,如出现水疱、痒痛或破溃等情况时,要立即停止治疗,对症处理。

5. 过饥、过饱、过度疲劳、醉酒等情况,暂不宜进行湿热敷治疗。

6. 有药物过敏史者、意识障碍者慎用。

冷 敷 法

冷敷法是用低温的药物或物体冷敷患处或体表选定部位,通过低温和药性作用,达到散热降温、防止肿胀、止血止痛目的的一种治疗方法。

一、冷敷法的治病原理

1. 通过冷敷药液中所含水分及天然药物清凉成分的汽化带走热量,起到降温效果。

2. 药物成分与皮肤内所含水分结合,通过水合作用,可以使药物成分迅速穿透脂肪层,渗透到皮下组织,直达病灶部位作用于患处。

3. 冷敷可使局部毛细血管收缩,减轻局部充血,减少出血量而达到止血效果,可使神经末梢的敏感性降低而减轻疼痛,可减少局部血流,防止炎症的扩散和促进脓肿的局限。局部血流减少,还可降低组织的耗氧量,减慢组织的代谢,从而避免组织功能进一步受损。可将体内的热量传导发散,增加散热,降低体温。

因此说,冷敷具有止血止痛、消炎降温、防止肿胀等功效。

二、冷敷法的适应证

1. 冷敷法适用于早期局部软组织闭合性损伤的肿胀预防和止痛。

2. 高热患者及中暑患者的解热降温。

3. 痛风性关节炎急性期、静脉炎局部肿痛、牙痛等疾病的止痛。

4. 需要冷敷来减少脑组织耗氧量从而保护脑功能的脑部疾病和外伤出血的止血等。

三、冷敷的种类

1. 冷水袋敷法 将5~6℃的冷水袋敷于患处体表的冷敷法。

2. 中药汤剂敷法 将8~15℃的中药汤剂用敷料蘸取外敷患处的方法。约5分钟更换操作1次,以保持低温。

3. 中药散剂敷法　将中药散剂敷于患处,范围要超出病变部位周边 1~2cm,其上用干敷料覆盖,将冰敷袋置于敷料上保持低温进行冷敷。

4. 中药糊剂敷法　中药散剂加适量溶媒制成糊剂,涂于患处,涂抹面积的大小以周边超出病变部位 1~2cm 为宜,然后用干敷料覆盖,再将冰敷袋置于敷料上保持低温进行冷敷。

5. 中药酊剂敷法　将中药酊剂喷涂于患处,喷涂范围要超出病变部位周边 1~2cm。喷涂 2~3 遍后,用干敷料覆盖,将冰敷袋置于敷料上保持低温进行冷敷。

6. 膏贴冷敷法　将中药粉剂均匀地撒在有凉性物理介质的膏贴上,敷于患处。膏贴面积的大小以周边超出病变部位 1~2cm 为宜。一般保留膏贴的时间不低于 1 小时。

四、冷敷法的操作方法

1. 冷敷疗法治疗时,患者应先取舒适体位,暴露冷敷部位,然后清洁局部皮肤。

2. 将预先准备好的冷敷用具放置在患处,每次冷敷大约 20 分钟。如果使用冷水袋等用具,需 5 分钟左右更换 1 次,以保证冷敷效果,并适当延长冷敷时间至 30 分钟。

3. 冷敷结束后,用干毛巾清洁皮肤。

五、冷敷法的禁忌证

1. 外伤处已出现红肿热痛、炎症后期、局部有水肿时,不能再做冷敷治疗。

2. 患者在劳累后感到疲乏时,不做冷敷治疗。

3. 禁止在心前区做冷敷,以避免冠状动脉痉挛而发生危险。

4. 眼疾患者,角膜有炎症时,不做冷敷,以防加重病情。

六、冷敷法的注意事项

1. 阴寒证、皮肤感觉功能障碍的患者,不宜冷敷。

2. 一般冷敷不在肢体的末端进行,以免引起循环障碍,发生组织缺血缺氧。

3. 冷敷时,随时询问患者的感觉,观察患处皮肤的颜色变化,尤其是创伤靠近关节、皮下脂肪少的患者,应注意观察患肢末梢的血运。如果患者感到不适或疼痛、皮肤苍白或青紫,应立即停止冷敷,以防发生冻伤等二次伤害。

4. 每次冷敷时间不宜过长,一般以 20 分钟为宜,最长不超 30 分钟。如遇特殊情况需要长时间冷敷时,应当每冷敷 20 分钟停敷 1 小时,然后再进行下一轮的操作。

5. 冷敷法的温度一般不得低于 0℃。冰袋用于冷敷时,不可与皮肤直接接触,中间应隔置毛巾或干敷料,以防冻伤。

6. 创口处及眼部冷敷,冷敷用具一定要严格消毒,防止交叉感染。

7. 对幼儿、年老、体弱患者,皮肤感觉减退的患者,要谨慎操作。

8. 注意冷敷以外部位的保暖,并要保护患者隐私。

熨敷疗法的临床应用举例

1. 创伤出血、肿胀

组方:小蓟 15g,地榆、白及、三七各 10g。

操作:无菌敷料覆盖患处。上述药物研末加水制糊,涂于敷料上,上置冰袋冷敷患处 30 分钟。

2. 急性痛风疼痛期

组方:蚕沙 200g,车前子、金钱草、防己、薏苡仁各 20g。

操作:上述药物研末制糊,用中药糊剂冷敷法,外敷患处 60 分钟。

3. 产后恶露

组方:艾叶 100g,益母草 30g,当归 20g,黄芪 15g,王不留行、白术各 10g。

操作:炒熨法,下腹部热熨 30 分钟。

4. 宫寒性痛经

组方 1:大青盐 500g,红花、莪术、香附各 20g。

组方 2:大青盐 200g,干姜、艾叶各 50g,红花 20g。

操作:先根据病情选方配药。然后将药物共研为末,加黄酒适量,用炒熨法,热熨下腹部,每次 30 分钟,每日 2 次。

5. 癃闭

组方:鲜姜、鲜葱白带须各 200g。

操作:共捣烂如泥,敷于下腹部,上覆纱布,热水袋热熨 20 分钟。

6. 风湿性关节炎

组方:蚕沙 300g,秦艽、羌活、延胡索、防己、天麻、茯苓各 20g,黄酒少许。

操作:炒熨法。翻炒后期加黄酒拌炒,炒热后装袋热熨患处,每次 1 小时,10 次为 1 个疗程。

7. 寒邪胃痛

组方:生姜 200g,吴茱萸 50g,香附 20g,肉桂 10g。

操作:炒熨法,热熨胃脘部与脐部半小时。

8. 脾虚泄泻

组方:大青盐 500g,陈皮 30g,扁豆、白术、木香各 20g,附子 15g,醋适量。

操作:炒熨法。可加醋同炒,热敷腹部 60 分钟。

9. 呃逆

组方:麦麸 100g,陈皮、枳壳、木香各 30g,升麻 20g,陈醋 100ml。

操作:加醋炒热,热敷上腹部 60 分钟。

10. 荨麻疹

组方:野菊花 200g,防风、苍术、荆芥、白术、当归、川芎各 20g。

操作:装袋蒸熨法,热敷患处及背部 60 分钟。

11. 腰扭伤

组方:桑枝 30g(先煎),秦艽 15g,当归、赤芍、续断各 12g,枳壳、延胡索、厚朴各 10g,木香 5g(后下)。

操作:水煎,湿热敷,半小时。

12. 肩周炎

组方:桂枝、威灵仙、防风、五加皮各 15g,荆芥、没药各 10g,细辛 5g。

操作:水煎湿热敷,每次 1 小时,每日 1 次,10 日为 1 个疗程。

13. 腰椎间盘突出症

组方:川芎 20g,马钱子、三七、白芷、威灵仙、红花各 10g,细辛 5g。

操作:水煎,湿热敷 30~60 分钟,每日 1 次,10 日为 1 个疗程。

14. 颈椎病

组方:红花、川芎、乳香、没药、赤芍、当归、威灵仙、荆芥、续断、秦艽各 20g,黄酒 100ml。

操作:翻炒后期加黄酒拌炒,热熨,每次 30 分钟,每日 2 次。

15. 耳鸣、耳聋

组方:红花、川芎、乳香、黄芪、丹皮、香附、白术、天麻、茯苓、三七各 10g。

操作:湿热敷耳部、耳周、耳下颈部。每次 20 分钟,每日 2 次。

16. 风寒型关节痛

组方:大青盐 500g,鲜茴香、鲜葱白带胡各 200g。

操作:茴香、葱捣为末,大青盐文火炒热,混合拌匀,热敷患处。每次 30 分钟,每日 1 次。

17. 小儿遗尿

组方:鲜葱带胡 5~6 根,蜂蜜若干。

操作:葱捣为泥,与蜂蜜调和,敷于下腹部,上覆塑料布,热水带熨敷 1~3 小时。隔日 1 次,4~6 次即愈。

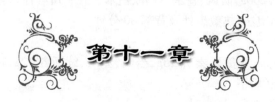

中药洗浴疗法

中药洗浴疗法又称药浴,是将中药煎煮后,趁热对患者全身或患病局部进行洗浴治疗,借助药液的温热之力和药物本身的功效,达到活血、祛风、消肿、除湿、止痛、去腐、生新等作用,用以治疗疾病的一种操作方法。

一、中药洗浴的治疗原理

中药洗浴疗法是借助药力和热力,通过皮肤黏膜作用于机体,促使腠理疏通、脉络调和、气血流畅,达到阴阳平衡。

1. 洗浴时,湿润的热气能加速皮肤对药物的吸收,同时皮肤温度的升高使全身体表毛细血管网被充分扩张、开放,外周血容量迅速增多,导致体内储血和内脏血液重新分配,进而促进全身血液和淋巴液的大循环加快。这种因热能因子疏通腠理及产生的舒张血管、通达血脉、促进血液大循环的结果同时促进了药物的渗透与吸收,使药物能及时快速、持久地发挥药效。中药洗浴疗法在温湿条件下,热发药性,引药入体,药助热势,疗效独特。

2. 温热的药液作用于人体所产生的"发汗"效应,具有解表祛邪、祛风除湿、利水消肿、排泄体内有毒有害物质的功效,可改善局部营养和全身功能,有效清洁机体的内环境,维护机体的健康,达到解毒消肿、止痛止痒的目的。

3. 体内血液的重新分布可改变体液流动分配原则,能带来局部药物分布较为集中的"靶向效应",使病变局部保持较高的药物浓度,从而更好地发挥药理作用,极大地增强治疗效果。

4. 用于治疗皮肤体表的痈疽疮疡及各种皮肤病时,药物的有效成分可直达患病部位而发挥药效,并可在向体内转运的透皮吸收过程中发挥其抑菌、消炎、杀虫止痒、消肿止痛等作用。中药雾气中所含生物碱、多种氨基酸、植物抗生素及挥发性油状物质,直接进入皮肤角质层,改善皮肤 pH,彻底解决皮肤干燥的问题。中药雾气在皮肤局部形成一种汗水难以蒸发、扩散的密闭状态,使角质层的含水量由 5%增加至 50%,角质层经水合作用,可膨胀成多孔状态,使毛孔全面开通,可让局部代谢功能恢复加强。中药雾气中的表面活性剂促使药物被动地扩散、吸收,增加表皮类脂膜对药物的透过率,使药物由角质层直接进入细胞间质起作用。

5. 温热效应和药理功效作用于病灶,刺激神经系统和心血管系统,激活免疫系统,可快速产生病原抗体,有效调节并促进机体免疫力的恢复,从而改善患者体质,使其恢复自然生理功能的动态平衡,长久保持机体的自我养护功能。

二、中药洗浴疗法的作用

1. 疏通经络,活血止痛　药浴可放松筋骨,疏通人体经络,促进气血循环,起到活血止痛的功效,对各种疼痛有效。

2. 净血排毒,强化功能　药浴可改善人体新陈代谢,促进血液循环,帮助排除体内废物及肝肾毒素,刺激人体微循环系统,改善机体的多种功能。

3. 消毒杀菌,杀虫止痒　药浴可以清除污垢,消毒杀菌,深入皮下组织杀虫止痒,对肛肠疾病和妇科疾病有独特疗效。

4. 解除疲劳,改善睡眠　药浴可使全身放松,缓解压力,心情愉悦,恢复活力。浴 20 分钟,相当于 40 分钟的剧烈运动,浴后可快速进入深度睡眠,醒后备感轻松,精力充沛。

5. 活化细胞,增强免疫　药浴可加强病灶营养,使全身细胞活跃,有效改善体质,增强免疫能力。

6. 减肥瘦身,美容除斑　药浴可助排汗,消除多余热量,燃烧堆积的脂肪,使身体苗条、凹凸有型。也可调节内分泌,增加皮肤新陈代谢,祛除色斑,使肌肤润泽。

三、中药洗浴疗法的分类与相关操作

根据药浴方式的不同,将药浴疗法分为熏洗法、淋洗法、浸洗法、沐浴法、擦洗法、冲洗法、泡洗法等。

1. 熏洗法　熏洗法是用药物煎煮后的药液趁热对患者全身或患病局部进行先熏蒸后洗浴的一种治疗方法。

(1)根据熏洗的部位将熏洗法分为全身熏洗法和局部熏洗法。

1)全身熏洗法:全身熏洗法是用药物煎煮后的药液趁热对患者全身进行先熏蒸后洗浴的一种治疗方法。

具体操作:

A. 按方煎煮药液,将药液倒入浴缸、浴舱或浴桶内。

B. 在浴器内放入特制浴架或浴凳,使高出浴液少许。

C. 患者坐在浴凳或躺在浴架上,四周用浴巾围盖,只露出头部,以防止药物蒸气外泄,然后进行熏蒸。

D. 待药液温度降至适宜时,取出浴凳或浴架,再进行全身沐浴。

E. 浴毕,擦干全身,在温暖、干燥、舒适的床上休息 1 小时。

F. 整个治疗过程要避风寒,防烫伤。每剂浴液可治疗 3~4 次。

2) 局部熏洗法

A. 手熏洗法:①根据病症选定用药处方,准备药盆、毛巾、浴巾等;②煎煮药物,将药液倒入药盆,上置浴架,患侧手臂置于盆口,围覆浴巾,使热气不外泄,进行熏蒸;③待药液温度适宜时,将患手浸于药液中洗浴;④洗浴结束后,用毛巾擦干手臂,注意避风、防寒。

B. 足熏洗法:①辨证确定药物组方,备药桶、浴凳、浴巾、毛巾。②煎煮药物后,将药液倒入桶中。药液多少根据病情确定,以浸没病变部位为宜,一般可浸泡至踝关节或膝关节部位。内置浴凳,略高出药液平面。③患者坐椅子上,将患足置药桶内浴凳上,用浴巾围盖,进行熏蒸。④待药液温度降至适宜时,取出浴凳,将患足没于药液中,泡洗 20~30 分钟。⑤洗毕,毛巾擦干患足,然后休息。治疗的整个过程都要注意保暖、防寒、避风。

C. 坐浴法:①将煎煮好的药液倒入浴盆内,上置坐浴架。②患者裸露臀部,坐浴架上,浴巾围盖,开始熏蒸。③待药液温度降至适宜时,撤去浴架,将臀部坐于盆中泡洗,每次 20~30 分钟,每日 1~3 次。④浴毕,擦干臀部。如有伤口,应先用无菌敷料包扎后,再更换清洁干净的内裤,休息留观。

D. 鼻、眼熏洗法:①将准备好的药液置浴盆内,上盖倒漏斗状的盖子。②患者将鼻或眼对准盖孔进行熏蒸。鼻部熏蒸时,应用鼻呼吸,以使药物蒸气尽量多地进入鼻腔。③待药液温度降至适宜时,取下盖子,用镊子夹取无菌纱布,蘸取药液擦洗鼻部或眼部。④洗毕,无菌干纱布轻擦鼻部或眼部的药液和汗液,然后进行休息。眼部熏蒸后,有时需要根据需要戴眼罩。

E. 其他部位熏洗法:根据患病部位、患病范围的大小、所用药物的多少等情况,选用不同用具,参照以上方法进行熏蒸、洗浴。

以上各种熏洗方法,一般每日 1~3 次,每次 20~30 分钟,其疗程视具体病情而定。

2. 淋洗法　淋洗法是将药物煎煮后去渣,药液装入小喷壶中,温度适宜时,不断地淋洗患处的一种治疗方法。

淋洗法多用于腰背部或腹部的痈疽破溃流脓或创伤感染、皮肤溃疡等。淋洗时可用镊子持消毒棉球同时清除脓液及坏死组织。淋洗后,根据伤口情况再进行常规换药包扎。

3. 沐浴法　沐浴法是将药物煎汤加水稀释后,让患者进行沐浴来治疗疾病的一种方法。

沐浴法洗浴范围大、浸泡时间长,借助沐浴时药液的温热之力及药物本身的功效,使周身腠理疏通、毛窍开放,起到发汗退热、祛风除湿、温经散寒、疏通经络、调和气血、消肿止痛、去瘀生新等作用。多用于治疗失眠、伤风感冒、风寒湿痹等疾病和治疗病变范围较广的皮肤病,如疥、癣、瘙痒、湿疹等。

4. 冲洗法 冲洗法是用药物煎汤后清洁、冲洗伤口,促进创口愈合的一种操作方法。本法借助药液的荡涤之力和药液本身的治疗作用,用以清除脓汁、洁净疮口,达到去腐生肌之目的。

本法适用于外科疮疡后期脓肿已溃,脓水较多等。应用时,根据具体病症选择适当药物,煎煮去渣晾凉,冲洗创口。每日2~3次。

5. 擦洗法 擦洗法是用药物煎汁,擦洗患处的一种治疗方法。本法借助药力和摩擦之力,作用于患处,起到清热解毒、活血祛瘀、疏通经络等作用,适用于各种疣、头痛、风湿性关节炎、脱发等。

使用时应辨病辨证选药,将所选药物加水浓煎、去渣,待药汁温热时擦洗患处;也可将药物浸泡于酒或醋液中,制成酒制剂或醋制剂。擦洗时,用力要适中,不可用力太猛。如用于各种疣的治疗时,则需稍用力擦破表皮,以微微感觉疼痛为宜。每次擦洗10分钟左右,每日2~3次。

6. 浸洗法 浸洗法是用药物煎成汤汁,浸洗身体病变局部,以达到治疗目的的一种方法。

浸洗法可使药液较长时间作用于病变局部,借助药液的荡涤之力,发挥药物的直接作用,起到清热解毒、祛风除湿、杀虫止痒、去腐生肌等功效;也可经过浸洗局部,使药物经皮毛腧穴由表入里,循行于经脉血络,内达脏腑,从而调理机体脏腑功能、通调血脉、扶正祛邪。适用于痈、疮、肿、毒、癣、痔、烫伤、烧伤等外科局部病症以及发热、中风、痹证、泄泻、脚气等的治疗。

浸洗时,要根据不同病症,选取适当的方药。将所选药物煎煮,去渣取液,用以浸洗患处或身体局部。用于治疗某些皮肤病时,也可将药物浸泡于酒或醋液中,制成酒制剂或醋制剂,以提高临床疗效。

浸洗治疗一般每日1~2次,每次浸洗30~60分钟,同时可以根据病症的寒热,采用冷浸或热浸。

7. 泡洗法 中药泡洗法是借助泡洗液的温热之力及药物本身的功效,泡洗全身或局部皮肤,达到温经通络、活血化瘀、祛风除湿作用的一种操作方法。

泡洗法适用于外感发热、失眠、便秘、皮肤感染后期及中风恢复期等的治疗。

泡洗法分全身泡洗法和局部泡洗法两种。

全身泡洗法的水位应保持在患者膈肌以下,以微微出汗为宜。水温应保持在40℃左右,泡洗时间以半小时为宜。泡洗过程中,应及时饮用温开水以补充体液。

四、药浴的适应证

1. 周围血管闭塞性疾病。

2. 目赤肿痛、皮肤病、阴痒带下、肛肠疾病等。

3. 各种风寒湿痹、筋骨疼痛。

4. 脑卒中后遗症、肾衰、哮喘等。

5. 外伤科疾病后期、疡痈疔肿初期或愈合期等病症。

五、药浴的禁忌证

1. 孕妇及经期的妇女禁用。

2. 高血压、心脏病等禁用全身熏洗法,慎用局部法。

3. 病危、心衰、肾衰、肺结核、动脉瘤等患者禁用。

4. 出血性疾病、炎性疾病的化脓期等情况禁用。

5. 有过敏性哮喘的患者禁用香包熏法。

六、药浴的注意事项

1. 煎煮药物所加水量要视具体情况而定,过量则浓度太低,太少则热量不够,过多、过少均会影响疗效。

2. 药浴时的药液必须严格掌握温度。熏蒸时药液加温应有蒸气上冲,但不可过热,尤其是眼部熏蒸时,避免烫伤皮肤黏膜;浸泡时,药液温度应温热以患者能耐受且舒适为宜。老人、儿童、糖尿病患者、皮肤感觉异常的患者、足部皲裂的患者,治疗时适当降低药液温度,缩短治疗时间,随时观察,耐心协助,防止烫伤事故的发生。

3. 洗浴过程中,要注意避风。治疗结束后,应及时擦拭患处的药液和汗液,防止受凉。

4. 老人、儿童、活动受限的患者要有专人陪护。

5. 包扎部位需药浴时,应先去除包扎敷料后再熏洗。熏洗结束后再更换敷料,重新包扎。

6. 药浴用具,尤其是浴凳、浴架,必须结实牢固、放置稳妥,确保治疗的安全。

7. 治疗期间,忌食辛辣、油腻、甘甜、冷冻食品,多饮温开水补充体液。

8. 炎夏季节,药液存放时间不可太久,以防变质。

9. 洗浴用具要注意及时严格消毒。

10. 药浴疗法可酌情配合按摩或其他疗法以加强疗效。

七、药浴的临床应用

1. 肩周炎

组方:透骨草30g,艾叶、红花各10g,花椒5g。

操作:肩部熏洗。每日 1~2 次,每次 30 分钟,10 次为 1 个疗程。

2. 颈椎病

组方:白芷、丹皮、赤芍、威灵仙、伸筋草、透骨草各 50g,川芎、桂枝各 30g,川乌、草乌各 20g,细辛 5g。

操作:局部熏洗。每日 1~2 次,每次 30 分钟,10 次为 1 个疗程。

3. 失眠

组方:吴茱萸 40g,酸枣仁 20g。

操作:煎煮后,加入米醋 50ml,足浴 30 分钟,每晚 1 次。

4. 轻度高血压

组方:石决明 30g,黄芪、当归、牛膝、白芍、丹皮、乌药、杜仲各 10g。

操作:水煎,足浴,每次 1 小时,每日 1 次。

5. 痛经

组方 1:益母草、艾叶各 30g。

组方 2:大青盐 50g,干姜 50g,艾叶 30g,红花 10g。

操作:根据病情选择药方,加适量水煎煮药液。睡前足浴,每次 30 分钟,每日 1 次。

6. 便秘

组方:大黄、花椒、干姜、大青盐、小茴香各 50g。

操作:水煎,加醋 100ml,足浴 30 分钟,每日 1 次。

7. 脂溢性脱发

组方:茵陈、土茯苓各 30g,地肤子、生薏苡仁、牛蒡子各 15g,赤芍、苦参各 10g。

操作:水煎,头煎口服,二煎洗头,每日 1 次。

8. 脉管炎

组方:透骨草、苏木、芒硝(后下)各 30g,防风、艾叶、当归、乳香、没药、大黄各 10g。

操作:水煎,熏洗患处,每次 30 分钟,每日 2 次,每 2 日 1 剂。

9. 风湿性关节炎

组方 1:白芷、蜂房、生姜各 30g,当归、黄柏、苍术、丹参、甘草、防风、荆芥、川椒、苦参各 10g。

组方 2:艾叶、花椒、威灵仙各 50g,红花 20g。

操作:水煎,熏洗患处。每日 1~2 次,每次 30 分钟。

10. 骨折愈合期、软组织损伤后期

组方:当归、乳香、没药、川芎、红花、紫花地丁、白及、茜草、防风、透骨草、桂枝、五加皮各 15g。

操作:局部熏洗 15~20 分钟,每日 2~3 次。

11. 支气管哮喘

组方:鱼腥草、五味子、麻黄、白术、淫羊藿、制半夏、车前草、当归、连翘各 45g。

操作:全身熏洗。每次 20~30 分钟,每日 1 次。

12. 尿毒症

组方:泽泻、车前草、麻黄、丹参、益母草、淫羊藿、刺五加、党参、白术各 50g。

操作:全身熏洗。每次 30~40 分钟,隔日 1 次。

13. 脑卒中后遗症

组方:黄芪、当归、党参、益母草、苍术、丹参、绞股蓝、枳壳、牛膝、川芎各 40g。

操作:全身熏洗。每次 30 分钟,每日 1 次。

14. 脚气

组方:地肤子、蛇床子、苦参、白鲜皮、黄柏、红花、防风、大枫子各 20g。

操作:足浴,每次 15~20 分钟,每日 2 次。

15. 冻疮

组方:当归、赤芍、红花、川芎、桂枝、黄芪、地榆、延胡索、枳壳、桃仁各 10g。

操作:局部熏洗,每次 20~30 分钟,每日 2 次。

16. 阴道炎、痔疮术后

组方:金银花、连翘、鱼腥草、黄柏、苦参、龙胆草、丹皮、苦楝子皮、蛇床子、地肤子、川芎、当归各 15g。

操作:坐浴。每次 15 分钟,每日 1 次。

17. 急性结膜炎

组方:金银花、紫花地丁、蒲公英、生地、丹皮、黄芩、栀子各 10g。

操作:眼部熏洗。每次 5 分钟,每日 1 次。

18. 痈肿初期

组方:金银花、苦参、黄柏、地丁、蒲公英、大枫子各 30g,连翘、丹参、泽兰各 20g,大黄、黑豆各 15g,荆芥、防风、白鲜皮、杏仁、甘草各 10g。

功效:清热解毒,消炎散瘀。

用法:煎煮熏洗患处。每次 30 分钟,每日 1 次。

19. 痔疮、肛裂

组方:芒硝 30g,马齿苋、瓦松各 15g,文蛤、川椒、苍术、防风、葱白、枳壳、侧柏叶各 10g。

功效:清热解毒,消炎散瘀。

用法:煎煮后,坐浴法熏洗。每次 15 分钟,每日 1 次。

20. 湿疹

组方:蛇床子、地肤子、苦参、黄柏、鹤虱各 15g,蜂房、大黄、杏仁、枯矾、白鲜皮、大枫子、朴硝、蝉衣、丹皮各 10g。

功效:解毒,止痒。

用法:局部熏洗。每次 30 分钟,每日 1 次。

21. 肝郁胁痛

组方:柴胡、香附、青皮、赤芍、丹皮、地骨皮、栀子、苍术、川芎、建曲、连翘、生地、甘草各 15g。

功效:宽胸、利气、止痛。

用法:煎汤,温度适宜时擦洗两胁痛处,每次 20 分钟,每日 3 次。

22. 接触性皮炎

组方:麻黄、紫花地丁、甘草各 20g。

功效:解毒、止痒。

用法:煎煮后浸泡患处,每次 1 小时左右,每日 1 次。

23. 雷诺病

组方:水蛭、地龙、甘草各 30g,附子、桂枝各 20g,土元、桃仁、苏木、红花、血竭、川牛膝、乳香、没药各 10g。

功效:温经散寒,活血通络。

用法:煎煮,浸洗。每次 40 分钟,每日 1 次。

24. 慢性骨髓炎

组方:黄连粉 65g。

功效:清热、解毒、消肿。

用法:煎煮,浸洗。每次 40~50 分钟,每日 1 次。

25. 风寒痹证

组方 1:香樟木、苏木各 50g,伸筋草、千年健、桂枝、路路通各 15g,透骨草、宣木瓜、乳香、没药各 10g。

组方 2:桑枝、虎杖根、香樟木各 50g,稀莶草 30g。

组方 3:透骨草、归尾、海桐皮、威灵仙、川牛膝、羌活、独活、川椒、伸筋草、桂枝、川芎各 30g。

组方 4:荆芥、防风、羌活、独活、干姜、苍术各 100g,苏叶、苍耳子各 50g,麻黄、伸筋草、白芷、秦艽、川芎各 30g。

组方 5:独活、牛膝、淫羊藿、透骨草各 12g,桑枝、桂枝、伸筋草、乳香、没药、羌活、当归、补骨脂各 9g,红花 6g。

功效:疏通经络,活血祛瘀,散寒止痛,解毒止痒。

用法:根据病情辨证选其中一方,煎煮,熏洗全身。每次 40~50 分钟,每日

1次。

26. **急性胃肠炎**

组方:黄连、干姜各 100g,胡椒 20g。

功效:和胃止吐,消炎止泻。

用法:煎煮,胸腹部熏洗,加足浴。每次 20~30 分钟,每日 1 次。

27. **虚寒型胃痛**

组方:吴茱萸、小茴香各 150g。

功效:散寒止痛。

用法:加水 2000ml 煎煮 30 分钟,温度适宜时擦洗腹部,加足浴。每次 20~
30 分钟,每日 1 次。

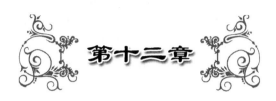

穴位贴敷法

穴位贴敷法是指在一定的穴位上贴敷制成一定剂型的药物,通过药物和穴位的共同作用,激发经气,达到通经活络、清热解毒、活血化瘀、消肿止痛、行气消痞、扶正祛邪的功效,用以治疗疾病的一种外治方法。

穴位贴敷中,用某些带有刺激性的药物贴敷穴位时,可以引起局部发疱化脓如"灸疮",此时又称为天灸或自灸,现代也称发疱疗法。若将药物贴敷于神阙穴,通过脐部吸收或刺激脐部以治疗疾病时,又称敷脐疗法或脐疗。

穴位贴敷法通过药物直接刺激穴位,并经透皮吸收,使局部药物浓度显著增高,作用迅速直接,可补内治之不足,并且不经胃肠给药,无损伤脾胃之弊,也无首关效应,再者,出现异常情况可及时中止治疗。

一、穴位贴敷的治病原理

1. 穴位刺激作用　通过药物对贴敷部位穴位的刺激,从而产生腧穴的局部治疗作用。这种刺激也可通过经络传导,发挥循经作用,激发经气,调整机体脏腑气血功能,使机体阴阳平衡,疾病得以治愈。

2. 药物治疗作用　药物有效成分经过皮肤组织渗透、吸收,发挥局部及全身的药理作用,从而达到通经活络、行气止痛、梳理气机、调和阴阳的功效。

二、穴位贴敷的操作方法

1. 方药的选择　根据中医辨证组方,三因制宜,选取药物并熬膏或研末,作为穴位贴敷用药。选择药物多遵循以下原则:

(1)多选通经走窜、开窍活络之品:如冰片、麝香、丁香、花椒、白芥子、肉桂、细辛、白芷、皂角、穿山甲、姜、葱、蒜等。

(2)多选气味俱厚之品,有时甚至选用力猛有毒的药物:如生南星、生半夏、川乌、草乌、巴豆、斑蝥、附子、大戟等。这类药易透入皮肤快速由外达内起效,并且对穴位局部起到针灸样刺激作用,其芳香特性可促进药物透皮吸收,即起到皮

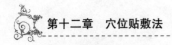

肤渗透促进剂的作用。

（3）补法可用血肉有情之品：如鳖甲、鹿茸等。

（4）选择适当溶剂调和贴敷药物或熬膏，以达药力专、吸收快、收效速的目的：醋调贴敷药，可起到解毒、化瘀、敛疮等作用，虽用药猛，但醋可缓其性；酒调贴敷药，则起行气、通络、消肿、止痛等作用，虽用缓药，但酒可激其性；水调贴敷药，专取药物性能；油调贴敷药，可润肤生肌。

常用溶剂有水、白酒或黄酒、醋、姜汁、蜂蜜、蛋清、凡士林等。也可用药物的浸剂作溶剂。

2. 穴位的选择　穴位贴敷疗法的穴位选择与针灸疗法是一致的，也是以脏腑经络学说为基础，通过辨证选取贴敷的穴位。穴位贴敷疗法的穴位选择力求少而精。

（1）选择离病变器官、组织最近、最直接的穴位贴敷药物。

（2）选用阿是穴贴敷药物。

（3）选用经验穴贴敷药物。

（4）循经取穴：根据病变隶属脏腑的关系，选取相应经络之穴。也可根据病变部位所在经络之走向选取其远端的穴位。

（5）根据上下相引原则取穴，即上病下取、下病取上。

3. 贴敷方法　取舒适体位，确定穴位，温水或酒精清洁局部皮肤，然后敷贴药物。贴敷方法分贴法和敷法两种。

（1）贴法：贴法是将已制好的药物直接贴压于穴位，然后外裹胶布粘贴。或将药物置于胶布粘面正中，再对准腧穴进行粘贴。巴布剂、硬膏剂可直接将巴布剂或是硬膏中心对准穴位贴牢即可。适用于膏药、巴布剂、丸剂、饼剂、磁片的腧穴贴敷。

（2）敷法：敷法是将已制备好的药物，直接敷在穴位上，厚度以 0.2～0.5cm 为宜。外敷塑料薄膜，再盖纱布，或敷贴特制敷料覆盖，医用胶布固定即可。适用于散剂、糊剂、泥剂、浸膏剂的腧穴贴敷。

更换药物时，可用消毒干棉球根据情况浸取温水、植物油或液状石蜡，轻轻揩去粘在皮肤上的药物，清洁晾干后再予敷药操作。

对于寒性病证，也可在敷药后再施热熨或艾灸以加强疗效。

4. 贴敷时间　根据疾病种类、药物特性及身体状况而确定贴敷时间。一般情况下老年、儿童、体质偏虚者贴敷时间宜短。若出现皮肤过敏，如瘙痒、疼痛者，应即刻取下。具体贴敷时间可参考以下几点：

（1）刺激性小的药物每次贴敷4～8小时，可每隔1～3天贴治1次。

（2）刺激性大的药物，如蒜泥、白芥子等，应视患者的反应和发疱程度确定贴敷时间，约数分钟至数小时不等，多在1～3小时。如需再贴敷，应待局部皮肤基本恢复正常后再敷药,或改用其他有效腧穴交替贴敷。

（3）不需溶剂调和的药物可视情况 1~3 天换药 1 次。

（4）敷脐疗法每次贴敷的时间可以在 3~24 小时,隔日 1 次,所选药物应为刺激性小及不易发疱之品。

（5）冬病夏治腧穴贴敷应从每年夏日的初伏开始到末伏结束。一般每 7~10 天贴 1 次,每次 3~6 小时,连续 3 年为 1 个疗程。

三、穴位贴敷的适应证

穴位贴敷适用于失眠、消渴、遗尿、月经不调等慢性疾病;疮疡肿毒、跌打损伤、关节肿痛等外科疾病;腹胀、腹泻、便秘等消化系统疾病,以及咳喘等呼吸系统疾病。

四、穴位贴敷的注意事项

1. 凡用溶剂调敷药物时,需现调现用,以防蒸发。

2. 若用膏药贴敷,在温化膏药时,应掌握好温度,以免烫伤或贴敷不牢。

3. 对胶布过敏者,可改用低过敏胶布或用绷带固定贴敷药物。

4. 对刺激性强、毒性大的药物,贴敷穴位不宜过多,贴敷面积不宜过大,贴敷时间不宜过长,以免发疱过大或发生药物中毒。

5. 对久病体弱、消瘦及有严重心脏病、肝脏病等的患者,使用药量不宜过大,贴敷时间不宜过久,并在贴敷期间随时注意病情变化和有无不良反应。

6. 对于孕妇、幼儿,应避免贴敷刺激性强、毒性大的药物。

7. 孕妇的脐部、腹部、腰骶部及合谷、三阴交等敏感穴位处不宜用贴敷疗法。

8. 患处皮肤红肿、溃烂时不宜此法治疗,贴敷拔毒膏等情况除外。

9. 施术后,应及时询问患者的感觉,严密观察皮肤反应,有疼痛不可耐受、皮肤上出现红疹、水疱、瘙痒等过敏现象的情况,应即刻中止治疗,并做相应的对症治疗。

10. 对于残留在皮肤的药膏,不可用肥皂等刺激性较大的清洁用品擦洗。

五、穴位贴敷的临床应用

1. 小儿流涎

方剂:吴茱萸 3g。

取穴:涌泉。

操作:为散,水调贴敷,每次 10~15 分钟,每日 1 次。

2. 干咳

方剂:威灵仙 3g。

取穴:身柱。

操作:为散,水调贴敷,每次 10~15 分钟,每日 1 次。

3. 小儿遗尿

方剂:葱白、葱须 100g,蜂蜜 10g。

取穴:神阙穴、气海、关元。

操作:葱白带须捣烂,蜂蜜调和贴敷,每次 4~8 小时,隔日 1 次。

4. 燥热、便秘

方剂:芒硝、大黄各 5g。

取穴:神阙穴。

操作:为散,水调贴敷,每次 30~60 分钟,每日 2 次。

5. 过敏性鼻炎、支气管哮喘

方剂:白芥子、延胡索、细辛、甘遂各 3g。

取穴:肺俞、膏肓、大椎、定喘、天突、中府。

操作:为散,生姜汁调和贴敷,每次 30 分钟~2 小时,间隔 2~3 天 1 次,9 次为 1 个疗程,以三伏天贴敷效果较好,最好连用 3 年。

6. 小儿厌食

方剂:胡黄连、三棱、莪术、陈皮、枳壳、山楂各 3g。

取穴:神阙穴、命门。

操作:为散,米醋调糊,外敷穴位,每次 30~120 分钟,每日 1 次。

7. 胃炎

方剂:白芷、白术、白芍、白及、黄连、桂枝各 5g。

取穴:①上脘、左侧足三里、左侧条口;②中脘、右侧足三里、右侧条口。

操作:为散,水调成糊,外敷,两组穴交替使用,每次 30~60 分钟,每日 1 次,15 天为 1 个疗程。

8. 泄泻

方剂:白胡椒、吴茱萸、苍术、肉桂、丁香各 3g。

取穴:神阙穴、涌泉。

操作:为散,黄酒调糊,外敷,每次 60~120 分钟,每日 1 次,连续贴敷 3 日。

9. 类风湿关节炎

方剂:乌梢蛇、蜈蚣、全蝎、川乌、草乌、穿山甲、当归、红花、土鳖虫各 10g。

取穴:上肢取穴:天宗、曲池、阳溪;下肢取穴:环跳、承山、足三里、昆仑、内外膝眼。

操作:为散,生姜汁调糊,外敷,隔日 1 次。

10. 前列腺炎

方剂:薏苡仁、黄柏、当归、川芎、川乌、补骨脂、苦参、土茯苓、蒲公英、马齿苋各 10g。

取穴:会阴、神阙穴、中级、肾俞。

操作:为散,白醋、甘油调匀外敷。

11. 老年瘙痒症

方剂:红花、紫草、栀子、大黄、冰片各5g。

取穴:神阙穴。

操作:为散,蜂蜜调匀外敷。

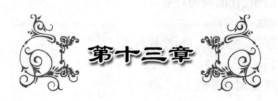

坐 药 疗 法

坐药疗法是将药物塞入阴道内、肛门内或直接坐在药物上,用以治疗疾病的一种方法。

一、坐药的治疗机制

1. 药物有效成分直接在接触的皮肤黏膜部位发挥解毒、消炎、抑菌、杀虫、止痒、消肿、止痛等治疗作用。

2. 通过机体局部的皮肤、黏膜吸收药物有效成分入血,经循环到达患病部位而发挥药理作用。

二、坐药的适应证

坐药适用于带下、阴痒、阴缩、闭经、子宫脱垂、痔疮、便秘、虫症、下肢痹证等病症的治疗。

三、坐药的操作方法

1. 根据病情和病变部位的不同,通过辨证施治选用药物,然后将选取的药物制成栓、丸、散剂。

2. 先用药液冲洗阴道、肛门、肛周皮肤或用消毒棉球、纱布拭净阴道分泌物。

3. 将药物的栓、丸剂直接塞入肛门、纳入阴道进行治疗。或者将药物散剂直接翻炒加热或加热后再加少量醋拌炒待温度适宜时,患者直接坐于药物上进行治疗。

四、坐药的注意事项

1. 注意卫生,坐药时应将手洗净,戴无菌手套更好。

2. 如治疗后出现疼痛、阴痒症状加重时,可减轻药量或暂时中止治疗。也可改用蛇床子、地肤子、苦参、黄柏各30g,白矾、苍术各20g,煎煮药液熏洗。

3. 妊娠期、月经期禁止坐药。

4. 坐药期间禁房事。

五、坐药疗法的临床应用

1. 细菌性阴道炎

组方：去皮陈大蒜、苦参、蛇床子各 10g，白糖 5g。

功效：消炎、解毒、止痒。

用法：上述药物焙干研末，装空心胶囊。每次 2 粒塞入阴道，每晚 1 次，5~10 天为 1 个疗程。

2. 宫颈糜烂

组方：蛤粉 30g，樟丹 15g，冰片 6g。

用法：研末，搅拌均匀。香油高温后晾凉，取适量调和成膏，将适量药膏涂抹在带线棉球上，坐浴后，将棉球塞入阴道底部，24 小时后取出。隔日上药 1 次，5 次为 1 个疗程。

3. 痔疮

组方：槐实 60g，槐花 30g，生地榆 15g，炼蜜适量。

用法：前三药研末，加炼蜜适量，制成花生米粒大小的药丸。每日便后纳入肛门 1 枚。

4. 便秘

组方：葱白 15g，细辛、皂角各 3g，炼蜜适量。

用法：将细辛、皂角研末，葱白捣烂，再加炼蜜适量，共同搅拌均匀，制成蚕豆大小的药丸。每次 1 丸塞入肛门，每日 1~2 次。

5. 虫症

组方：蛇床子、苦楝子皮各 10g，皂角 15g，防风 2g。

用法：共研末，炼蜜适量为丸，如蚕豆大小。每晚睡前 3 丸纳入肛门，每日 1 次。

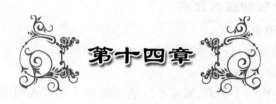

蜡 疗 技 术

蜡疗技术是将加热融化的蜡或蜡泥制成蜡饼等敷贴于患病部位或将患部浸入到蜡液中,利用加热溶解的蜡作为温热介质,将热能传导到机体,使患处局部组织受热,同时热力可刺激穴位,最终通过经络、神经、血液、免疫功能等多途径的综合功能体系,调整人体脏腑功能,从而达到活血化瘀、温经通络、驱寒除湿的治疗目的的一种操作技术。

蜡疗技术中所用的蜡应选择 pH 中性、含油量<0.9%、熔点在 50~55℃ 的白色医用蜡,也可以选择蜂蜡作为蜡疗用蜡。

在蜡液中按比例,根据实际情况添加矿物土、中草药等其他成分做成蜡泥或药蜡,并用以治疗疾病的方法,称为"泥灸"或"药蜡疗"。

将蜂蜡和一些与皮肤结构相似的小分子磷脂、羊毛脂衍生物、脂肪酸、水杨酸、甲酯、类固醇等物质配合制成的蜡泥,可用于美容蜡疗。美容蜡疗能起到软化肌肤角质层、促进细胞生长更新、保水紧肤之功效。

一、蜡疗的作用原理

蜡热容量大,导热性低,能阻止热量的传导和散失,其保温时间长达 1 小时以上,并能有效地防止水分的散失,可使瘢痕软化,粘连松解。蜡具有良好的可塑性,能密贴于体表,使蜡泥中的有效成分和加入的一些中药成分能更好地通过皮肤吸收,改善局部营养和代谢,促进创面上皮再生,减轻疼痛,缓解痉挛。其机械压迫作用,可减轻软组织水肿。具体作用如下:

1. 温热作用 蜡疗时,蜡疗区局部皮肤组织受热,热力透入皮下可达 1~5cm,可使毛细血管扩张,充血明显,循环加快,细胞通透性增加,局部汗腺分泌增加,致使局部或全身大量出汗,促使体内风寒湿邪排出体外。由于蜡疗具有较强而持久深入的热透入作用和保水功能,能促进血液循环,提高新陈代谢,故有利于血肿的吸收,可加速水肿的消退,使粘连松解、瘢痕软化,并能增强网状内皮系统的吞噬功能,同时起到消炎、镇痛作用。另外,蜡疗还可刺激上皮细胞生长,利于创面愈合。

2. 机械压迫作用 蜡具有良好的可塑性和黏稠性,可随意贴敷身体的任何部位,能与皮肤紧密的接触。在冷却过程中,其体积缩小,对皮肤及皮下组织可产生柔和的机械压迫作用,即可防止组织内淋巴液和血液的渗出,又能促进渗出物的吸收。

3. 综合化学作用 蜡中的有效化学成分能为组织细胞提供营养,促进细胞更新代谢,起到恢复弹性、去皱生肌的功效。

4. 导入作用 蜡疗的热力能使毛细血管扩张,细胞膜通透性增加,有利于促进药蜡中的中药成分快速导入机体,供机体吸收利用,发挥中药的治疗作用。

二、蜡疗的特点

1. 疗效好,见效快 蜡疗具有活血、抗炎、祛风除湿的多重功能,能迅速打通人体经络,达到快速治疗目的。

2. 操作简单,安全无副作用,患者治疗无痛苦,易适应。

3. 标本兼治 蜡疗配合内服药物,对一些病程长、靠功能锻炼及其他治疗无法解决的疑难症,可达到标本同治的功效。

三、蜡疗的适用范围及应用

1. 适用范围 蜡疗适用于各种急慢性疾病引起的疼痛症状,软组织损伤及各种创伤后期的治疗,非感染性炎症所致的关节强直、挛缩等功能障碍。

2. 具体应用

(1)蜡疗在软组织损伤中的应用:软组织损伤临床较常见,如腰肌劳损、外伤性滑囊炎、骨膜炎、腱鞘炎、网球肘、肩周炎等一些肌肉韧带的慢性损伤。若治疗不及时,有些疾病可导致肌肉萎缩、挛缩、退变和粘连,并可反复发作。通过蜡疗,可使局部肌肉松弛,血液循环和淋巴回流增加,从而减轻肿胀、消除疼痛、松解粘连、缓解痉挛,使功能恢复。

(2)蜡疗在瘢痕粘连中的应用:手术后粘连、瘢痕、冻伤后遗症等疾病,使用蜡疗可促进上皮组织生长,软化瘢痕组织,并恢复皮肤弹性。

(3)蜡疗在骨折愈合中的应用:临床上,骨折病人多采用手术疗法,如术后早期适当应用蜡疗,能加快血液回流,对骨折的愈合有促进作用。

(4)蜡疗在椎间盘突出症中的应用:椎间盘突出症患者若早期运用蜡疗,可通过蜡疗的温热作用,使局部毛细血管扩张,新陈代谢加快,局部的充血、水肿获得改善,进而减轻对神经根的压迫和刺激,病人的自觉症状可很快减轻并逐渐消失。

(5)蜡疗在各种慢性炎症中的应用:关节炎、风湿病、胃炎、盆腔炎、神经炎、骨髓炎等慢性炎症疾病,可通过蜡疗扩张局部毛细血管,增加其通透性,促进局部渗出的吸收,使炎症得以控制,最终起到消除炎症的治疗效果。对于关节及其周围病变,蜡疗还可以消除肌痉挛和增加软组织的伸展性,达到恢复关节功能的目的。

(6)蜡疗运用于烧伤和溃疡面的治疗:蜡疗是通过增加局部的血液供应,调节代谢,改善营养,促进肉芽组织生长而最终达到烧伤和溃疡创面愈合的。

四、蜡疗的操作方法与步骤

1. 治疗前准备用物　治疗用蜡、治疗盘、纱布、塑料布、棉垫、温度计、微波炉或热水盒、毛刷、铲刀、毛巾等。

2. 治疗前其他准备　嘱患者排空二便。调节室温,取舒适体位,确定治疗部位,清洁皮肤,剃除局部毛发。加热蜡液,同时做好解释、告知义务。

3. 治疗时操作

(1)蜡饼法:将加热融化的蜡倒入操作盘内,蜡液厚约 2~3cm,待冷却至初步凝结时,即蜡液表面温度降为 45~50℃ 时,取出蜡饼。让患者感觉温度适宜时,敷于治疗部位,外用塑料布、棉纱布垫包裹保温。治疗时间 30~60 分钟。此法多用于躯干或肢体等面积较大的部位治疗。

(2)浸蜡法:蜡液冷却至约 55~60℃ 时,将需要治疗的手或足浸入到蜡液中,然后立即提出,使手或足表面冷却形成一薄层蜡膜。重复上述操作数次,使蜡膜达到一定厚度,一般厚约 0.5~1cm,即成为手套或袜套样。然后立即用塑料布、棉纱布垫包裹保温,10~15 分钟后,取下蜡膜即可。浸蜡法多用于肢体部位的治疗。

(3)刷蜡法:蜡液冷却至 55~60℃ 时,用平排毛刷蘸取蜡液迅速均匀地涂刷在患病部位,在皮肤表面形成一薄层蜡膜。继续反复涂刷数次,使蜡膜厚度达约 0.5~1cm 时,外面再包一块热蜡饼,或多刷数层,用塑料布和棉纱布垫包裹保温。刷蜡法治疗时间一般为 30~40 分钟。

(4)蜡袋法:将融化后的蜡液装入耐热的塑料袋中,排出空气后封口做成蜡袋。使用时用热水浸泡或用微波炉加热,待蜡液处于半融化状态时取出,敷于治疗部位。温度以患者能耐受为宜。治疗时间一般应控制在 30~40 分钟。

4. 治疗后处理　治疗结束后,去除并回收蜡块,协助清洁皮肤,整理衣着。常规检查皮肤,留观半小时,并注意防寒保暖。

五、蜡疗的禁忌证

1. 虚弱、高热、恶性肿瘤、活动性肺结核、急性化脓性炎症的患者,禁用蜡疗。

2. 有出血倾向的疾病、重症糖尿病、甲状腺功能亢进症、慢性心肾功能不全的患者,禁用蜡疗。

3. 有温热感觉障碍、急性创伤早期、感染性皮肤病的患者以及孕产妇、婴儿等禁用蜡疗。

六、蜡疗的注意事项

1. 治疗前,应将治疗部位清洗干净、剃去毛发,并检查皮肤感觉和血液循环情况,同时要向患者交代蜡疗的注意事项,以防止治疗时发生烫伤等意外事件。

2. 因小儿合作度差、皮肤细嫩,容易发生烫伤,所以在给小儿进行治疗时,蜡液温度应稍低于成人治疗时的温度。

3. 治疗部位的皮肤有皲裂的患者,应先覆盖一层凡士林纱布后再进行蜡疗。如治疗局部有溃疡或伤口时,应先用高锰酸钾液冲洗并在外面覆盖一层薄的蜡膜后,再进行蜡疗。

4. 准确掌握蜡的温度。蜡液温度应以其接触皮肤表面的温度为准。

5. 刷蜡法治疗时,涂抹蜡液要均匀,动作要迅速,否则蜡液容易溢流而烫伤皮肤或损伤衣物。再次浸入蜡液或刷蜡时,均不得超过第一层蜡膜的边缘,以免灼伤皮肤。若治疗时患者有疼痛感,应立即检查,查明原因后及时处理。

6. 蜡液冷却后变硬,应轻拿轻放,防止碰撞或用力折叠,以免蜡膜破裂,影响疗效。

7. 在治疗过程中,必须注意观察和询问患者治疗部位的皮肤情况和感觉,如发现有皮疹、瘙痒等过敏症状或出现红斑、水疱等情况,应立即停止治疗并积极寻找原因。若因蜡质不纯或多次高温后引起氧化变质的,应及时更换治疗用蜡。如因患者对塑料布等用品过敏的,应换用无过敏替代品,并酌情对症处理。

8. 蜡属于易燃物品,一般要用微波炉或隔水加热的方式给予升温熔化,千万不可用明火直接加热,以防发生火灾意外。

七、蜡疗的临床运用

1. 风湿性关节炎、类风湿关节炎

药蜡组方:在蜡液中加入适量雷公藤、秦艽、羌活、独活、苍术、海风藤、伸筋草、威灵仙、木瓜等中药。

治法:浸蜡法蜡疗。治疗时间每次 40～60 分钟,每日 1 次,15 次为 1 个疗程。

2. 颈椎病

药蜡组方:在蜡液中加入适量秦艽、附子、桂枝、川乌、红花、川芎、丹参、延胡索、刘寄奴、白芷等中药。

治法:蜡饼法治疗。治疗时间每次 30～40 分钟,每日 1 次,10 次为 1 个疗程。

3. 膝关节炎

药蜡组方:在蜡液中加入适量独活、牛膝、千年健、杜仲、续断、徐长卿、川芎、红花等药物。

治法:蜡饼法治疗。治疗时间每次 30~40 分钟,每日 1 次,15 次为 1 个疗程。

4. 痛风性关节炎

药蜡组方:在蜡液中加入适量川芎、黄连、栀子、红花、甘草、车前子、甘遂、冰片等中药。

治法:刷蜡法治疗。治疗时间每次 40~60 分钟,每日 1~2 次,10 次为 1 个疗程。

5. 伤口经久不愈

药蜡组方:在蜡液中加入适量黄连、黄柏、当归、生地、川芎、红花、赤芍、紫草等中药。

治法:刷蜡法治疗。每次 20~30 分钟,每日 2 次。

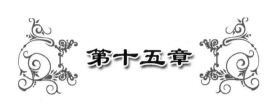

第十五章

火　疗

火疗是根据酒精(乙醇溶液)燃烧的热力与空气对流的物理原理,利用酒精燃烧产生的温热之力和火疗膏中药物的药力共同刺激体表穴位和病变部位,并借助温热之力将药物透入体内,通过经络传导,将热力与药性的作用发挥扩散,从而达到激活人体脏腑功能和调整机体阴阳气血的平衡和运行目的的一种治疗方法。

火疗中所用到的火疗膏,是具有活血、化瘀、祛寒功能的中药膏糊剂。

一、火疗的治疗原理及作用

中药火疗是一种灸疗的全新表现方法,它不仅运用了灸疗的热效应,且综合了穴位的贴敷法,即药气经过经络当中的穴位渗透于全身。当酒精燃烧时,产生的湿热效应使皮肤毛孔开启,贴敷气雾剂里的药物成分会通过皮肤的呼吸系统进入体内,从而达到改善局部血液循环、疏通经络、调理阴阳平衡、扶正祛邪的功效,并且能激活人体各种组织细胞的免疫功能,起到防病治病、强身健体的作用。

火疗以中医理论为基础,结合中医穴位敷贴疗法,通过人体的经络与全身的脏腑、组织、器官相联系,同时以生物全息律原理为依据,即当全身的脏腑、组织、器官出现病变时,疾病的信息就会从反射区反映出来,如果对反射区或其中的穴位进行刺激,就能获得治疗信息能量。火疗通过经络传递以及采用敷贴,使刺激信号和药物成分透入皮肤直达经脉,摄于体内,直达病所,调动和激发机体的免疫力,调节脏腑、组织、器官的生理功能,提高外治疗效,使人体得到保护和康复。

火疗的作用具体表现在6个方面:

1. 补泻结合,调和阴阳　人体阴阳的偏盛偏衰是疾病发生发展的根本原因。运用火疗技术的补泻作用,泻其有余,补其不足,达到调和阴阳的目的。

2. 温通经脉,驱寒散邪　古医云:喜温而寒,寒则滞而不流,温则消而去之。火疗通过逐渐加温,可使热力达到肌层,药借热力直达病灶,温气而行血,具有良好的温通经脉、散寒除湿的作用。

3. 行气活血,消瘀散结　气见热则行,见寒则凝,气温则血滑。火疗的温热刺激,可使气血协调、营卫和畅,具有行气活血、消瘀散结的功能。

4. 温阳补虚,补中益气　火疗对气血运行能起到"推而扬上"的引导作用。如温补百会穴有补中益气、升阳举陷之功。

5. 扶阳固脱,回阳救逆　火疗有回阳复脉之功。临床上对阴寒内盛、阳气衰微的病症,用火疗治疗可起到回阳救逆的功效。

6. 防病保健,强身益寿　人以阳气为本,得其所则体强而寿彰,失其所则体弱而寿折。如对足三里、关元、大椎等穴位进行火疗,能激发人体正气,提高抗病能力,起到保健治病、延缓衰老、强身益寿之功,

二、火疗的适应证

火疗适用于风寒体质及阳气偏衰的患者。可用于治疗运动、消化、内分泌等系统的疾病,如风湿性关节炎、类风湿关节炎、颈椎病、肩周炎、慢性腰肌劳损、关节扭伤、脑卒中后遗症、神经衰弱、胃寒、老寒腿(下肢动脉硬化闭塞症)、宫冷寒凝所致的痛经等。

三、火疗的具体操作

1. 材料准备

(1)将95%乙醇溶液(酒精)倒入酒精喷洒器中备用。

(2)毛巾数块,折叠好投入温水盆中。

(3)准备火疗膏以及与治疗部位大小相适合的塑料薄膜1块、干毛巾数块、打火机1个。

2. 体位　让患者取舒适体位,暴露治疗部位,同时做好患者的皮肤清洁工作,并告知患者火疗的注意事项。

3. 做防火墙

(1)将火疗膏均匀地涂抹在治疗部位的皮肤上,上面覆盖塑料薄膜,在薄膜上铺一层干毛巾。

(2)根据治疗部位的面积大小选择适宜的温湿毛巾。将温湿毛巾拧干后双层折叠铺于干毛巾上。

4. 喷洒酒精　在铺好的湿毛巾上用酒精喷洒器均匀地喷洒适量酒精。注意喷洒时不可太靠边缘,以防点火后烧伤皮肤。

5. 点火　首先告知患者,如果有温热感觉时要及时提醒医生。然后用打火机点火。

6. 扑火　点火后,让酒精自然燃烧,一旦患者有温热感觉,就及时用挤净水的温湿毛巾覆盖,扑灭火焰。

7. 重复操作　如此喷洒酒精、点火、扑火操作数次。第2、3次喷洒酒精后,

每次可点火 2~4 次,直到患者有全身湿热感觉为止。操作过程中,如果患者感觉太过温热,可于扑灭火焰后,用手轻轻捏起毛巾散热。

8. 按摩 取下湿毛巾,将干毛巾盖于患处。做轻柔的推拿按摩 2~3 分钟。

9. 留观 治疗结束后,应去除药液,清洁皮肤,同时用羊油脂搓揉患处,并询问患者的感觉,为下一次火疗做好治疗计划。最后让患者留观休息半小时。

注:用羊油脂搓揉患处的目的是:可使火力不外泄,热力能直透关节达周身,从而延长治疗时间,提高火疗温煦脏腑、行气血、和表里的功效。另外,羊油脂还有润滑肌肤、保护皮肤的作用。

四、火疗禁忌证

1. 热证、阴虚者禁用。

2. 阴雨天气不做火疗。

3. 患有严重心脏病、肺疾患、肾衰、高血压、糖尿病、精神病、感染性疾病等的患者忌做火疗。

4. 严重皮肤病、出血性疾病、皮肤敏感、皮肤破损者以及 1 年内有手术史者,禁做火疗。

5. 孕妇、月经期妇女不做火疗。

6. 过饥、过饱、极度疲劳、低血糖、年老体弱者、醉酒者等暂不宜火疗。

五、火疗的注意事项

1. 操作前,准备要充分,以免忙中出错。

2. 饭后不可急于火疗,以进餐后 2 小时左右施术最为适宜。

3. 操作中,施术者注意力要集中,要与患者及时沟通。喷洒酒精量要适中,过少则火力不足,达不到疗效。酒精量过多,火力太大,患者耐受不了。火候要适中,以患者能耐受、感到舒适为度。操作要谨慎,避免烧伤等意外的发生,尤其是扑火时,注意毛巾边缘要盖严实,以防暗火烧伤皮肤。

4. 火疗 6 小时后,方可温水洗手、洗脸,12 小时后方可洗澡。火疗期间,应避免风寒,忌生冷饮食,宜多饮温开水。

5. 火疗一般先做阴面部分,再做阳面部分。

6. 火疗后,要让患者平躺休息,留观半小时。

注:阴阳划分方法为:腹为阴,背为阳;上为阳,下为阴;四肢屈侧为阴,伸侧为阳;手足心为阴,手足背为阳;身体内侧为阴,外侧为阳。简单地说,就是可以弯曲的地方为阴,可以伸展的部位为阳。

六、火疗的临床应用

1. 颈肩臂痛

火疗膏组方:秦艽、川乌、草乌、当归、吴茱萸、苍术、川芎、红花、茴香、冰片等。

操作：病变局部火疗。

2. 寒性胃痛、泄泻

火疗膏组方：高良姜、香附、党参、白术、炙甘草等。

操作：中上腹部火疗。

3. 腰肌劳损

火疗膏组方：当归、乳香、没药、川芎、红花、三七、天麻、地龙、五加皮等。

操作：腰背部火疗。

4. 膝关节炎

火疗膏组方：天麻、独活、羌活、牛膝、川芎、当归、附子、杜仲、红花、冰片等。

操作：膝关节部位火疗。

5. 寒凝痛经

火疗膏组方：艾叶、附子、高良姜、红花、当归、肉桂等。

操作：下腹部火疗。

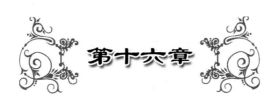

第十六章

中药离子导入技术

中药离子导入技术是利用直流电将药物离子通过穴位处皮肤、黏膜或伤口导入人体,作用于病灶,达到活血化瘀、软坚散结、解毒止痛等作用的一种操作技术。

一、中药离子导入技术的治病原理

1. **电流物理刺激作用** 直流电可刺激机体穴位或病变部位,起到脉冲按摩、电针、电磁疗与热疗的作用。可引起组织兴奋性,改变细胞膜通透性,调节局部组织的酸碱度,提高肌张力,调整中枢神经功能,促进神经纤维的再生,能改善血液循环和局部的营养,消除无菌性炎症,修复病损组织。

2. **药物化学治疗作用** 在直流电作用下,药物发生化学反应性电解,形成药物离子或带电胶粒。中药离子导入技术就是利用脉冲电波和电流、电场,将药物离子或带电胶粒经皮肤、黏膜或病灶伤口导入体内的。这些导入体内的药物离子或带电胶粒堆积在表皮内形成"离子堆",这些局部高浓度的药物直接作用于浅表病灶发挥药理作用。此后,"离子堆"通过渗透作用逐渐进入淋巴和血液,循环到全身各组织、器官而发挥全身作用,用以治疗远处深部疾病。

"离子堆"在体内蓄积时间长,所以中药离子导入法作用持久,疗效稳定。

通过直流电和药物的综合作用,中药离子导入技术可起到镇静止痛、舒经通络、抗炎消肿、软化瘢痕、松解粘连、活血化瘀、软坚散结等作用。

二、中药离子导入技术的适应证

中药离子导入技术适用于针灸、推拿按摩、理疗调理范围内的各种疾病,如各种急慢性疾病引起的关节疼痛、肌肉软组织损伤病变、脑卒中后遗症、呼吸系统疾病、前列腺肥大、盆腔炎等。

三、中药离子导入技术的操作方法

1. 根据疾病辨证选用中药组方,将中药加水煎煮,然后过滤去渣留液备用。

同时准备离子导入治疗仪、干毛巾等用品。

2. 评估患者,术前沟通,协助患者取舒适体位,暴露治疗部位。

3. 打开离子导入治疗仪开关,将 2 块垫片浸入 40℃ 中药液后取出,挤压至不滴水的程度,把电极板放入垫片中,平置于治疗部位,两个电极板相距 2～4cm,外覆隔水布,绑带固定。

4. 启动输出按钮,调节电流强度至患者耐受为宜,治疗 20~30 分钟。

5. 治疗结束后,取下电极板。用干毛巾擦干局部皮肤,同时观察皮肤情况,协助患者穿衣,取舒适体位休息,留观半小时。

6. 关闭治疗仪电源,擦拭电极板,妥善放置。

四、中药离子导入技术的禁忌证

1. 安置心脏起搏器的患者及治疗部位有金属异物者禁用。

2. 对药物过敏,对直流电敏感者禁用。

3. 高热、恶病质、心脏病、心力衰竭、有出血倾向者禁用。

4. 糖尿病、皮肤感觉异常的患者,尽量不用离子导入法治疗。

5. 妊娠期妇女禁用。

6. 治疗部位皮肤炎症明显、病变面积大、渗出较多时,慎用中药离子导入治疗法。

五、中药离子导入技术的注意事项

1. 治疗前,要与患者积极沟通,治疗期间产生的针刺感、蚁走感属于正常现象,不必紧张。

2. 注意操作顺序,防止电击事件。同一输出线的两个电极不可分别放置于两侧肢体。

3. 治疗过程中,要密切观察患者的反应,询问感觉。如有不适,应及时调整电流强度或中止治疗。

4. 治疗部位的皮肤出现红疹、疼痛、水疱等情况,应立即中止治疗,对症处理。

5. 治疗过程中,要随时观察机器的运转情况。

6. 中药可致着色,数日后可自行消退,不可用肥皂等刺激性的清洁剂强行洗擦。

六、中药离子导入技术的临床应用

1. 关节炎

组方:秦艽 9g,羌活 6g,独活 6g,川芎 9g,红花 6g,千年健 10g,附子 5g,冰片 3g。

操作:中药煎汤,清洁病变关节局部皮肤,选定电极板放置位置,用中药离子导入技术进行治疗。每次持续治疗半小时,10 次为 1 个疗程。

2. 腰肌劳损

组方:当归 9g,乳香 9g,没药 6g,川芎 9g,红花 5g,三七 6g,冰片 2g。

操作:选肾俞、脾俞作为电极板放置部位,或选用阿是穴作为治疗部位,用中药离子导入技术进行治疗。每次 20 分钟。

3. 偏瘫

组方:川芎 9g,红花 5g,赤芍 6g,桂枝 9g,黄芪 15g,地龙 9g,桃仁 5g,伸筋草 9g,千年健 12g,当归 12g,肉桂 6g。

操作:中药离子导入技术治疗。选患肢相邻多组部位作为电极板放置位置,每组治疗 20 分钟,每次可用于治疗 4~5 组次。15 日为 1 个疗程。

4. 盆腔炎

组方:乳香 9g,没药 6g,黄连 15g,黄柏 12g,黄芩 9g,川芎 9g,红花 6g,白术 9g,当归 9g,肉桂 5g。

操作:中药离子导入技术治疗。选下腹部、腰骶部相邻多组部位作为电极板放置位置,每组治疗 20 分钟,每次可用于治疗 4~5 组次。15 日为 1 个疗程。

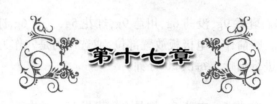

中药含化法

中药含化法又称中药噙化法,是将中草药或中成药噙在口中含化,用以治疗疾病的一种中药用药方法。

一、中药含化的原理

1. 药物直接作用于病变局部发挥药理作用。多用以治疗口腔及咽喉部的疾患。

2. 药物有效成分通过口腔黏膜和舌下静脉直接吸收入血,随血液循环到达病灶而发挥药理作用,用以治疗全身或其他部位的疾病。

二、中药含化的适应证

1. 适用于治疗口腔及咽喉部的疾病,如口腔溃疡、咽炎、扁桃体炎等。

2. 用于需要药物快速吸收入血发挥作用的疾病的急救,如高血压、心绞痛等。

三、中药含化的注意事项

1. 使用本法要遵循舌下含化的原则,切记千万不要在任何时候都将药液咽下。

2. 含化法用于治疗口腔疾患时,应尽量延长药液在口腔的保留时间,以发挥局部最大疗效。治疗咽部疾患时,药液要徐缓咽下,以延长药液通过咽喉部的时间。

3. 噙化块状药物时,要尽可能加长噙含时间,待药味淡时,再及时更换。

4. 治疗过程中要保持安静,避免言谈、嬉笑,以防造成呛咳、窒息等意外事故。

四、中药含化的临床应用

1. 口腔溃疡

组方1:黄柏12g,炙甘草6g,青黛3g。

功效:清热解毒,燥湿敛疮。

用法:共研末,每次 1.5g,敷于溃疡面上,含化。

组方 2:六神丸,蜂蜜少许。

用法:用干棉签蘸蜂蜜少许,使劲擦拭溃疡使微出血。根据溃疡面的大小,取六神丸 5~10 丸,滴水调成糊状,涂溃疡面上,含化。

组方 3:生大黄、青木香、细辛各 5g,冰片 3g。

用法:共研末,淡盐水漱口,取药末 1.5g,敷于溃疡面上含化。

组方 4:银黄含化片

用法:含化,1 片/次,5~6 次/日。

2. 化脓性扁桃体炎

组方 1:山豆根。

用法:每次取山豆根约 4~5g,噙于口中,慢慢含化。

组方 2:薄荷、甘草、黄柏、朴硝各 2g。

用法:共为末,分次含化。

3. 慢性扁桃体炎

组方:陈皮、白芷、桔梗、梅片、硼砂、僵蚕、黄连、儿茶、连翘、甘草、苦豆根、牛蒡子各 10g。

用法:共研末,每次取 3g 含化,每日 3 次。

4. 慢性咽喉炎伴声嘶

组方:生地、桔梗、北沙参、木蝴蝶、赤芍、黄连各 10g,当归、蝉衣、甘草各 6g。

用法:共研末。每次取 3g 含化,每日 3~4 次。

5. 心绞痛

用药:速效救心丸,或丹参滴丸,或活心丹等。

用法:取 10 粒,舌下含服。

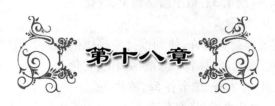

脐 疗 法

脐疗法是通过应用药物、针灸、按摩、拔罐、理疗等方法对脐部进行刺激，同时发挥药理作用来激发经气、疏通经脉、促进气血运行、调整人体脏腑功能，从而使阴阳平衡，最终达到防治疾病目的的一种中医外治疗法。

狭义的脐疗法一般指药物贴脐疗法。

一、脐疗法的治病机制

脐即神阙，又称脐中穴，是经脉系统中任脉上的一个重要穴位。中医认为，脐与十二经脉相联，与脏腑相通，为先天之本，是生命之本源。"脐者，肾间之动气也，气通百脉，布五脏六腑，内走脏腑经络，使百脉和畅，毛窍通达，上至泥丸，下至涌泉。"脐又为冲脉循行之处，为经脉之中枢、经气之江海。又冲为血海，任主胞胎。所以说，通过脐疗可以调理冲、任经脉，疏通气血、温补下元，起到固经安胎作用。

脐与肝脾关系密切，足厥阴肝经入于脐中，足太阴脾经上络于脐。通过脐疗疏肝理气、调理脾胃，且脐部与肝脏位置靠近，有利于药物的渗透作用，从而改善机体免疫功能，有利于肝脾病症的恢复。

脐疗可促进肾及胞宫的生理作用。脐为任脉要穴，与肾及胞宫直接相连，通过脐疗可以调理相关经脉气血，改善生殖内分泌功能，调节免疫功能。

现代研究证实，脐中有丰富的静脉网和皮下动脉分支，与全身皮肤结构比较，其表皮角质层最薄，屏障功能最弱，且脐下无脂肪组织，皮肤筋膜和腹壁直接相连，故渗透性强，有利于药物的吸收。另外，药物分子可通过脐部进入细胞间质，迅速弥散于血中，极少通过肝脏而免遭破坏，避免了药物经口服后被胃肠道消化液削弱药力的弊端，同时减少药物给肝脏带来的不良反应，避免了口服药对胃肠道的刺激和对消化功能的影响，并能充分发挥药效，提高药物的利用率。

药物敷脐可在腹部形成较高的药物浓度，并可迅速入血输送全身，从而调整脏腑病态。脐疗也可通过对脐部的物理刺激，激发经气、疏通经络、调理气血，从而调整脏腑功能,发挥其防病治本的功效。

二、脐疗的作用

1. 温通阳气,回阳救逆　脐疗可激发经气,温阳通络,补中理气,固脱救逆。用于治疗虚脱、休克、中风、昏迷等。

2. 调理冲任,固经安胎　脐疗能温补下元,理气活血,调理冲任,固经安胎。可治疗月经不调、痛经、崩漏、带下、不孕、胎动不安等。

3. 通调三焦,利水消肿　脐疗能激发三焦气化功能,使气机通畅、经络隧道疏通,能促进代谢,缩减脂肪。用于治疗水肿、腹水、黄疸、肝硬化等病症,也可用于减肥。

4. 健脾和胃,降逆止呕　脐疗可增强脾胃功能,使清阳得生,浊阴下降,能健脾止泻,和胃降逆。用以治疗胃病、呕吐、腹泻、早泄、呃逆等。

5. 收敛止汗,固精止带　脐疗能收敛人体的精、气、神、津,调节脏腑阴阳平衡,调整体质使气血通畅,营卫通利,能补虚安神。可治疗各种自汗、盗汗、遗精、阳痿、早泄等病症,还可用于失眠的调理。

6. 通经活络,行气止痛　脐通百脉,脐疗后可通经活络、理气和血,达到"通而不痛"。可治关节风湿痹痛、内脏郁积、手足麻木、颈肩腰腿痛等疾病。

7. 强身健体,祛病益寿　脐为先天之命蒂,后天之气舍。脐疗能活化细胞,调节免疫,具补脾胃、益精气之功。可用于虚劳、神经衰弱、面部黄褐斑、痤疮等病症的治疗。

三、脐疗的分类

1. 脐部按摩法　脐部按摩法是运用特殊按摩手法刺激神阙穴,用以治疗疾病的一种脐疗法。脐部按摩需借助形似火柴样的脐按摩棒来进行操作治疗。常与药物贴脐疗法合用。

2. 脐部灸法　脐部灸法是利用艾绒燃烧或其他热源产生的温热在神阙穴上施灸,来达到调理机体功能目的的一种脐疗法。如隔盐灸法。

3. 脐部拔罐法　利用火罐的负压,对脐部进行物理刺激,以达到调理机体脏腑功能的目的。多用于寒凉体质者。

4. 脐针疗法　脐针疗法是用毫针针刺神阙穴来治疗疾病的一种脐疗法,是一种新型针刺法。具体见脐针疗法章节。

5. 脐部贴药法　脐部贴药法是根据不同病症需要,选择相应药物制成散、膏、糊等剂型,贴敷于神阙穴上,通过药物对脐部的刺激作用和药理作用,达到治疗目的的一种脐疗法。临床上,将药物贴脐、填脐、纳脐、蒸脐、熏脐、熨脐等统称为贴脐疗法。

四、脐疗法的适应证

脐疗法的适应证非常广泛,对消化、呼吸、泌尿、生殖、神经、心血管等系统的疾病均有作用,并能增强机体免疫力。广泛用于内、外、妇、儿、皮肤、五官等各科的疾病,尤其适用于治疗慢性疾病,如神经性头疼、失眠、多汗、便秘、泄泻等。

五、脐疗的禁忌证

1. 严重心血管疾病、体质特别虚弱者,慎用脐疗。

2. 妊娠期、哺乳期女性慎用脐疗,以免局部刺激引起流产或影响哺乳。

3. 皮肤过敏者,脐部皮肤有炎症、破损、溃烂者,均不适合进行脐疗。也就是说脐病或脐部感染者禁用脐疗。

4. 有药物过敏史者,应慎用药物贴脐疗法,或者可以对组方中有过敏的药物进行更换代替后再做脐疗。

5. 对诊断不明确者,禁用脐疗止痛,以免延误病情。

六、脐疗的注意事项

1. 脐疗药物应少而精,尽量研为细末应用,以充分发挥药效,并可视病情分别采用酒、醋、油、姜汁、水、米汤等调匀后再应用,以加强疗效。

2. 敷药前,应先将脐部擦拭干净。治疗后,宜用生理盐水或干净清水擦洗、去除残留于脐部的药物,不宜用肥皂水等刺激性洗剂擦洗。

3. 药物贴脐疗法应与药物内服、针灸、推拿等疗法配合使用,使疗效更佳。根据需要,也可局部加温、加灸,以增强药物吸收,提高治疗效果。但也应注意防止烫伤皮肤。

4. 个别患者敷药后,可出现局部红肿、痒痛等过敏现象,应揩去药物中止治疗。

5. 脐疗胶贴应每日更换 1 次,10 日为 1 个疗程。疗程间可停用 2~3 天,以减轻对脐部的持续刺激。

6. 脐部皮肤娇嫩,如药物刺激性强或隔药灸脐次数较多时,宜在用药或治疗前先在脐部涂一层凡士林,以保护脐部皮肤,小儿尤应注意。

七、脐疗的临床应用

1. 偏头痛

组方:生石膏 1g,白芷、川芎各 0.5g。

用法:研末,搅拌均匀,置神阙穴,伤湿止痛膏封闭。

2. 糖尿病

组方:山茱萸、丹皮、泽泻、山药、茯苓、肉桂、附子各 1g。

用法:共研末,水调成膏糊剂,置神阙穴、气海穴及关元穴上,用大敷贴固定。

3. 轻度高血压

组方:吴茱萸、川芎、辛夷各 10g,冰片 5g。

用法:研末,拌匀,取 4g 左右纳脐中,胶贴固定,3 天换药 1 次。

4. 失眠

组方:肉桂 30g,黄连 5g。

用法:研末,蜜调为丸,蚕豆大小。每晚 1 丸纳脐中,敷贴固定。1 天更换 1 次。

5. 心绞痛

组方:当归 30g,川芎 15g,细辛、三棱、莪术各 10g,乳香、没药、丁香各 5g,冰片 3g。

用法:研末,拌匀,取 4g 左右醋调成糊敷脐,胶贴固定,每日更换 1 次。

6. 小儿遗尿

组方:五倍子、茯神各等份。

用法:研末,取 3g 用米汤调糊敷脐,胶贴固定,每日更换 1 次。

7. 呃逆

组方:橘皮、半夏、柿蒂、丁香各 10g。

用法:研末,拌匀,取 4g 生姜汁调糊敷脐,胶贴固定,每日更换 1 次。

8. 胃寒疼痛

组方:胡椒、香附、干姜各 5g。

用法:研末,拌匀,取药末 3g 用黄酒调糊敷脐,胶贴固定,每日更换 1 次。

9. 五更泻

组方:胡椒、香附、干姜、白芷各 5g。

用法:研末,拌匀,取 4g 蜜调敷脐,胶贴固定。早餐后敷脐,晚餐前取掉。

10. 月经不调

组方:当归 9g,肉桂、白芍、红花、干姜、川芎各 6g,鹿茸 3g。

用法:共研末,拌匀,装瓶备用。用时取 3g 醋调敷脐,胶贴固定,2 天更换 1 次。

11. 胃肠炎

组方:丁香 15g,半夏 20g,生姜 30g。

功能:和胃止吐,温脾止泻。

用法:丁香、半夏研末,生姜煎汁浓缩,调糊,适量敷脐,每日换药 1 次。

12. 带下

组方:芡实、桑螵蛸各 30g,白芷 20g。

功效:健脾清热,利湿止带。

用法:研末拌匀,取适量用醋调糊敷脐,胶贴固定,每日换药 1 次。

13. 血瘀型闭经

组方:蛴螬 1 只,威灵仙 10g。

功效:活血通经。

用法:蜣螂焙干,威灵仙烤干,研末拌匀。适量填脐,胶贴固定,约 1 小时后去药,每日治疗 1~2 次。

14. 小儿泄泻

组方:丁香、桂枝、肉桂、白头翁、马齿苋、小茴香各 5g。

功效:温中、理气、止泻。

用法:共研末拌匀,取适量,麻油调和成膏,敷脐,胶贴固定。2 天换药 1 次。

15. 咳嗽

(1)风寒咳嗽

组方:白芥子、麻黄、肉桂各 5g,半夏、细辛各 3g,丁香 1g。

功效:疏散风寒,化痰止咳。

用法:共研末拌匀,取适量纳脐,胶贴固定,每日换药 1 次。

(2)风火或火热咳嗽

组方:鱼腥草 15g,青黛、蛤壳各 10g,冰片 1g,葱白 3 根。

功效:疏散风寒,清热止咳。

用法:前四药研末,拌匀,葱白捣烂如糊,二者调和,取适量敷脐,胶贴固定,每日更换 1 次。

(3)久咳不愈

组方:罂粟壳、五味子各 20g。

功效:敛肺止咳。

用法:共研细末拌匀,适量蜂蜜调制成膏,敷脐,胶贴固定,每日换药 1 次。

16. 低血压

组方:黄芪、五味子各 10g。

功效:健脾益气,生津补虚。

用法:共研细末,清水调糊,外敷脐部,胶贴固定,每日换药 1 次。

17. 痛经

组方:肉桂、炮姜、茴香各 15g。

功效:温经止痛,通血散寒。

用法:研末,拌匀,取适量米醋或黄酒调糊敷脐,胶贴固定,每日 1 次。

18. 便秘

组方:大黄、玄明粉、生地、当归、枳实各 30g,陈皮、木香、槟榔、桃仁、红花各 15g。

用法:共研末,每次取 20g 蜂蜜调制成膏贴脐,胶贴固定,每 2 日换药 1 次。

19. 鼻窦炎

组方:艾叶 30g。

功效:理气逐寒,温补元气。

用法:研末,白酒调膏敷脐,胶贴固定,1 日 1 换。

20. 脱肛、疝气

组方:五倍子、黄芪各 100g。

用法:各取 5g 研末,蜜调敷脐,胶贴固定,病变部位回纳后用剩余药物煎汤,热敷患处,每日 1 次。

21. 青春痘

组方:菟丝子 50g。

用法:部分炒熟研末,醋调敷脐,胶贴固定;剩余部分煎汤洗脸。1 日 1 次。

22. 阳痿

组方:阳起石 100g。

用法:研末,取 5g 加水调膏敷脐,胶贴固定,外加艾灸,1 日 1 次。

23. 膀胱炎

组方:车前子、金银花、菊花、木贼各 10g。

用法:煎汤,脐部湿热敷,每日 2 次。

24. 不全梗阻

组方:肉桂、川椒目、莱菔子、吴茱萸、生大黄各 10g,冰片 3g。

用法:共研末备用。每次取 3g 置脐上,伤湿膏固定,1 日 1 换。

25. 化疗致白细胞计数减少

组方:干姜、肉桂、附子各 10g,血竭、当归各 5g,冰片 2g。

用法:共研末拌匀,每次取 3g 纳脐,伤湿膏外封固定,1 日换药 1 次,12 天为 1 个疗程。

26. 癌性疼痛

组方:蜈蚣 2 条,徐长卿、川乌、延胡索、白屈菜各 15g,麝香 3g。

用法:共研末备用。每次取 3g,黄酒调膏敷脐,艾灸 2 小时后,伤湿止痛膏外固定。24 小时换药 1 次,7 天为 1 个疗程。

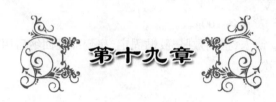

放 血 疗 法

放血疗法又称刺血疗法、刺络疗法、泻血疗法、净血疗法、排瘀疗法等,是指用三棱针、皮肤针等针具刺破患者体表的经络或穴位,放出少量血液以治疗疾病的一种中医外治方法。

一、放血疗法所用的针具

放血疗法常用针具有三棱针、皮肤针、小眉刀、毫针等。

三棱针一般用不锈钢制成,针长约 5~10cm。针柄较粗,呈圆柱形;针身呈三棱形,尖端三面有刃,针尖锋利。根据针身粗细、长短不同分为大、中、小 3 型。具体应用要根据不同病证及病人身体强弱适当选择用针型号。较大型号的三棱针适用于四肢、躯干部位放血,小型号的适用于头面部及手足部放血。

小眉刀是尖端呈弯眉状的刀具,长约 7~10cm,刀刃长 1cm,十分锋利。多用于划割法的放血治疗。

二、放血疗法常用部位

现代医家按放血的部位把放血疗法主要分为两种:一种是静脉血管放血,一种是针刺穴位放血。

静脉放血常用于减少病人的血液容量,以减轻心脏负担,并能通过去瘀生新,减少瘀血,刺激新血再生,从而降低血液黏稠度,使血压下降,促进血液循环,并有解毒利尿作用。

针刺穴位放血疗法,常用于疏通经络、化瘀活血、泄热解毒、急救开窍、调和气血、排毒消肿等治疗。

但在临床实际应用中,放血部位较多,常用的有:

1. 静脉放血　其方法是选取病灶附近、耳后、胸、背、肘、头、腘窝等部位有青紫、怒张、充血现象的静脉,用三棱针点刺或割刺放血。

2. 穴位放血　穴位放血是在辨证论治理论指导下,以经络学说为依据,采取局部取穴、循经取穴及辨证取穴的原则,选取末梢血管分布比较丰富的穴位放

血。穴位放血分为:

(1)局部取穴放血:选取病灶的局部腧穴放血。因为腧穴能治疗所在部位和邻近部位的病症,所以局部取穴放血多用于治疗体表部位较明显和较局限的症状。

(2)循经取穴放血:循经取穴放血是病在何经,即取何经穴位放血。目前临床上治疗热郁于肺而致的各种实热证,如急性扁桃体炎、咽炎、喉炎等,用针刺少商、鱼际放血的方法均取得较好的疗效。

(3)表里经取穴放血:表里经取穴放血是某经有病,即取与该经相表里的经脉穴位放血的一种疗法。

(4)辨证取穴放血:这是根据中医理论和腧穴功能主治而提出的放血方法,它与局部取穴放血、循经取穴放血和表里经取穴放血有所不同。前三者都是以病痛部位为依据,但对于发热等全身证候,并不能完全概括,这就需要应用辨证取穴放血法。

放血疗法的辨证取穴与毫针治疗取穴有相同处,也有不同处。相同处是都要根据中医的脏腑、经络、气血理论辨证施治,还要遵循腧穴的近治作用、远治作用、特殊作用来选穴、配穴。不同处是放血疗法以放血为主,进针的部位不一定在十四经穴上,有的是离穴不离经,主要是选取穴位处或穴位附近瘀阻明显的血络,还有的是选取的穴位从经络循行方面来看,与病变部位并无直接关联,但在实际经验方面却是行之有效的。

3. 病痛局部放血 病痛局部多是经脉瘀血部位,在瘀结处放血,可通经活络。也就是说病痛局部放血的部位是络脉怒张或血瘀明显的部位。例如血管性头痛,可见两侧颞部经脉怒张,若点刺太阳穴络脉出血即可收到镇痛功效。

病痛局部放血多用三棱针点刺,或用皮肤针重重叩刺病灶部位。临床多用于顽麻疼痛、扭仆跌打损伤等病症的治疗。

4. 细小浅表动脉放血 这是指对人体浅表细小的动脉进行针刺放血而言。细小浅表动脉放血仅用于某些急症,要严格控制出血量,切记千万不能刺破大动脉。

三、放血疗法的治病机制

传统认为其治疗机制是通过改善局部气血运行,以达到祛邪解表、清热解毒、消肿止痛、泻火排脓、通经活络、行瘀导滞、平肝息风、安神定志、醒脑开窍的作用。

现代对刺络的机制研究报道很多:有人对感染性疾病的血象进行研究,发现耳穴刺血治疗后白细胞总数下降、淋巴细胞数升高、中性粒细胞数下降,说明刺血疗法的退热、抗炎作用是有客观基础的。

临床还发现,刺血治疗前后的血象变化呈双向调节作用,它可使升高的白细胞计数降低,也可使减少者回升。

有学者以针刺金津、玉液穴出血为主,观察中风后遗症患者治疗前后的手部握力变化,发现刺血可使握力增加,异常自发肌电减少或消失。这充分说明刺血疗法对神经、肌肉的生理功能有良好的调整、调节作用。

有学者研究,针刺四缝穴后挤出少量血液和黄色液体,能使血清钙、磷水平上升,碱性磷酸酶活性降低,有助于小儿骨骼生长发育。又有研究证明,针刺四缝穴还可使肠胰蛋白酶、胰淀粉酶与胰脂肪酶增加,胆汁分泌量增加,有助于食物的消化吸收。

有人报道,刺络通过微循环的变化能导致身体的应激效应变化,引起一系列特有的生化改变,影响神经体液功能状态,达到抑制变态反应的目的。

也有学者认为刺络疗法可以调整机体免疫功能。

四、放血疗法的功效及作用

1. 退热作用 中医认为发热主要有两种,一为阳盛发热,一为阴虚发热。放血的退热作用,则适用于前一种。因为阳气盛必然会血盛,放血可以减少血盛,从而减少了血脉中的邪热,使机体的气血趋于正常。

2. 止痛作用 中医认为"通则不痛、痛则不通"。意思是内有疼痛症状的疾病,在其经脉中必有闭塞不通的地方。放血疗法可以直接带出经脉中瘀滞的病邪,调整闭塞壅阻的局面,经脉畅通了,疼痛立时可止。临床许多急性病,如咽喉疼痛及偏头痛等,应用放血疗法,能迅速收到良好的效果。

3. 解毒作用 中医所说的解毒作用,是指解除机体在病理状况下由于自身功能障碍不能抵抗毒邪而出现的证候。如因毒火亢盛而致的"红丝疔",以及毒邪浸淫而生的疮疡痈疽等病症,使用放血疗法不仅能使侵及机体的毒邪随血排出,更重要的是通过"理血调气"的作用,使人体功能恢复正常,从而抑制病邪的扩展与再生。

4. 泻火作用 中医认为,火热内扰,可致多种病症。常表现为心烦不安、口舌生疮、肢体疼痛肿胀、急躁易怒,甚至发热、神昏、谵语等症状。放血疗法可以直接使火热之邪随血而泻,对多种热证有泻火功效。

5. 消肿作用 肿痛多由气滞血涩致经络瘀滞而成。放血能直接排除局部经脉中瘀滞的气血与病邪,促使经脉畅通无阻,从而达到消肿的目的。

6. 止痒作用 痒是风邪存在于血脉之中的表现,故有"治风先治血,血行风自灭"的治疗原则。放血就是理血调气,使血脉流畅迫使风邪无所留存,达到祛风止痒的作用。

7. 缓解麻木 气虚不能帅血达于四末,或者血虚失于濡养,则往往出现麻木的症状。用毫针点刺患侧肢体的穴位,使其少量出血,可达到活血作用。血行则气至,气至则推血运行,四末得濡养则麻木自消。所以说,放血用以治疗麻木之症,效果较好。

8. 镇吐作用　急性呕吐多属胃热炽盛或肝气横逆犯胃或食滞停留。放血能泻热平肝逆,并有疏导肠胃积滞下行的作用,故能镇吐止呕。

9. 止泻作用　放血用以治疗泄泻,一般是指肠胃积滞化热而成的热泻,或者感触流行时疫,造成清浊不分的泄泻等。其机制是放血可泻火降热,最终达到升清降浊的作用。

10. 急救作用　所谓急救作用,是指放血疗法可以抢救猝然昏倒,惊厥不省人事的闭证而言。放血疗法能改善血液循环的状况,是一种行之有效的抢救方法。

五、放血的方法

1. 刺络法　刺络法即是用针刺脉络来放血的方法,也称泻血法。

四肢放血多用止血带束扎针刺部位的上端,令局部静脉充盈,针刺后,待出血由黑色变成红色,方可将止血带解开。目的是助瘀血和毒邪排泄。

根据针刺手法的不同将刺络法分为点刺法、挑刺法和丛刺法。

(1)点刺法:点刺法是将针刺入体表后随即出针,令其出血的一种放血方法。多用于指、趾末端穴位,如十宣、十二井穴和耳尖及头面部的攒竹、上星、太阳等穴。

针刺前,先将针具和针刺部位严格消毒,并在针刺部位上左右推按,使局部充血,郁血积聚,左手拇、食、中指夹紧被刺部位或穴位,做捏、按、提、拿动作配合,便于找准放血点。右手持针,拇、食二指扶持针柄,中指紧贴针体下端,裸露针尖1~2分,对准所刺部位刺入0.5~1分深,随即将针退出。出针后不可按闭针孔,令其自然出血,或轻轻挤压针刺部位周围以助排血,最后用消毒干棉球按压针孔。

1)根据针刺速度的快慢将点刺法分为速刺法和缓刺法。

A. 速刺法:速刺放血法的操作是对准放血处,迅速刺入、迅速退出,放出少量血液或黏液。适用于四指末端十二井穴和十宣穴等。如咽痛刺少商;中暑刺十宣;中风刺十二井穴等。

B. 缓刺法:缓刺放血法是对准放血点,缓慢刺入、缓慢地退出的一种放血方法。适用于肘窝、腘窝部及头面部的静脉放血,如曲泽、委中、太阳穴等处的静脉放血。缓刺法多用以治疗急性吐泻、中暑、发热等病症。

2)根据进针方向的不同将点刺法又分为

A. 顺刺法:顺刺法是顺着血脉循行的方向进行斜刺的一种放血方法,即由下向上斜刺。在放血前可逆着血脉流动方向,由上向下推压至放血点,然后再进行针刺放血,主要是以去除恶血为主。

B. 逆刺法:逆刺法是逆着血脉循行的方向进行斜刺的一种放血方法,即由上向下斜刺。在针刺前可由针刺点向上下推揉,分推开血液,然后再进行针刺,主要是以外泄邪气为主。

(2)挑刺法:挑刺法是将针刺入皮肤或静脉后,随即针身倾斜,挑破皮肤或静脉,放出血液或黏液的一种刺络法。适用于手、胸、背、耳背静脉及肌肉浅薄的穴位处放血。常用于红丝疔、目赤肿痛、痔疮等的治疗。

操作方法:局部消毒后,以左手按压施术部位的两侧,使皮肤固定,右手持针,将腧穴或反应点的表皮挑破出血。如治疗红丝疔,应在红丝近心端的尽头处四周围刺,然后向远心端方向,在红丝之上,间距 1 寸挑刺 1 次,直到病源尽头,使出血,然后局部消毒。

(3)丛刺法:丛刺法是用三棱针在某一较小局部多次点刺,使之出血,或用皮肤针在治疗部位叩刺,使刺数多、刺入浅,以有血珠渗出为度,又称为密刺法。适用于扭挫伤、脱发、皮肤病等。有时可配合拔罐疗法以加强疗效。

2. 散刺法　散刺法又称围刺法、豹纹刺。即在病灶周围进行多点点刺的一种方法。针刺深度应根据病变局部的肌肉薄厚、血管深浅而定。针刺点数可根据病灶部位的大小、疾病性质而定,一般可刺 10~20 针,由病变部位的外缘环形向中心点刺,以达到去瘀生新、舒经活络的目的。

散刺法还可与拔罐疗法配合,散刺后,再局部拔罐,以加大出血量,加强疗效。操作时,先围绕红肿处周围散刺,然后火罐吸拔,使恶血出尽,以消肿痛。

散刺法多用于局部瘀血、血肿或水肿、顽癣等,也适用于痈肿、痹证、瘟毒等证。

3. 划割法　多采用小眉刀等工具,持刀以操作方便为宜,使刀身与划割部位大致垂直,然后进刀划割,达到放血目的。适用于口腔内膜、耳背静脉等处的放血。

六、关于放血疗法的几个问题

1. 强度与疗程

(1)强度:放血疗法的强度与点刺的深浅、范围及出血的多少有关。病情轻的、范围小的,体质差的患者,宜采用浅刺、少刺、微出血的轻刺激;反之,病情重的、范围大的、体质好的患者,应采用深刺、多刺、多出血的强刺激。

(2)疗程:放血疗法的疗程要根据出血量的多少和病情轻重而定。一般浅刺微出血,可每日 1 次或 2 次;如深刺多出血,每周可放血 2~3 次,也可每隔 1~2 周放血 1 次。针刺以泄邪气者,可一日 3 次,以肤红为度;为加强外泄邪气的功效,可结合火罐拔吸,以肤湿为度。

2. 关于出血量

(1)在刺络疗法中,出血量的多少,直接关系到治疗效果的好坏,原则上是根据以下几个方面的不同情况而定。

1）体质:一般年轻力壮、气血旺盛者出血量可稍多,老年体弱、小儿、妇女则出血量宜偏少。

2）部位:头部、指、趾部位出血量宜少,四肢部位出血量可略多。

3）病情:阳证、实证、热证、新病刺血量宜偏多;阴证、虚证、久病则出血量宜少。

（2）在具体操作时,对刺络出血量一般分为 4 种不同类型:

1）微量:出血量在 1 滴左右,包括局部充血、渗血以及《内经》中所载"出血如大豆""见血而止""微出血"等情况。微量放血主要用于较大面积、浅表性疾患,如神经性皮炎、下肢慢性溃疡,银屑病、白癜风、末梢神经炎、顽癣及慢性软组织劳损、头痛、不寐等,常使用皮肤针散刺。

2）少量:出血量一般在 10 滴左右,大约半毫升。少量出血主要用于头面部及四肢指、趾部穴位的一些急性、热性病,如感冒、急性结膜炎、急性咽炎、急性扁桃体炎、疟疾等,常使用三棱针速刺法。

3）中等量:中等量出血是指放血量在 10ml 左右。主要用于一些外科感染性疾患及部分急症,如疔、疖、痈、疽、乳腺炎和急性软组织扭伤、中暑、各种痛症、精神系统疾病等。常在四肢部位用三棱针点刺。

4）大量:出血量超过 15ml,达几十或上百毫升,甚至更多的出血量。这种方法多用于一些慢性全身性疾患和部分急症、实证,如中风后遗症、脑震荡后遗症、真性红细胞增多症、癫狂等。放血时可以用三棱针挑刺法加拔罐法。

3. 关于出血的辨证

（1）辨血色

1）血呈深红色:针刺部位出血后,血的色泽为深红色时,从中可以判断疾病多属于热证。

2）血呈黑红色:凡在体表刺出血后,血的色泽为深红色,可分为外伤、内伤辨证。

外伤:一般是在阿是穴部位,多由于气血结聚所致,青紫斑痕是由于局部络脉血溢所致。

内伤:四肢深部内伤,多为瘀血阻滞经络;头、躯干部内伤,多因恶血聚集脏腑,一般是在该脏腑所属部位疼痛。

3）血呈淡红黄色:一般是在肘部、膝部关节处。针刺出血后,血的色泽为淡红黄色,多为风湿痹证。

4）血呈青紫色:多位于背部、腹部、十指等部位。针刺出血后,色泽为青紫色,多因寒邪入里,窜入机体,伤及脏腑功能所致。

（2）辨血的动态

1）出血清淡难凝:当针刺出血时,血液清淡而稀疏,不宜沉凝,是血虚的表现。凡刺后出血为清淡者,临床上多以泄邪气为主。对症刺血治疗时,曾有出血不止经历者应禁刺。

2)出血沉凝易结:针刺出血时,血液容易沉淀并凝结,多因气虚所致,且多兼实证。凡此类情况,应以泻血为主,兼调气补虚。

3)出血缓慢:针刺肌肤后,出血迟缓,需多次针刺,方断续出血者,为出血缓慢。多因气血亏虚、瘀血阻于脏腑、脏腑气机衰竭、气血循环不归经造成。在对症施治中,应充分掌握补泻关系,以补气活血为主。

4)出血急促:针刺肌肤后,出血急促,多为热盛。施治中,应以泄气为主,兼刺血泻热。但凡有习惯性皮肤紫斑者,应禁针或慎刺。

(3)辨其他

1)血夹脓汁:凡在针刺部位出现脓血,多因外伤后恶毒犯内或长久内伤化脓所致。施治中,多以刺脓排毒为主,深部脓血可采用泄气、活血、化脓之法,配合拔罐疗法效果更佳。

2)黏性白液:凡在四缝穴、背部、胸部、鱼际等处挑刺出白色黏液性液体,多因小儿疳积、水谷运化失调、气血功能不畅、局部络脉供血不足所致。通过针刺四缝穴等处,可以起到调脾胃、补虚损的功效。

3)白色粉质物:此多为络脉长久郁气、瘀血阻结,血脉失去正常循环,而在肌肤内转化成肿结。施治当用挑刺法兼挤压除去肿结。

4)透明性水液:此病多为浮肿,此证不应多泻,可配合药物治疗。

5)水珠悬罐:这种现象多属体内寒湿过重。凡以上现象,临床上多采用走罐法祛寒邪、留罐法泻风湿治疗。

6)罐中气暖:此种情况,是多因体内湿热过重所致。湿热入里,行之经络血脉,则多发于手心、脚心、背心,且皮肤湿润。因湿热过重,常出现头痛、发热、身重而痛、腹泻食少、腰酸背痛等。临床上泻湿热,多在手心、脚心、大椎、命门、委中、承山、神阙等处施治。

七、放血疗法的适应证、禁忌证及注意事项

1. 适应证　放血疗法主要适用于各种实证、瘀证、热证和痛症。其中,点刺法多用于高热,头痛、惊厥、扁桃体炎、中风昏迷、中暑、喉蛾、急性腰扭伤等;散刺法多用于丹毒、痈疮、外伤性瘀血疼痛等;挑刺法常用于目赤肿痛、丹毒、痔疮等。

2. 禁忌证

(1)患有严重心脏病、传染病、性病、皮肤病、皮肤溃烂者,禁用放血疗法。

(2)患有血小板减少症、血友病等有出血倾向疾病的患者以及晕血者、血管瘤患者,一般禁用本疗法。

(3)未满7岁的儿童、孕妇、70岁以上的老人,患有贫血、低血压的患者,孕期、经期、产后和过饥、过饱、醉酒、过度疲劳者,不宜使用本疗法。

(4)身体瘦弱、气血亏虚、损伤后出血不止的患者,不宜使用。

3. 注意事项

(1)积极沟通解释,清除患者顾虑。

(2)局部皮肤和针具要严格消毒,放血后短时间内不可外敷草药,避免感染。

(3)熟悉解剖部位,切勿刺伤深部大动脉。禁针穴不能放血。

(4)一般下肢静脉曲张者,应选取较细的静脉,注意控制出血;对于重度下肢静脉曲张者,不宜使用。

(5)针刺放血时,应注意进针不宜过深,创口不宜过大,以免损伤其他组织;划割血管时,宜划破即可,切不可割断血管;点刺、散刺时,针刺宜浅、手法宜快、出血不宜过多;用刺激强度较大的手法治疗时,要注意保持患者的体位舒适,谨防晕针。一旦晕针,可刺人中、中冲等穴,或立即给予饮用温开水。

(6)施术中要密切观察病人的反应,以便及时处理。如出现血肿,可用手指挤压出血,或用火罐拔吸,仍不消退者,可用热敷以促其吸收。如误伤动脉出血,用棉球按压止血,或配合其他止血方法。

(7)每次针刺5~20针,不宜过多,以免病人不能耐受;静脉放血只能1~2处,血量一般不应超过10ml。

(8)放血治疗后要禁酒,2天内禁止沐浴,并给予营养饮食。体虚者应先补后泻。

(9)针孔部位,视情况清毒、敷料包扎或涂抹小分子水解胶原蛋白。

(10)放血疗法一般中午治疗效果较好,晚上或阴雨天尽量不做。

八、放血疗法的临床应用

(一)放血疗法的取穴原则

1. 最常用的穴位是头部的太阳,上肢的曲泽,下肢的委中。

太阳:眉梢与目外眦之间向后约1寸处的凹陷中。

曲泽:在肘横纹中,肱二头肌腱的尺侧凹陷处。

委中:在腘窝横纹中央处。

2. 太阳、太阴、厥阴三经中血多气少,宜作为刺血常用经络。

3. 临床常选四肢肘关节、膝关节以下穴位处的血络来治疗头面部及躯干的疾病。

4. 腰以上者,手太阴、手阳明皆主之;腰以下者,足太阴、足阳明皆主之。

5. 病在上者下取之;病在下者高取之;病在头者取之足;病在腰者取之腘。

6. 临床实际应用中,不仅要遵照循经取穴、局部选穴的原则,还应根据病情需要灵活选穴,尤其是经验选穴。

（二）临床常用放血穴位

头面部：太阳、印堂、上星、丝竹空、攒竹、瞳子髎、鼻前庭、耳背、耳尖、球结膜、素髎、金津、玉液、龈交、水沟、内地仓、听宫、地仓、下关等。

上肢部：井穴、十宣、鱼际、尺泽、曲泽、曲池、四缝、少商、八邪、商阳、中渚等。

下肢部：井穴、委中、委阳、丘墟、阳交、阳陵泉、条口、血海、梁丘、丰隆、三阴交、阴陵泉、足三里、八风、解溪、然谷、内庭、太冲等。

躯干部：大椎、陶道、肩髃、腰俞、腰阳关、上髎、关元俞、次髎等。

此外，病变的局部也常常是刺络放血的施术部位，如踝关节扭伤后的肿胀局部或痈肿疮疡的病变部位，均是关键的治疗部位。

（三）具体运用

1. 感冒发热、头痛

治则：清热、泻火、活血止痛。

取穴：大椎、太阳、耳尖。后头痛，加委中；头项痛，加尺泽；头顶痛，加印堂。

治法：大椎穴三棱针点刺 3～5 针，拔罐，出血 5～10ml；太阳穴三棱针点刺 2～3 针，拔罐，出血 2～5ml；耳尖三棱针点刺，挤出 5～10 滴血液。

2. 咽痛

治则：泄热、解毒、利咽。

取穴：少商、商阳。

治法：快速点刺，挤出血液 5 滴左右。

3. 腰痛、背痛

治则：舒筋通络，化瘀止痛。

取穴：委中、阴陵泉、足附。

治法：委中、阴陵泉点刺，拔罐，出血 5～10ml；足附穴快速点刺放血 3～5ml。

4. 牙痛

治则：通络、泻火、止痛。

取穴：合谷、阿是穴、耳背静脉。上牙痛，取小腿外侧静脉充血处；下牙痛，取足附处静脉充血处。

治法：合谷、阿是穴针刺，留针 10 分钟，起针后使出血 1～2 滴；耳背静脉及下肢静脉充血处，点刺放血 1～2ml。

5. 面神经麻痹

治则：疏风通络，行气活血。

取穴：太阳、下关、四白、鱼尾、地仓、颊车。

治法：每穴点刺放血 2～3 滴，每日取 2～3 个穴，轮替应用。

6. 晕厥

治则：开窍醒神。

取穴:人中、十宣、中冲。

治法:常规消毒,三棱针点刺出血。

7. 急性淋巴管炎(红丝疔)

治则:清热解毒,凉血活血。

取穴:红丝走行路线、灵台穴。

治法:患部消毒,先用毫针在红丝近心端的尽头处四周围刺,然后用三棱针于红丝尽处点刺使出血,再沿红丝走行路线逆向每隔 1 寸挑刺 1 针,令微出血,最后于灵台穴重手法挑刺后拔罐,使出血 5~10ml。

8. 癫痫

治则:镇惊息风,醒脑开窍。

取穴:膀胱经第一循行线,长强穴、会阳穴。

治法:自大椎至长强旁开的膀胱经第一循行线上,用手由上而下推压 3~5 次;待长强穴及其周围充血发红时,推压之手不松开,另一手持三棱针在长强穴及其两旁的会阳穴处点刺令出血。

9. 落枕

治则:疏风活血,通络止痛。

取穴:阿是穴。

治法:疼痛最明显处消毒,梅花针重手法叩刺后拔罐,留罐20分钟。

10. 丹毒

治则:清热解毒,凉血化瘀。

取穴:患部,大椎穴。

治法:患部三棱针点刺 4~5 针,拔罐放血 10~15ml;大椎穴用梅花针重手法叩刺,以出血为度。

11. 急性乳腺炎早期

取穴:患侧乳腺的背部对应点,少泽穴。

治法:消毒,三棱针呈品字形点刺乳腺背部对应点 3 针放血,然后拔罐,留罐15 分钟;少泽穴三棱针点刺放血 3~5 滴。

12. 坐骨神经痛

取穴:下腰痛取腰俞、中膂俞、白环俞、上髎、次髎、下髎、环跳;下肢痛取承扶、殷门、委中、委阳、阳交、悬钟、跗阳、丘墟、昆仑。

治法:下腰痛穴每次取 1~2 穴,下肢痛穴每次取 2~4 穴。三棱针点刺出血,出血量以每穴 1~2ml 为宜,每 5 天施术 1 次,各穴轮替应用,3 次为 1 个疗程。

13. 支气管哮喘

取穴:大椎、定喘。

治法:消毒,三棱针挑刺出血,每 5 天施术 1 次,10 次为 1 个疗程。

14. 痤疮

取穴：大椎，双侧肺俞、肝俞、心俞、胃俞、肾俞穴，双侧大杼、耳尖、曲泽、血海穴。

治法：每次取 5 穴，轮替使用，每日 1 次，三棱针点刺 2~3 针，拔罐并留罐 15 分钟；耳尖点刺挤出血 2~3 滴，每 3 日 1 次。15 天为 1 个疗程。

15. 急性扁桃体炎

取穴：少商、商阳、尺泽、曲池。

治法：三棱针点刺出血。

16. 眩晕

取穴：头维、大敦、足窍阴。

治法：三棱针点刺出血。

17. 带状疱疹

取穴：疱疹周围。

治法：三棱针在疱疹周围刺络放血，每日 1 次。

18. 多发性毛囊炎

取穴：委中、灵台穴。

治法：委中刺络放血；灵台穴三棱针深刺放血后拔罐，留罐 10 分钟。

附：刺络拔罐法

刺络拔罐法也称放血拔罐法，简称"血罐"法；是将放血疗法与拔罐疗法结合应用的一种方法，属于综合拔罐法。

一、刺络拔罐法的治病机制

刺络刺激皮部，经过皮部与经络、脏腑的联系，可激发调节脏腑、经络功能；拔罐可加强这种调节功能，并起到祛邪除湿等功效。二者结合可改善气血运行，促使机体功能恢复正常，从而达到防治疾病的作用。

二、刺络拔罐的基本方法分类

（一）按拔罐法分

1. 刺络留罐法　刺络留罐法多用于病位较深、病灶较局限处。常以三棱针迅速点刺数下或十数下，然后立即用投火法或贴棉法在其上拔罐，务求吸力强大。留罐约 15~20 分钟。取罐后，用消毒干棉球拭净血渍，必要时消毒敷料包扎，同时清洗罐具。

2. 刺络多罐法　刺络多罐法多用于病灶较浅表、病变范围较大且病情较顽固者。常以皮肤针中等刺激强度叩刺，微见血即可，然后用闪罐法在病灶叩刺范围内吸拔多只火罐。留罐 15~20 分钟。

3. 刺络走罐法 刺络走罐法适用于病变部位大、病位浅、病程短者。先在吸拔范围内用皮肤针轻度弹刺,以局部潮红为度,然后在罐口及吸拔部位涂抹润滑油,进行推拉走罐。

（二）按刺络法分

1. 局部叩刺拔罐 局部叩刺拔罐法是在病变局部,由外向中心叩刺,然后在叩刺部位拔罐。

2. 穴位叩刺拔罐 穴位叩刺拔罐法即在选定的穴位或病变部位上叩刺后拔罐。

3. 循经叩刺拔罐 循经叩刺拔罐是根据中医辨证,取疾病与脏腑络属相关的经络或循行经过患病部位处的经络,进行叩刺后拔罐。

4. 整体叩刺拔罐 整体叩刺拔罐是一种综合治疗法,是根据病情需要,合理选择上述 2~3 种方法进行结合治疗。

在刺络拔罐的前后,必须对针具、罐具和施术部位的皮肤进行严格消毒,以防引起感染。

三、刺络拔罐的应用

刺络拔罐法适用于机体气血运行失常所致的热证、实证、瘀证和痛症等。其应用广泛,涉及病种较多,临床上要根据实际情况灵活掌握应用。

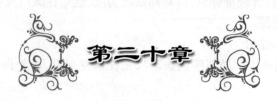

自血疗法

自血疗法又称自然净血疗法,就是把患者自身的血液从静脉血管中用注射器抽出来,再由臀部肌肉或相关穴位注射到患者的自身体内,从而刺激机体的非特异性免疫反应,促进其白细胞的吞噬作用,达到调理人体内环境、降低机体敏感性和增强机体免疫力的功能,用以治疗某些疾病的方法。

一、自血疗法的原理

中药学认为,自血疗法多用于"燥"病,一般"燥"病需润燥治疗。而人身之血"生于脾,摄于心,藏于肝,布于肺,而施化于肾也",是一种上佳润燥之品。自血疗法既起到润燥作用,又通过针刺和血液对相近穴位的双重刺激来调节人体内分泌,从而提高机体免疫力。

另外,自血疗法也有放血疗法的治疗机制。有研究表明,放血疗法能明显增强胃肠蠕动,同时增加机体白细胞的增殖。也有资料证明,自血疗法能增强机体交感神经兴奋性,调动机体的应急能力。

注射到体内的血液对穴位和注射局部形成刺激,并将刺激经过经络系统传递直达病所,通过各种循环感应传导而起到疏通经络、恢复阴阳平衡的作用,不仅能治疗局部疾病,而且还能治疗脏腑以及与内脏有关的其他疾病。

二、自血疗法的操作方法

1. 材料的准备　止血带,5ml 或 10ml 注射器 2 支,酒精或碘伏棉球。

2. 具体操作

(1)选择肘正中静脉消毒,止血带固定,注射器抽血。如果准备肌内注射,一般需抽血 3~5ml,穴位注射时,抽血量不应超过 2ml。抽血结束后,消毒棉球压迫止血。

(2)注射部位进行消毒后,更换针头实施注射。肌内注射的部位一般选择臀部,也有在三角肌注射的。穴位注射时,注射血量不宜超过 2ml,一般以 1ml 最为适宜。

注意:操作应严格消毒,动作要迅速、快捷。从抽出血液到注射的间隔时间不宜过长,尽量不要超过2分钟。

三、自血疗法的适应证

自血疗法适用于治疗慢性荨麻疹、全身皮肤瘙痒症、泛发型湿疹和皮炎、复发性多发性疖肿和毛囊炎、皮肤划痕症、慢性湿疹、脓疮性痤疮等皮肤疾病。对反复发作的上呼吸道感染等免疫力低下的疾病也有较好的疗效。

四、自血疗法的注意事项

1. 严格执行无菌操作。

2. 局部有皮肤破损、炎症的部位应避开施术。

3. 每次抽血量以5ml为宜。

4. 自血疗法抽出与注射的都是自身的血液,不会发生过敏反应,应与患者积极沟通,消除顾虑,取得配合。

5. 治疗期间,禁食牛肉,禁酒,禁洗浴。

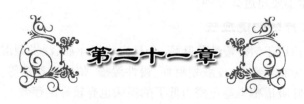

结 扎 疗 法

结扎疗法狭义上是指用线或乳胶环等结扎病变部位基底部,阻断其血液循环,通过结扎和药物的作用使病变部位因缺血而渐坏死、枯萎,最终脱落,再经组织修复使创面愈合,以达到治疗目的的一种外治方法。

结扎疗法广义上是指用线或其他物品结扎施术部位,阻断其血流或使管道闭锁的一种操作方法。

一、结扎疗法的适应证

1. 适用于痔、疣、息肉以及体表其他赘生物等的去除治疗。

2. 用于外科止血、缓解静脉曲张症状;阻止肿瘤生长等的治疗。

3. 用于永久性节育和穴位埋线疗法等。

二、结扎疗法的分类

1. 单纯结扎法　单纯结扎法是用线或其他物品直接结扎病变部位基底部,阻断其血流或使管道闭锁的一种治疗方法。适用于基底较窄的痔、疣、息肉的结扎,也适用于与周围组织无过多连结、暴露良好的管道的闭锁,如输卵管结扎、血管止血、胆道游离端的闭锁等。

2. 贯穿结扎法　贯穿结扎法是用线贯穿于结扎部位基底部,以阻断病变部位血流,最终使其坏死脱落的一种结扎法。适用于Ⅱ、Ⅲ期内痔,尤其适宜纤维型内痔的治疗。

3. 胶圈套扎法　胶圈套扎法是借助器械将小乳胶圈套入病变基底部,利用胶圈扩张后的紧缩力,阻断病变部位血运,使之缺血坏死脱落的一种结扎法。适用于Ⅱ、Ⅲ期内痔、内外痔的内痔部分、疣等疾病的治疗。

4. 外切内扎法　外切内扎法适用于混合痔的治疗;是将外痔切除后结扎内痔基底部,最终达到内外痔同治的一种结扎术。

5. 外剥内扎法　外剥内扎法适用于治疗静脉曲张性混合痔;是将外痔皮下静脉丛与内痔剥离,然后结扎内痔基底部,再将剥离后的外痔及皮下静脉丛切除的一种治疗方法。

6. 结扎加注射法　结扎加注射法是在结扎术的基础上,再在已结扎的痔核中注射硬化剂,如枯痔液等,用以加速痔核坏死的一种结扎法。

注:硬化剂可使已结扎的痔核发生凝固性坏死,并且可减少痔核脱落时出血的机会。

三、结扎疗法的注意事项

1. 术前应与患者充分沟通,消除患者紧张情绪,取得配合。

2. 结扎线应根据病情的进展情况逐渐紧缩,尤其是橡胶圈套扎,以防病变枯萎后,结扎圈出现松弛现象,不能完全阻断病变部位的血流,使坏死不全,甚至出现炎症扩散的现象。

3. 急慢性炎症、浸润性肺结核、高血压、糖尿病、血液病、孕产妇等患者要禁用结扎术。

4. 结扎要注意避免误扎重要脏器的神经和血管。

5. 结扎部位出现明显炎症、疼痛、出血等异常情况要及时处理。

6. 临近脱落期,应减少对结扎部位的摩擦刺激,更不可强行撕扯,应让其自行脱落,以防术后出血、感染。

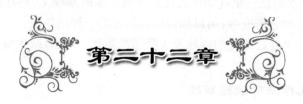

腐 蚀 疗 法

　　腐蚀疗法是应用具有拔毒、祛腐、排脓作用的药物,促使疮疡痈肿之内蓄积的脓液排出、腐肉剥脱或使体内异常组织腐蚀枯萎脱落的一种中医基本外治方法。

一、腐蚀疗法中用药方法的分类

　　1. 涂搽法　涂搽法是将外用药物直接涂于患处的一种治疗方法。外用药物剂型有药物散剂,以及药物散剂与水、酒精、植物油、动物油、矿物油等调制而成的洗剂、酊剂、油剂、膏剂等。

　　2. 插药法　插药法是依据病症选用不同药物制成药钉、药棒或药条,插入耳、鼻、阴道、肛门等窍道内或病变的体外瘘道中,用以治疗疾病的一种操作方法。

　　插药法在用于痔疮治疗时,又称为枯痔钉疗法,是将具有提脓去腐作用的药物制成的药钉直接插入痣核内,使其逐渐坏死、干枯、脱落而愈的一种治疗方法。

　　3. 药捻法　药捻法其实是一种特殊类型的插药法,是将腐蚀药加赋形剂制成的线香状的药捻插入细小的疮口或瘘管、窦道内,以引流祛腐、促进疮口瘘道愈合的一种中医外科透脓祛腐法。药捻也称药线、捻子、拈子、纸捻、药条等。

　　药捻法有外黏药物法和内裹药物法两种类型。

　　(1)外黏药物法:外黏药物法有干法和湿法两种。

　　干法:预先将药物与白及汁或其他有辅助治疗作用的黏性汁调和均匀,黏附在纸线上,候干贮存,随时取用。

　　湿法:在临治疗时,将搓好的纸线放在油或水中浸润,然后蘸药插入疮口或瘘道内。湿法是临床较常用的药捻法。

　　外黏药物法一般多用含有升丹成分的方剂或黑虎丹等。因它有提脓去腐的作用,所以适用于疮口过小、过深,脓水不易排出的溃疡等疾病。

(2)内裹药物法:是将药物预先放在纸上,裹好搓成线状药捻备用。

内裹药物一般多用白降丹、枯痔散等,因这些药具有腐蚀化管的作用,所以适用于已有瘘管或窦道的疾病。

二、常用腐蚀药

常用腐蚀药分含汞和无汞两大类,临床应用较多的有:

1. 白降丹 为含汞类腐蚀药。由水银、火硝、白矾、食盐、皂矾、硼砂、朱砂、雄黄等提炼而成。

纯品药因药力过于强猛,对皮肤有极大刺激作用,所以常用煅石膏与纯品白降丹按比例调配,以减轻刺激及其毒副作用。煅石膏与白降丹按9∶1的比例配制,名九一丹,亦可配成八二丹、七三丹、五五丹等。

功能:提毒拔脓。

主治:痈疽未溃或已溃。

2. 黑虎丹 无汞类腐蚀药。由全蝎、蜈蚣、蜂房炭、干蜘蛛、僵蚕、乳香、没药、磁石、斑蝥、酒甲片等制成。

功能:提毒拔脓,消肿止痛。

主治:痈疽、瘰疬难溃或溃久不愈。

3. 枯痔散 无汞腐蚀药。由白砒、月石、硫黄、雄黄、白矾等制成。

功能:枯痔化腐。

主治:内痔。

4. 平胬散 含汞腐蚀药。由乌梅、硼砂、冰片、轻粉等制成。

功能:腐蚀平胬。

主治:胬肉突出。

5. 鸡眼膏 无汞腐蚀药。由沙参、丹参、半夏、冰片、乌梅等制成的腐剂。

功能:消肿排脓。

主治:鸡眼、跖疣、寻常疣等。

6. 拔毒膏 含汞腐蚀药。由蜈蚣、轻粉、红粉、川芎、赤芍等制成的膏剂。

功能:活血消肿,拔毒解热。

主治:疽疗初期。

三、腐蚀疗法的适应证

腐蚀疗法适用于疮、疡、痈、疽、痔、疗、疣、甲癣、鸡眼、胬肉等疾病的治疗。

四、腐蚀疗法的禁忌证

1. 凡对汞、砷等药物过敏者,禁用腐蚀疗法。

2. 眼、唇等危险部位应禁用本法。

3. 大面积疮面禁用,以防止发生汞、砷中毒。

4. 头、面、指、趾、关节等皮薄肉少的部位慎用过烈腐蚀药。

5. 儿童、高热、病情危重者慎用本法。

五、腐蚀疗法的注意事项

1. 腐蚀药物应避光保存,以免氧化变质。

2. 所用药物为外用药,严禁口服,应存放于儿童不宜触及的地方。

3. 应用时要谨慎操作,万不可把药物涂抹在正常皮肤上,以免腐蚀正常组织。

4. 腐蚀目的一旦达到,即应改用其他活血生肌的药物。应用本法时要与其他治疗方法配合使用,如使用抗菌药同时治疗。

5. 治疗期间,一旦出现高热、乏力、口有金属味等症状,应立即停用,查明原因,必要时做尿汞测定,及时对症治疗。

六、腐蚀疗法的临床应用

1. 痔疮

用药:枯痔散。

用法:插药法,插药后敷料包扎。

2. 甲癣

用药:鸦胆子油。

用法:温盐水泡脚半小时,患甲用刀片削薄,戴橡胶手套,用拇指、食指将去壳的鸦胆子仁用力挤捏,使出油涂病甲,每次 1~2 粒,每日 1 次,涂后用胶布固定。

3. 痈、疽

用药:白降丹。

用法:未溃者,取少许白降丹涂痈疽顶部;已溃者,用药捻子法。

4. 鸡眼、疣

用药:鸡眼膏。

用法:敷贴患处。

5. 伤口肉芽增生过度

用药:平胬散。

用法:少量涂抹。

6. 瘰疬

用药:黑虎丹。

用法:药捻子法。

7. 肛瘘

用药:白降丹。

用法:内裹药物法。

8. 疖、痈

用药:拔毒膏。

用法:敷贴患处。

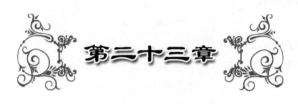

毫 针 刺 法

毫针刺法是把毫针刺入人体一定部位或穴位,运用捻转与提插等针刺手法刺激机体,通过腧穴和经络的传导和调节作用,调整人体功能,增强抗病能力,达到防治疾病目的的一种治疗方法。

毫针刺法是针刺疗法的主体,临床应用最广。

毫针采用不锈钢制成。下端为针尖,上端缠绕金属丝制成针柄;针尖与针柄之间称针身;针柄上端称针尾。针身直径从粗到细有 26 号、28 号、30 号、32 号等;长度有 0.5 寸、1 寸、1.5 寸、2 寸、最长可达 5 寸多等多种不同规格的毫针。

一、毫针刺法的治病机制

1. 调和阴阳 正常情况下,人体中阴阳两方面处于相对平衡状态,当机体患病时,其阴阳处于失衡状态。毫针刺法的治疗作用首先是调和阴阳,使向平衡状态转化,它是通过经络、腧穴配伍和针刺手法来实现的。如胃火炽盛引起的牙痛,属阳热偏盛,治宜清泻胃火,应取足阳明胃经穴内庭,泻法针刺,以清泻胃热;寒邪伤胃引起的胃痛,属阴邪偏盛,治宜温中散寒,可取足阳明胃经穴足三里和胃之募穴中脘,针用补法,配合灸法以温散寒邪。

现代大量的临床观察和实验研究充分证明,毫针刺法对各个器官组织的功能活动均有明显的调整作用,特别是在病理状态下,这种调节作用更为明显。对于亢进的、兴奋的、痉挛状态的组织器官有抑制作用,而对于虚弱的、抑制的、迟缓的组织器官有兴奋作用。这种调节是良性的、双向性的。这就是毫针刺法能治疗多种疾病的原因之一。将组织器官的病理失调与阴阳理论联系起来,毫针刺法调节了病理性失调,也就是调节阴阳的失调。

2. 扶正祛邪 疾病的发生发展及转归的过程,实质上就是正邪相争的过程。毫针刺法具有扶助机体正气和祛除病邪的作用,具体表现为补虚泻实。毫针刺法的补虚泻实体现在 3 个方面:

(1)刺灸法:如温针多用于补虚,刺血多用于泻实。

174

（2）针刺手法：古今医家已经总结出多种补泻手法，具体论述见后。

（3）腧穴配伍：长期大量临床经验，不少腧穴其补泻的作用各异，如膏肓、气海、关元、足三里、命门等穴，有补的作用，多在扶正时应用；而十宣、少商、中极、水沟穴，有泻的作用，多在祛邪时应用。

现代临床实践和实验研究证明，毫针刺法能够增强机体的免疫功能，抵抗各种致病因素的侵袭，这种作用其实就是中医的扶正祛邪。

3. 疏通经络　经络内属于脏腑，外络于肢节，运用气血是其主要的生理功能之一。经络不通，气血运行受阻，临床表现为疼痛、麻木、肿胀、瘀斑等症状。毫针刺法选择相应的腧穴，通过留针刺或点刺出血等手段，对穴位加以刺激，调理气血，使瘀阻的经络得以通畅而发挥其正常的生理作用，从而达到治疗疾病的目的。所以说，毫针刺法具有止疼痛、通经络、疏闭阻的作用。

二、针刺前的准备

1. 选择针具　应根据病人的性别、年龄、体型、体质、病情、病位及所取腧穴，选取长短、粗细适宜的针具。如男性、体壮、形肥、病位较深者，可选取稍粗、稍长的毫针；反之，若为女性、体弱、形瘦、病位较浅者，则应选用较短、较细的针具。临床上选针常以将针刺入腧穴应至之深度，而针身还应露出皮肤外稍许为宜。同时要检查毫针质量，尤其注意针尖是否带钩、变钝，针身与针根有无弯曲、缺损或折痕。

2. 选择体位　为了使患者在治疗中有较为舒适而又能耐久的体位，既便于取穴、操作，又能适当留针，因此在针刺时必须选择好体位。临床常用的体位有仰靠坐位、俯伏坐位、仰卧位、侧卧位、俯卧位等。对于初诊、精神紧张或老年、体弱、病重的患者，应取卧位，以避免发生晕针等意外事故。

3. 消毒　包括针具消毒、腧穴部位的消毒和医者手指的消毒。针具可用高压蒸汽消毒或75%乙醇溶液浸泡30分钟消毒。同时应注意尽可能做到一穴一针。腧穴部位可用碘伏棉球涂擦消毒。至于医者手指，应先用肥皂水洗净，再用75%酒精棉球擦拭即可。

三、针刺方法

1. 进针法　在针刺时，一般用右手持针操作，称"刺手"；左手切按所刺部位或辅助针身，称"押手"。具体方法有以下几种：

（1）指切进针法：指切进针法又称爪切进针法，即用左手拇指或食指端切按在腧穴位置旁，右手持针，仅靠左手指甲面将针刺入。此法适宜于短针的进针。

（2）挟持进针法：挟持进针法是用左手拇指、食指持捏消毒干棉球，夹住针身下端，将针尖固定在腧穴表面，右手捻动针柄，将针刺入腧穴，此法适用于长针的进针。

(3)舒张进针法:舒张进针法是用左手拇指、食指将所刺腧穴部位的皮肤向两侧撑开,使皮肤紧绷,右手持针,使针从左手拇、食二指的中间刺入。此法主要用于皮肤松弛部位的腧穴。

(4)提捏进针法:提捏进针法是用左手拇、食二指将针刺部位的皮肤捏起,右手持针,从捏起的上端将针刺入。此法主要用于皮薄肉少部位的进针,如印堂等。

2. 针刺的角度和深度　在针刺过程中,掌握正确的针刺角度、方向和深度,是增强针感、提高疗效、防止意外事故发生的重要环节。同一腧穴,由于针刺角度、方向、深度的不同,所产生的针感强弱、方向和疗效常有明显差异。

(1)针刺的角度:针刺的角度是指进针时的针身与皮肤表面所形成的夹角。它是依据腧穴所在位置与医生针刺时所要达到的目的相结合而定,一般有:

1)直刺:针身与皮肤表面呈 90°角左右垂直刺入。此法适于大部分腧穴。

2)斜刺:针身与皮肤表面呈 45°角左右倾斜刺入。此法适用于肌肉较浅薄处或内有重要脏器或不宜于直刺、深刺的穴位。

3)平刺:即横刺、沿皮刺。使针身与皮肤表面呈 15°角左右沿皮刺入。此法适用于皮薄肉少的部位,如头部的腧穴等。

(2)针刺的深度:针刺的深度是指针身刺入人体内的深浅程度。每个腧穴的针刺深度,除参照穴位的针法规定操作外,还应根据下列情况灵活掌握。

1)体质:身体瘦弱者宜浅刺;身强体肥者宜深刺。

2)年龄:老年体弱及小儿娇嫩之体宜浅刺;中青年身强体壮者宜深刺。

3)病情:阳证、新病宜浅刺;阴证、久病宜深刺。

4)部位:头面和胸背及皮薄肉少处宜浅刺;四肢、臀、腹及肌肉丰满处宜深刺。

针刺的角度和深度关系极为密切,一般来说,深刺多用直刺,浅刺多用斜刺或平刺。对天突、哑门、风府等穴位及眼区、胸背和重要脏器如心、肝、肺等部位的腧穴,尤其要注意掌握好针刺的角度和深度。

3. 行针与得气

(1)行针:行针也叫运针,是指将针刺入腧穴后,为了使之得气而施行的各种刺针手法。行针手法分为基本手法和辅助手法两类:

1)基本手法:有提插法和捻转法两种手法。

A. 提插法:提插法是将针刺入腧穴的一定深度后,使针在穴位内进行上、下进退的操作方法。把针从浅层向下刺入深层为插;由深层向上退到浅层为提。

B. 捻转法:捻转法是将针刺入腧穴的一定深度后,以右手拇指、中指和食指持住针柄,进行一前一后的来回旋转捻动的操作方法。

2)辅助方法:即针刺时用以辅助行针的操作方法,常用的有以下几种:

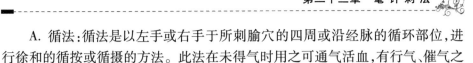

A. 循法：循法是以左手或右手于所刺腧穴的四周或沿经脉的循环部位，进行徐和的循按或循摄的方法。此法在未得气时用之可通气活血，有行气、催气之功，若针下过于沉紧时，用之可行散气血，使针下徐和。

B. 刮柄法：刮柄法是将针刺入一定深度后，用拇指或食指的指腹抵住针尾，用拇指、食指或中指爪甲，由下而上地频频刮动针柄的方法。此法在不得气时，用之可激发经气，促使得气。

C. 弹针法：弹针法是将针刺入腧穴后，以手指轻轻弹针柄，使针身产生轻微的震动，而使经气速行。

D. 搓柄法：搓柄法是将针刺入后，以右手拇、食、中指持针柄单向捻转，如搓线状，每次搓2~3周或3~5周，但搓时应与提插法同时配合使用，以免针身缠绕肌肉纤维。此法有行气、催气和补虚泻实的作用。

E. 摇柄法：摇柄法是将针刺入后，手持针柄进行来回摇动，可起行气作用。

F. 震颤法：震颤法是将针刺入机体后，右手持针柄，用小幅度、快频度的提插捻转动作，使针身产生轻微的震颤，以促使得气或增强祛邪、扶正的作用。

(2) 得气：得气也称针感，是指将针刺入腧穴后所产生的经气感应。

当得气时，医者会感到针下有徐和或沉紧的感觉，同时患者也在针下有相应的酸、麻、胀、重感，甚或沿着一定部位，向一定方向扩散、传导的感觉。若没有得气，则医生感到针下空虚无物，患者亦无酸、麻、胀、重等感觉。正如窦汉卿在《标幽赋》中所说："轻滑慢而未来，沉涩紧而已至……气之至也，如鱼吞钩饵之浮沉；气未至也，如闲处幽堂之深邃。"

得气与否及气至的迟速，不仅直接关系到疗效，而且可以窥测疾病的预后。临床上一般是得气迅速时，疗效较好；得气较慢时效果就差；若不得气，则可能无效。

因此，临床上若刺之而不得气时，就要分析原因：或因取穴不准，手法运用不当；或为针刺角度有误，深浅失度。此时就要重新调整针刺部位、角度、深度，运用必要的手法，再次行针，一般皆可得气。如患者病久体虚，以致经气不足，或因其他病理因素致局部感觉迟钝而不宜得气时，可采用行针推气，或留针候气，或用温针，或加艾灸，以助经气的来复，以促使得气。

经过上述调整治疗，经气一般会逐步得到恢复；若用上法仍不得气者，多为脏腑经络之气虚衰已极。对此，当考虑配合或改用其他疗法。

4. 针刺补泻　针刺补泻是根据《灵枢·经脉》中"盛则泻之，虚则补之，热则疾之，寒则留之，陷下则灸之"的理论原则而确立的两种不同的治疗方法，是针刺治病的一个重要环节，也是毫针刺法的核心内容。

补法：是泛指能鼓舞人体正气、使低下的功能恢复旺盛的方法。

泻法：是泛指能疏泄病邪、使亢进的功能恢复正常的方法。

针刺补泻的目的,就是通过针刺腧穴,采用适当的手法激发经气以补益正气、疏泄病邪、调节人体脏腑经络功能、促使阴阳平衡而恢复健康。补泻效果的产生主要取决于以下三个方面:

(1)功能状态:当机体处于虚惫状态而呈虚证时,针刺可以起到补虚的作用;若机体处于邪盛而呈实热、闭证的实证情况下,针刺又可以泻邪,起到清热启闭的泻实作用。如肠胃痉挛疼痛时,针刺可以止痉而使疼痛缓解;肠胃蠕动缓慢而呈弛缓时,针刺可以增强肠胃蠕动而使其功能恢复正常。

(2)腧穴特性:腧穴的功能不仅具有普遍性,而且有些腧穴具有相对特性。如有的腧穴适宜补虚,如足三里、关元穴等;有的适宜泻实,如十宣、少商穴等。

(3)针刺手法:针刺手法是促使人体内在因素转化的条件,是实现补虚泻实的重要环节。一般根据下列几个方面实现补泻:

1)进针速度:缓慢进针为补,快速进针为泻。

2)捻转方向:行针时,顺时针捻转为补,逆时针捻转为泄。

3)提插方式:行针时,做插的动作,使进针深度略有增加为补;反之,提针使进针深度变浅为泻。

4)刺激强度:进针、行针时,刺激强度较弱为补;刺激强度较强为泻。

5)留针时间:留针时间较长为补;反之,留针时间较短为泻。

6)出针速度:快速出针中间不停顿为补;反之,缓慢出针,中间可做 1 次或数次停顿为泻。

7)针孔处理:出针后,快速按压闭合针孔的操作为补;出针时摇动针柄使针孔扩大、出针后并不立即按压闭合针孔、也可令其有少量出血的操作均为泻。

5. 留针与出针

(1)留针:留针是指进针后,将针留置于穴内不动并保留一段时间,以加强针感和针刺的持续作用。

留针与否和留针时间的长短依病情而定。一般病症,只要针下得气,施术完毕后即可出针或酌留 10~20 分钟。但对一些慢性、顽固性、疼痛性、痉挛性病症,可适当增加留针时间,并在留针中间间歇行针,以增强疗效。留针还可起到候气的作用。

(2)出针:出针是以左手拇、食指按住针孔周围皮肤,右手持针轻微捻转将针提至皮下,然后迅速将针体拔出体外的过程。

出针应遵循补泻原则,同时要检查针数,防止遗漏。

出针后,如果是补虚治疗,应立即用无菌干棉球按压闭合针孔防止出血;若是泻实治疗,则应待针孔出血自行停止后,再用碘伏棉球擦拭血渍,最后再用无菌干棉球按压针孔。

四、毫针刺法的适应证及注意事项

1. 毫针刺法的适应证 毫针刺法适用于注意事项中提到的禁忌以外的所有病症的治疗。

2. 毫针刺法的注意事项

(1)过于饥饿、疲劳、精神高度紧张者,不行针刺治疗。体质虚弱者,刺激不宜过强,并尽可能采取卧位。

(2)怀孕3个月以下者,下腹部禁针;3个月以上者,上下腹部、腰骶部及一些能引起子宫收缩的刺激性较强的腧穴如合谷、三阴交、昆仑、至阴等均不宜针刺。月经期间,如月经周期正常者,最好不予针刺;月经周期不正常者,为了调经可以针刺治疗。

(3)小儿囟门未闭时,头顶部腧穴不宜针刺。此外,因小儿不能配合,故不宜留针。

(4)应避开血管针刺,防止出血;常有自发性出血或损伤后出血不止的患者不宜针刺。

(5)皮肤有感染、溃疡、瘢痕或肿瘤的部位不宜针刺。

(6)防止刺伤重要脏器,具体要求如下:

1)针刺眼区腧穴时,要掌握一定的角度和深度,不宜大幅度提插捻转或长时间留针,以防刺伤眼球和出血。

2)背部第11胸椎两侧以上、侧胸第8肋间以上、前胸第6肋间以上的腧穴,禁止直刺、深刺,以免刺伤心、肺,尤其对肺气肿的患者,更需谨慎,防止发生气胸。

3)两肋弓处及肾区的腧穴,禁止直刺、深刺,以免刺伤肝、脾、肾脏,尤以肝脾肿大患者更应注意。

4)对于胃溃疡、肠粘连、肠梗阻患者的腹部和尿潴留患者耻骨联合区,必须注意针刺的角度、深度,如刺法不当,也可能刺伤胃肠道和膀胱,引起不良后果。

5)针刺颈部及背部正中线第1腰椎以上的腧穴,如进针角度、深度不当,易误伤延髓和脊髓,引起严重后果。针刺这些穴位至一定深度时,如患者出现触电感向四肢或全身放散,应立即退针,并严密观察病情变化,必要时给予营养神经的药物治疗。

(7)针刺期间注意保暖,避受风寒。密切观察异常情况的发生,并掌握异常情况的防治方法。

(8)针具、针刺部位、医生手部均应严格消毒。针刺结束后应留观半小时。

五、毫针刺法的异常情况处理及预防

1. 晕针 晕针即是针刺过程中出现的"晕厥"现象。

[原因] 患者精神紧张、体质虚弱、饥饿疲劳,大汗、大泄、大出血后,或环境

过度寒冷、或空气闷热、或体位不当、或医者手法过重等原因而致患者脑部暂时缺血。

　　[症状]患者突然出现精神疲倦、头晕目眩、面色苍白、恶心欲呕、多汗、心慌、气短、四肢发冷、血压下降、脉象沉细或神志昏迷、仆倒在地、唇甲青紫、二便失禁、脉微细欲绝。

　　[处理]首先将针全部取出,使患者平卧,头部稍低,注意保暖。轻者给予饮用温开水或糖水后即可恢复正常;重者在上述处理的基础上,可指掐或针刺人中、素髎、内关、足三里,灸百会、气海、关元等穴,必要时应配合其他急救措施。

　　[预防]①对于初次接受针刺治疗和精神紧张者,应先做好思想工作,消除顾虑;②正确选择舒适持久的体位,一般尽可能采取卧位,取穴不宜太多,手法不宜过重;③对于过度饥饿、疲劳者,暂不予针刺;④留针过程中,医者应随时注意观察病人的神色,询问病人的感觉,一旦出现晕针先兆,可及早采取处理措施。

　　2. 滞针　滞针是进针后针下沉紧,出现不能捻转、提插或手法操作困难等现象。

　　[原因]患者精神紧张,针刺入后,局部肌肉强烈收缩;或因毫针刺入肌腱;或进针时捻转角度过大、连续进行单向捻转而使肌纤维缠绕针身;或留针过程中患者移动体位,肌肉夹挤使针身变形。

　　[现象]进针后,针下感觉沉重紧涩,出现提插捻转及出针困难。

　　[处理]嘱患者消除紧张情绪,使局部肌肉放松。因单向捻转而致者,需反向捻转;如属肌肉一时性紧张,可留针一段时间,再行捻转出针;也可以按揉局部,或在附近部位加刺一针,转移患者注意力,随之将针取出;若因移动体位造成滞针者,应使其恢复针前体位后再退针。

　　[预防]对精神紧张的患者,先做好解释工作,消除紧张顾虑;进针应避开肌腱;行针时捻转角度不宜过大,更不可单向连续捻转;针前取舒适体位,进针后不可随便移动体位。

　　3. 弯针　是针刺过程中针体发生弯曲的现象。

　　[原因]医者对进针手法不熟练,用力过猛,或针尖碰到坚硬组织;留针中患者改变体位;针柄受到外物的压迫或碰撞以及滞针未得到及时正确处理。

　　[现象]针身弯曲,针柄改变了进针时刺入的方向和角度,提插捻转及出针均感涩滞困难,患者感觉疼痛扭胀。

　　[处理]立即停止行针。如系轻微弯曲,不能再行提插捻转,应慢慢顺着针体弯曲的方向将针退出;弯曲角度过大时,则需轻微摇动针身,一边摇动一边顺着弯曲的方向将针退出;如因患者改变体位而致,应嘱患者恢复原体位,使局部肌肉放松,再行退针,切忌强行拔针;如针身弯曲不止一处,需视针柄扭转倾斜的

方向逐渐分段退出,切莫猛力抽拔。

　　[预防]医生进针手法要熟练,指力要轻巧、均匀;患者体位要舒适,留针期间嘱患者千万不要随意改动体位;针刺部位和针柄应避免受外物碰撞和压迫;如有滞针应及时正确处理。

　　4. 断针　断针是针刺过程中针体离断,部分断端残留在体内的现象。

　　[原因]针具质量欠佳,针身或针根有剥蚀损坏;针刺时,针身全部刺入;行针时,强力捻转提插,肌肉强烈收缩或患者改变体位;滞针和弯针时强力抽拔;或电针时突然加大电流强度,局部肌肉猛烈痉挛。

　　[现象]针身折断,残端留在患者体内,或部分露于皮肤之外,或全部没于皮肤之下。

　　[处理]嘱患者不要紧张,避免乱动,保持原有的体位,以防断端向肌肉深层陷入。如断端还在体外,可用手指或镊子取出;如断端与皮肤相平,可挤压针孔两旁皮肤,使断端暴露在体外,用镊子取出;如针身完全陷入肌肉,应在 X 线下定位,用外科手术取出。

　　[预防]认真检查针具,对不符合质量要求的应剔除不用;选针时,针身的长度要比准备刺入的深度长 5 分;针刺时,不要将针身全部刺入,应留一部分在体外;进针、行针时,动作要轻巧,不可强力猛刺;如发生弯针,应立即出针,不可强行刺入;对于滞针和弯针,应及时正确处理,不可强行拔出。

　　5. 血肿　血肿是血管中血液从针孔流出后积聚在皮下组织或肌肉中形成肿块的现象。

　　[原因]针头弯曲带钩,使皮肉受损或针刺时误伤血管。

　　[现象]出针后,局部呈青紫色或肿胀疼痛。

　　[处理]微量出血或针孔局部小块青紫,是小血管受损引起,一般不必处理,可自行消退。如局部青紫较重或活动不便者,在先行冷敷后再行热敷,过后按揉局部,以促使局部瘀血消散。

　　[预防]仔细检查针具,熟悉解剖部位,避开血管针刺。

　　6. 针后异常感　针后异常感是针刺结束后出现的多种异常感觉。

　　[原因]肢体不能移动者,多因针未起尽,或者针刺时体位不当致肢体活动受限;沉麻胀感过强者,多因行针手法过重或留针时间过长引起;原有病情加重者,多因治疗方法或手法与病情违逆造成;出血或皮下青紫者,多为刺伤血管,个别缘于凝血功能障碍。

　　[现象]出针后,患者不能挪动肢体;重、麻、胀、痛的感觉过强;原有症状加重;针孔出血,针处皮肤青紫、皮下结节等。

　　[处理]消除紧张。有血肿者压迫止血;体位不当者,可适当被动活动肢体;检查是否还有留针,清点数目,以防遗漏;饮温开水,留观休息;必要时给予药物

对症治疗。

[预防]根据病情辨证施治,选择正确的针刺方法;熟悉解剖部位,避开血管,以防出血;视病情轻重,确定针刺手法、力度和留针时间;采取舒适的体位;注意针刺禁忌证;认真检查针具,针刺数做到心中有数,起针后仔细检查,清点数目,确保尽数起完、无遗漏。

7. 气胸　气胸是气体进入胸膜腔的现象。

[原因]针刺胸背部和锁骨附近穴位时,进针角度、方向、深度失当,刺破脏层胸膜伤及肺组织,使气体积聚胸腔,导致创伤性气胸。

[症状]针刺过程中,患者突感胸痛、胸闷、气短、心悸,甚至呼吸困难、发绀、冷汗、恐惧、血压下降、出现休克。也有少数轻度患者间隔数小时后才逐渐出现呼吸困难等症状。查体患侧可见肋间隙变宽、外胀;叩诊肺部过度反响;听诊肺泡呼吸音明显减弱或消失。严重者气管向健侧移位。X线胸部透视可见肺组织压缩现象。

[处理]小量气胸者,可自行吸收,无需特殊处理,但应密切观察病情变化;中量或大量气胸者,于锁骨中线第2肋间注射器穿刺抽气,以减轻肺萎缩,同时吸氧,患者健侧在上侧卧,必要时行胸腔闭式引流术,同时抗菌治疗,预防感染,直至痊愈。

[预防]胸背部针刺治疗时,要熟练掌握进针角度、方向和深度,千万不可大意,随时观察患者神色,询问感觉,如有异常及时处理。

六、毫针刺法的临床应用

1. 感冒

主穴:风池、合谷、足三里。

加减:风寒感冒,加风门、大椎;头痛,加太阳穴;鼻塞,加迎香;咳嗽,加尺泽、肺俞;咽喉肿痛,加鱼际、少商。

治法:毫针刺,泻法。留针15分钟,每日1次。咽喉肿痛时,鱼际、少商刺出血。

2. 胃痛

主穴:足三里、中脘、内关。

加减:食积,加梁门、建里、天枢;脾胃虚寒,加三阴交、公孙、脾俞、胃俞;肝气犯胃,加太冲、期门、肝俞;气滞血瘀,去中脘,加肝俞、膈俞、脾俞。

治法:毫针刺法。留针15分钟,每日1次。脾胃虚寒者用补法,食积、肝气犯胃、气滞血瘀者用泻法。

3. 呕吐

主穴:中脘、足三里、公孙、内关。

加减:外邪犯胃,加合谷、大椎穴;食伤,加天枢;肝气犯胃,加太冲、阳陵泉;

胃阴不足,加三阴交、内庭;脾胃虚弱,加脾俞、胃俞;急性呕吐,加曲池。

治法:毫针刺法。留针 15 分钟。曲池穴应点刺使出血。胃阴不足、脾胃虚弱用补法,外邪犯胃、伤食、肝气犯胃及急性呕吐者用泻法。

4. 呃逆

主穴:膻中、内关。

加减:实证,加天枢、内庭;虚证,加关元、足三里。

治法:毫针刺法。留针 15 分钟,实证用泻法,虚证用补法。

5. 晕厥

主穴:人中、内关、足三里、涌泉。

备用穴:中冲、百会、气海。

治法:毫针刺,泻法,一般不留针。令微出血,效果更好。

6. 眩晕

主穴:百会、风池、足三里。

加减:肝阳上亢,加太冲、足临泣、肝俞、肾俞;心脾两虚,加心俞、脾俞、神门、三阴交;痰浊中阻,加丰隆、脾俞、内关、合谷;耳鸣,加涌泉、听宫、翳风。

治法:毫针刺法。留针 15~20 分钟。肝阳上亢、痰浊中阻用泻法,心脾两虚用补法。

7. 失眠

主穴:神门、三阴交、百会。

加减:心脾两虚,加心俞、脾俞、内关、足三里;心肾不交,加心俞、肾俞、照海;肝火旺盛,加风池、行间、足窍阴;胃中不和,加中脘、足三里。

治法:毫针刺法。留针 20 分钟。心脾两虚用补法,肝火旺盛、胃中不和用泻法,心肾不交用平补平泻法。

8. 头痛

方 1

主穴:前头痛,取印堂、上星、合谷;侧头痛,取太阳、率角、外关;后头痛,取风池、风府、列缺、昆仑;头顶痛,取百会、行间、涌泉。

加减:风袭经络,加风池、合谷;肝胃热盛,加足三里、行间;肝阳上亢,加太冲、行间、肝俞;气血虚弱,加气海、足三里、心俞、脾俞。

治法:毫针刺法。留针 20 分钟。风袭经络、肝胃热盛、肝阳上亢用泻法,气血虚弱者用补法。

方 2

主穴:太阳、百会、列缺、合谷。

加减:后头痛,加委中;头项痛,加尺泽;头顶痛,加印堂。

治法:毫针刺法。留针 20 分钟。

9. 癔病

主穴:人中、内关、神门、风池。

加减:哭笑无常,加大陵、少商、三阴交;耳聋,加耳门、翳风;失明,加睛明、丝竹空;失音不语,加天突;昏不识人,加大陵、涌泉、百会;瘫痪,加曲池、环跳、阳陵泉;痉挛,加合谷、太冲。

治法:毫针刺,泻法。留针15分钟。微出血效果较佳。

10. 面神经麻痹

方1

主穴:风池、四白、阳白、地仓、合谷、颊车、下关。

加减:人中沟歪斜并流涎者,加人中、禾髎。

治法:毫针刺法,留针15分钟,除合谷穴外均取患侧。尽量多采用透刺法以加强疗效,如地仓透颊车、阳白透鱼腰、合谷透后溪等。

方2

取穴:地仓、颊车、翳风、颧髎、下关、四白、听会、阳白、迎香、合谷、攒竹穴。

治法:毫针刺法。留针30分钟,1日1次,10天为1个疗程。

面神经麻痹多为风袭经络而致,一般多用泻法,但针对体质虚弱者或气血虚者应根据临床实际情况灵活运用,需要补泻结合,或先补后泻,或先泻后补,或平补平泻。

11. 中风后遗症

主穴:肩髃、曲池、外关、合谷、环跳、阳陵泉、足三里、解溪、太冲。

加减:口歪,加地仓;舌强语謇,加廉泉、哑门。

治法:毫针刺法。每次在患侧上下肢各选2~4穴,多用透穴深刺法。隔日针刺1次,10次为1个疗程。一般多用泻法,也可根据病情采用补泻结合的手法,如先针健侧,后针病侧,即"补健侧、泻患侧"的治法。

12. 落枕

主穴:大椎、天柱、后溪、悬钟、落枕穴。

加减:前后活动受限,加大椎;左右活动受限,必选后溪。

治法:毫针刺,泻法。因寒而致落枕,也可选用温针法治疗。任选1~2穴,强刺激,先刺局部穴位,后刺远端穴位。行刺同时让病人活动颈部。

13. 腰痛

主穴:肾俞、委中、阿是穴。

加减:寒湿腰痛,加腰阳关、风府;肾虚腰痛,加命门、志室、太溪;瘀血腰痛,加殷门、腰俞;急性腰扭伤,加水沟;腰痛连带腿痛,加环跳、阳陵泉。

治法:毫针刺法,委中穴可放血治疗,留针20分钟。肾虚腰痛用补法,其他均用泻法。寒湿腰痛、肾虚腰痛也可选用温针法治疗。

14. 坐骨神经痛

主穴:肾俞、八髎、环跳、承扶、殷门、委中、阳陵泉、昆仑、阿是穴。

加减:外侧痛,必选风市、阳陵泉;后侧痛,必选承扶、委中。

治法:毫针刺,多用泻法。每次选 3~5 穴,用强刺激或中刺激。急性期每天针治 1~2 次。也可以配合电针、灸法和拔罐治疗。

15. 痹证

取穴:腕部痹证:阳池、阳溪、腕骨、外关。

　　　肘部痹证:曲池、尺泽、曲泽、手三里、合谷。

　　　肩部痹证:肩髃、肩髎、肩井、曲池、外关。

　　　背腰痹证:大椎、风门、人中。

　　　髋部痹证:环跳、居髎、阳陵泉、绝骨、昆仑。

　　　膝部痹证:内外膝眼、鹤顶、阴阳陵泉、三阴交、曲泉。

　　　踝部痹证:解溪、昆仑、照海、绝骨。

　　　跖趾关节痹证:八风。

治法:毫针刺法加艾灸,多用泻法。留针 20 分钟。

16. 痛经

主穴:关元、三阴交、中极、阴谷。

加减:实证,加血海、太冲;虚证,加气海、命门、肾俞、足三里。

治法:毫针刺法加艾灸。留针 20 分钟。实证用泻法,虚证用补法。

17. 乳少症

方 1

主穴:膻中、少泽、乳根。

加减:气血虚弱,加足三里、脾俞;肝郁气滞,加期门、外关、肝俞。

治法:毫针刺法,留针 20 分钟。气血虚弱用补法,肝郁气滞用泻法。

方 2

取穴:足三里、合谷、乳根、膻中、少泽。

加减:食欲不振,加中脘;失眠,配三阴交。

治法:毫针刺法,艾灸法,放血疗法。足三里、合谷穴,只针不灸,留针 15~20 分钟;膻中、乳根穴,针灸并用,留针 15~20 分钟;少泽穴点刺放血加灸。每日 1 次,7 天 1 个疗程。一般多用泻法,也可根据病情采用补泻结合的手法。

18. 小儿疳积

主穴:足三里、三阴交、中脘、四缝。

加减:脾虚久泻,加脾俞、天枢。

针法:毫针刺法,中等刺激不留针。多用泻法,脾虚久泻用补法。

19. 遗尿

主穴:关元、三阴交、气海、中极。

加减:脾虚,加脾俞、足三里;肾气不足,加肾俞、百会、气海;肺气不调,加列缺、阳陵泉。

针法:毫针刺法。关元、气海、中极三穴交替使用,使针感达阴部。脾虚、肾气不固用补法,肺气不调多泻法。

20. 牙痛

主穴:下关、颊车、合谷、牙痛穴、内庭、外关。

加减:胃火牙痛,必选内庭,并加风池;肾虚牙痛,加太溪、照海、行间;上牙痛,加下关;牙痛并有一侧头痛,加太阳穴。

治法:毫针刺法,微出血效果较佳,留针10分钟。胃火牙痛用泻法,肾虚牙痛用补法。

21. 肩周炎

取穴:尺泽、外关、曲池、曲泽、肩俞、肩贞、阿是穴。

治法:毫针刺,多用泻法。留针30分钟,1日1次,10天为1个疗程。

22. 急性腰扭伤

取穴:腰阳关、委中、阿是穴、风市。

治法:毫针刺,泻法。留针30分钟,1日1次,10天为1个疗程。

23. 颈椎痛

取穴:太阳、尺泽、大椎、委阳。

治法:毫针刺,多用泻法。留针30分钟,1日1次,10天为1个疗程。

24. 三叉神经痛

取穴:太阳、地仓、颊车。

治法:毫针刺,泻法。留针30分钟,1日1次,10天为1个疗程。

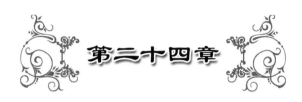

第二十四章

皮肤针疗法

皮肤针疗法是以集合多支短针制成的皮肤针浅刺人体一定部位和穴位,运用一定的手法,只叩击皮肤或滚刺皮肤,不伤肌肉,使局部皮肤充血或出血以达到治疗疾病目的的外治疗法。

皮肤针疗法属于丛针浅刺法,是由古代的"半刺""扬刺""毛刺"等刺法发展而来。皮肤针疗法对很多疾病具有独特的疗效,灵验简便,临床应用极为广泛。

因皮肤针疗法是以叩刺或滚刺局部皮肤令其充血或出血,与三棱针放血疗法有共同之处,故其作用也有共同之处。但皮肤针疗法只作用于皮肤,而三棱针放血作用于血脉,这是它们的不同之处。

一、皮肤针针具分类

1. 锤式皮肤针 锤式皮肤针是临床最常用的皮肤针,是由数枚不锈钢短针集成一束或散嵌,固定在莲蓬状的针盘上,露出针尖,连接有弹性的针柄,制成外形似小锤状的针具,钢针分布像梅花的形状,故称梅花针。又因其只叩击在皮肤上,故又称皮肤针。

锤式皮肤针根据所嵌不锈钢短针数目的不同,可分为"梅花针"(五支针)、"七星针"(七支针)、"罗汉针"(十八支针)和丛针(针数不限)等。其针柄长约15~20cm,有软、硬两种规格。软柄一般由牛角做成,有弹性;硬柄由硬塑做成,弹性小。

锤式皮肤针常用的分为集束针和散点针2种:

(1)集束针:针尖锐而无芒,针柄多为无弹性的硬质柄。由于针尖距离较近,不易刺入表皮损伤毛细血管,故刺后针迹仅留有一组充血的红点。

(2)散点针:针锋锐利,针柄多为弹性柄,易于刺入皮肤刺破毛细血管,刺激后针迹处多有出血。

2. 滚筒式皮肤针 滚筒式皮肤针也叫滚刺筒,是由金属材料制成的筒状皮肤针,具有刺激面积广、刺激量均匀、使用方便等优点,适用于滚刺。

3. 刷帚式皮肤针　刷帚式皮肤针是用更多的不锈钢短针制成刷子或帚样的皮肤针,一次刺激面积更大,属于叩刺用皮肤针。

4. 套管式皮肤针　套管式皮肤针呈圆柱状,上端有弹簧装置,按压时细针数枚从底端的小口中伸出浅刺皮肤,适用于小儿或畏针者。其刺法虽为弹刺,但只不过是叩刺的一种变形,故仍属于叩刺用针。

不论何种针具,针尖要求不可太锐,应呈松针状,全束针针尖必须平齐、无参差不齐、无偏斜、无钩曲、无锈蚀和无缺损,针柄与针尖连接处必须牢固。检查针具时,可用干脂棉轻沾针尖,如针尖有钩曲或有缺损,则棉絮易被带动,应及时修理或更换。

二、皮肤针疗法的作用

1. 调和气血　皮肤针疗法通过排除皮部经络中之瘀血,而使气血流通调和、经络通畅。所以常用于因气血不调引起的瘀血阻滞经络所致的疾病,如外伤科的落枕、肌肉扭伤、骨折延期愈合、月经病等。

2. 疏通经络　皮肤针主要作用于经络的皮部,通过调和气血以疏通经络,故常用于皮肤经络不通引起的皮肤病。例如斑秃、牛皮癣、多汗症、皮肤瘙痒等。

3. 止痛作用　"不通则痛,痛则不通",疼痛多由经络阻滞不通引起。皮肤针疗法具有疏通皮肤经络气血的功能,故可用于治疗多种疼痛性病症,尤其对于内科的癌症疼痛、带状疱疹、偏头痛、腹痛、胃脘痛等疾病具有良好的止痛效果。

4. 治麻作用　麻木是由于气血亏虚不能濡养局部皮肤所引起的。皮肤针疗法是以"血行气通"的理论为指导,以鼓舞气机使气血流通为治疗目的,当气血流通到达患病部位,局部得到气血濡养,麻木自然而止。

三、皮肤针疗法的治病原理

皮肤针疗法之所以可以通过刺激表皮来调整脏腑、经络之气,从而治疗疾病,它的理论依据就是经络学说中的皮部理论。《素问·皮部论》说:"皮之十二部,其生病皆何如?……皮者脉之部也,邪客于皮则腠理开,开则邪入客于络脉,络脉满则注于经脉,经脉满则入舍于脏腑也。故皮者……不与而生大病也。"

人体内脏和外界发生联系,依赖于皮部小络,外界的信息由小络传递于络脉,由络脉传于经脉,再由经脉传入内脏,人体才能根据信息,来调整适应外界变化。脏腑通过这个传递线路,与外界进行气的交替流通和传递,来保持人体功能的阴阳平衡,使人体脏腑功能得以正常运行。皮肤针疗法即是利用经络在皮部与脏腑之间的传注作用来治疗疾病,它通过经络的传输调整脏腑虚实,平衡阴阳,调和气血,疏通经络使经络通畅,气血运行正常,脏腑功能协调,最终达到治病的目的。

人体皮部是经脉功能活动反映于体表的部位,也是络脉之气散布的所在。它位于体表,对机体有保卫的作用,同时能反映脏腑、经络的病变。当内脏病变时,常在体表的一定部位出现阳性反应或反应阳性物,在皮肤上出现各种反应,如疼痛、压痛、颜色变化、皮内结节等,这些反应已成为诊断的指标。皮肤针疗法就是运用皮肤针叩刺人体皮肤上这些阳性反应物或某部腧穴,激发经络功能,调整脏腑气血,从而起到扶正祛邪功效,治疗与预防疾病的。

四、皮肤针疗法的针刺操作

1. 皮肤针疗法的持针　持针有一定讲究,握针不能过紧或过松。过松容易使针身左右摆动,造成斜刺或拖刺,容易引起出血;过紧又会使腕关节肌肉紧张,影响灵活运动,造成慢刺或压刺,加剧患者疼痛。持针过紧或过松均会给患者增加额外不适,引起患者畏惧,影响疗效。

皮肤针的持针是将针柄末端固定在掌心,拇指在上,食指在下,其余手指呈握拳状握住针柄。任何时候,都要保证皮肤针根部在手掌中有一个支撑点,这样才能让皮肤针使用时始终保持有一定的弹性和惯性。只有保证皮肤针使用时有上下弹跳的惯性,才能掌握好均匀的敲打力度。

2. 皮肤针疗法的针刺手法

(1)叩刺:叩刺法有压击法和敲击法。

1)压击法:压击法是以右手拇指、中指和无名指握住针柄,针柄末端靠在手掌后部,食指伸直压在针柄中段上,压击时手腕部活动,食指加压。刺激的强度在于食指的压力。压击法适合于硬柄针,也是套管式皮肤针的用法。

2)敲击法:敲击法是以拇指和食指捏住针柄的末端,上下颤动针头,利用针柄的弹性敲击皮肤。刺激的轻重应根据针头的重量和针柄的弹力即颤动的力量来掌握,适用于弹性针柄。

皮肤针叩刺时,需要针尖端对准叩刺部位的皮肤或穴位,针尖与皮肤垂直,灵巧地运用腕关节之弹力,如雀啄食一样,使针尖垂直叩击到皮肤后,利用反作用力迅速弹起。如此连续叩打,落针要稳准,提针要快,频率不宜过快或过慢,一般每分钟叩打 70~90 次。

叩击时做到叩击平稳垂直,准确灵活有弹性、均匀有节律。叩刺强度和速度要均匀,要防止快慢不一,用力不均,持针不牢,防止针尖斜刺和后拖起针,导致划破皮肤,增加病人疼痛,使产生畏针。

（2）滚刺：是指用特制的滚刺筒，经乙醇消毒后，手持滚筒柄，将针筒在皮肤上来回滚动，使刺激范围成为一狭长的面，或扩展成一片广泛的区域。多用于治疗部位面积较大的疾病。

3. 皮肤针疗法的叩刺强度　根据患者体质、病情、年龄、叩打部位的不同，一般将皮肤针疗法的叩刺强度分为弱、中、强3种，即轻叩、中叩、重叩。

轻叩为补法，重叩为泻法，中叩为平补平泻。

1）轻叩：叩打时使用腕力较轻，冲力也小，患者稍有疼痛感，皮肤仅见局部潮红、充血为度。适用于如头面部、眼部、肌肉浅薄处等敏感度高的部位及老、弱、妇、幼病人以及病属虚证、久病者。

2）中叩：介于轻叩与重叩之间。叩打时用腕力稍大，冲力亦较大，患者有轻度痛感，局部皮肤有较明显潮红、丘疹，但不出血为度。适用于一般部位及一般患者。除头面及肌肉浅薄处外，大部分部位均可用此法。

3）重叩：叩打时腕力较重，冲力大，患者有明显痛感，以皮肤有明显潮红，并有微出血为度。适用于压痛点、肩背部、腰骶部、臀部、大腿等肌肉丰厚部位和年轻体壮者及病属实证、新病者。

4. 皮肤针疗法的叩刺方法　皮肤针的叩刺方法，一般可分为循经叩刺法、穴位叩刺法、局部叩刺法3种。

（1）辨证循经叩刺法：循经叩刺是临床根据病属何经，则取该经的循行部位，循着经脉或肌肤纹理进行叩刺的一种方法。常用于项背、腰骶部的督脉和足太阳膀胱经，也运用于四肢三阴、三阳经的循行治疗。

督脉为阳脉之海，能调节一身之阳气；五脏六腑的背俞穴，皆分布于膀胱经；四肢除分布有手足三阳、三阴经以外，在肘、膝以下的经络中还分布着各经的原穴、络穴、郄穴等，所以循经叩刺治疗范围广泛，适用于治疗各种脏腑经络相关的疾病。

辨证循经叩刺法又分为正刺、反刺、条刺、旋刺、隔刺等多种刺法。

1）正刺：是顺着经络血脉流注的方向进行排列式弹刺的方法，为补法。

2）反刺：是逆着经络血脉流注的方向进行排列式弹刺的方法，为泻法。

3）条刺：是沿着皮肤针弹刺的前进方向，顺着肌肤纹理由上往下，由内向外，按着直线向前呈条形叩打的方法。

根据针刺的条数和行进的方向将条刺可再分为单条刺、复条刺、纵条刺和横条刺等多种方法。

4）旋刺：沿着人体身躯和肢臂等进行旋周弹刺，此为泻法。

5）隔刺：循着经脉流注和肌肉纹理方向进行间隔跳跃式弹刺，此为补法。

（2）穴位叩刺法：穴位叩刺是指在单个腧穴部位，进行反复由轻至重弹刺，至腧穴局部皮肤红晕、微出血为止的点刺、叩刺的一种方法。

穴位叩刺主要是根据穴位的主治作用,选择适当的穴位予以叩刺。临床常用于各种特定穴、华佗夹脊穴、背俞穴、募穴,四肢的郄穴、原穴、络穴,以及病变部位出现的敏感点、条索状物、结节等部位的叩刺治疗,一般做重点叩刺。

(3)局部叩刺法:局部叩刺是指在病变局部取穴进行围刺或散刺的一种叩刺方法。此法又分为直接局部叩刺法和相对局部叩刺法。

1)直接局部叩刺法:如扭伤,直接叩刺瘀肿疼痛局部;如斑秃,直接叩刺脱发处;神经性皮炎,直接叩刺皮损部位;风湿性关节炎,直接叩刺疼痛关节。

2)相对局部叩刺法:是取与患部相对应的部位施术,如单纯性甲状腺肿,可叩刺肿大的甲状腺后,再叩刺项部的相邻穴位;胆囊炎,叩刺胆囊区皮肤后,可再叩刺其背部相对应的穴位,如胆俞。

5. 皮肤针疗法叩刺部位的确定 皮肤针叩打的部位分常规部位、重点部位和局部部位。

(1)常规部位:皮肤针叩刺的常规部位是背部脊柱两侧,自胸椎起至骶部为止,各纵刺1~2行,第1行距脊椎棘突1~2cm,第2行距棘突3~4cm。临床多数疾病都把叩打这些部位作为常规部位。

(2)重点部位:临床上,当患某些病症时,可在脊柱两侧或一定经穴上出现反常病理反应,即所谓阳性反应物和阳性反应,如结节、条索状物、泡状软性物及局部的酸、麻、胀、痛感等。它是疾病性质和发展的重要指征,也是决定治疗部位和检验疗效的标志。

所谓重点叩打部位,就是在这些异常反应区进行重刺或密刺。

(3)局部部位:局部部位叩刺,即叩打平常所说的"阿是穴",也就是说在病情反应的部位进行叩打。如胸部疾患,宜沿肋间横向叩打;乳部疾患须绕乳房环刺;头部疾患则可由前额至后枕进行纵刺。

局部部位叩刺也可沿经络或神经分布叩打。

皮肤针疗法叩刺部位的确定要遵循以下两个原则:

(1)通过经络检查法确定首选部位:根据患者病情、病症,耐心细致地用拇指的指腹在患者体表反复循按、触摸、推压,询问患者的感觉,观察患者的表情,找出病区及邻近部位、脊柱及其两侧的阳性反应处,如结节状物、条索状物、泡状软性物及局部的酸、麻、胀、痛感等感觉异常处。比如慢性肝炎患者,可在肝俞穴附近摸到结节或条索状物;肺病患者可见肺俞穴或中府穴有明显压痛;慢性支气管炎,在第1胸椎与第8胸椎两侧及腰部有条索状物及压痛,颔下可有结节;慢性胃炎,在第5胸椎至第12胸椎两侧有结节、条索状物及泡状软性物;慢性盆腔炎在小腹、腰、骶、腹股沟有结节及条索状物。找出阳性反应处应立即打上标记,因为这些阳性反应处是非常重要的治疗部位,更是皮肤针治疗的首选部位。

另外,阳性反应物的多少与病情的轻重多成正比,多则病重,少则病轻。叩刺后,随着阳性反应处的减少、减小或彻底消失,疾病也随之逐步减轻或痊愈。

总之,只要坚持长期叩刺这些疾病的阳性反应处,均能使其逐渐消失而达到治愈的目的。

(2)远近配伍选配治疗部位:根据中医经络学说,叩刺局部后,再叩刺背部脊柱及其两侧和相关经络循行部位,即所谓远近配伍治疗,效果会更好。如头痛,除叩刺头痛部位和颈椎及其两侧外,还可以叩刺相关经络的循行部位。像前头痛可以加叩手、足阳明经肘、膝以下的经络循行部位;侧头痛加叩手、足少阳经肘、膝以下的经络循行部位;后头痛加叩手、足太阳经肘、膝以下的经络循行部位;头项痛加叩手、足厥阴经肘、膝以下的经络循行部位等。又如胃及十二指肠溃疡,若先叩刺十二指肠体表投影区,再叩刺腰背部第7胸椎至第1腰椎之间及其两侧,最后叩刺足阳明胃经膝关节以下的循行部位,均会使疗效显著提高。

其中,脊柱两侧部位的叩刺,应用范围最广,既可治疗局部病变,又可治疗全身病变。所以说,远近配伍取穴,也是皮肤针疗法确定治疗部位的重要方法。

五、皮肤针疗法的适应证及禁忌证

1. 适应证　皮肤针疗法的适用范围很广,常用于头痛、感冒、脱发、神经衰弱、皮肤麻木、高血压、失眠、痿证、皮肤病及各类痛症如关节痛、肋间神经痛、三叉神经痛等;也可用于痛经、月经不调、面瘫、近视、慢性肠胃病、便秘等病症的治疗;还可以改善脑供血不足、缓解疲劳等。

2. 禁忌证

(1)治疗局部皮肤有破溃、创伤、瘢痕等病变者,不适宜使用皮肤针疗法治疗。

(2)有出血倾向者、急性传染病患者和急腹症等情况禁用皮肤针疗法。

(3)身体极度衰竭的患者,脉象虚弱的病人,水肿的患者等,皆不宜行皮肤针叩刺疗法。

(4)过饥、过饱、过劳、大汗、大渴、大怒、醉酒等患者,不可即刻使用本法,应休息调整一段时间,使体液得到补充、气血平静下来后再行治疗。

六、皮肤针疗法的注意事项

1. 根据病症、病情、病位的不同进行辨证分析,选择确定叩刺方法、叩刺手法、刺激强度、刺激形式和叩刺部位或经穴。

2. 认真检查针具。针尖必须平齐、无钩、无锈;针柄与针尖连接处必须牢固,以防叩刺时滑动,影响操作。

3. 治疗前,针具和针刺局部皮肤或穴位均应严格消毒。

4. 治疗时,最好让患者平卧,尽量放松配合医生,以免影响叩刺准确度而降低疗效;同时注意保暖,避免受凉;叩刺过程中还应随时观察患者的面色、神情及反应,以防晕针等不适情况的发生;叩刺时动作要轻捷,用力要均匀,落针要稳、准,做到垂直而下、垂直而起,切记不可有慢、压、斜、拖、钩、挑等动作,以免增加患者痛苦。

5. 临床实际操作中,皮肤针疗法配合拔罐疗法效果会更好。在配合应用拔罐时,针刺皮肤出血的面积要相当于火罐口径的大小为宜,出血量须适当,一般每次总量成人以不超 10ml 为度。

6. 叩刺部位要准确,每次叩刺间距控制在 0.3~1.0cm 为宜。循经叩刺时,叩刺间距约为 1.0cm,叩刺 8~16 次即可。

7. 放血叩刺时,以血液不再自行流出或血色由紫黯转为鲜红为度。重刺出血后,局部皮肤可先用消毒干棉球擦拭,待不出血时再用碘伏棉球消毒,以防感染。

8. 滚刺时,滚筒转动要灵活,速度较梅花针叩刺为慢,力度要适中。滚筒来回滚动要先轻后重,着力均匀,由上而下,自内而外,且不宜在骨骼突出部位处滚刺,以免产生疼痛和局部出血。

9. 一般每日或隔日叩刺 1 次,连续治疗 7~10 天为 1 个疗程。如系慢性顽固性疾病,可持续治疗几个疗程,疗程间可间隔 3~5 日。

10. 治疗结束后,施术部位 24 小时内禁止着水洗浴,并应避风寒。

七、皮肤针疗法的临床应用

1. 乳少症

方 1

部位:天突穴至鸠尾穴所在任脉沿线上,俞府穴至步廊穴所在足少阴肾经沿线上。

操作:梅花针沿线叩刺,每日 1 次。

方 2

部位:背部第 3~5 胸椎旁开 2 寸处,胸前两侧乳房周围及乳晕部。

操作:轻刺激叩刺法,每日 1 次。其中,两乳房做放射状叩刺,乳晕部做环形叩刺,配合针刺少泽穴效果更好。

2. 支气管炎

方 1

部位:颈后部、颈前部、背部 1~4 胸椎两侧膀胱经循行线以及喉两侧。

操作:颈后部、背部 1~4 胸椎两侧膀胱经循行线上用皮肤针重刺;颈前部、喉两侧用皮肤针轻刺。每日治疗 1 次。

方 2

部位:脊柱两侧阳性物处,大椎、风门、肺俞、风池、外关、合谷等穴位。

操作:重手法叩刺脊柱两侧阳性物处;轻叩刺大椎、风门、肺俞、风池、外关、合谷等穴位。每日治疗 1 次。

3. 急性单纯性胃炎、胃神经症、膈肌痉挛

方 1 部位:第 8 胸椎至第 3 腰椎间的华佗夹脊穴、下腹部、骶尾部。

操作:上述部位自上而下梅花针中等力度叩打,每日 1 次。

方 2 部位:脊柱两侧阳性物处,胃俞、膈俞、中脘、内关、足三里等穴位。

操作:重手法叩刺脊柱两侧阳性物处;轻手法叩刺胃俞、膈俞、中脘、内关、足三里等穴位。

4. 头痛

部位:脊柱两侧阳性物处,头部、后项部、督脉和膀胱经及胆经的背部循行线。

配穴:外感头痛,配大椎、风池、太阳、大小鱼际处;内伤头痛,配风池、太阳、内关、足三里穴;后头痛,配风池、天柱、后顶穴;前头痛及额部疼痛,配前顶、上星、印堂、合谷穴;偏头痛,配率角、太阳、外关穴;头顶痛,配百会、至阴、三阴交穴;全头痛,配足三里、合谷穴。

操作:脊柱两侧阳性物处、头部、后项部用梅花针中等力度叩刺,督脉和膀胱经及胆经的背部循行线应自上而下中等力度叩刺。各配穴应根据实际情况给予中刺或重刺。每日 1 次。

5. 落枕

部位:大杼、大椎、肩井、肩外俞、风门、风池等穴,第 1~4 颈椎两侧。

操作:用梅花针自上而下、自内而外,中等力度叩刺,每日治疗 2 次。

6. 三叉神经痛

部位:太阳穴、阿是穴、华佗夹脊穴,鼻区、颈后、耳前、颌下等部位。

操作:面部穴位及区域梅花针轻手法叩刺;颈后部及背部华佗夹脊穴自上而下重叩刺。每日 1 次。

7. 面神经麻痹

部位:耳前、颌下、眶周、第 1~5 颈椎两侧、第 1~5 胸椎两侧。

操作:耳前、颌下、眶周等面部用梅花针轻手法叩刺;背部第 1~5 颈椎两侧、第 1~5 胸椎两侧重手法叩刺。每日 1 次。

8. 斑秃

部位:病变区、华佗夹脊穴、背部膀胱经、督脉。

操作:梅花针中等力度叩刺,华佗夹脊穴、背部膀胱经、督脉应自上而下叩刺。每日 1 次或每 2 日 1 次。

9. 皮神经炎、神经性皮炎、药物性皮炎、荨麻疹、湿疹

部位:脊柱两侧阳性物处、患部或患部周围皮肤,风池、大椎、曲池、血海、三阴交穴。

操作:根据病变部位、患者年龄、病程长短等情况,用皮肤针对脊柱两侧阳性物处、患部或患部周围皮肤以及风池穴、大椎穴、曲池穴、血海穴、三阴交穴等病变部位或穴位做轻叩刺或重叩刺。范围较大者,可用滚筒式皮肤针滚刺。每日 1 次。

10. 神经性耳聋

部位:脊柱两侧阳性物处,翳风、听宫、风池、百会、外关、肝俞、胆俞等穴位。

操作:以上部位和穴位用梅花针做轻叩刺。每日 1 次。

11. 过敏性鼻炎

部位:脊柱两侧阳性物处,肺俞、风池、迎香穴。

操作:以上部位和穴位用梅花针做轻叩刺。每日 1 次。

12. 急性扁桃体炎

部位:脊柱两侧阳性物处、大小鱼际处,大椎、翳风、合谷穴。

操作:脊柱两侧阳性物处梅花针重叩刺,大小鱼际处中等力度叩刺,大椎、翳风、合谷穴做轻叩刺。

13. 睑腺炎(麦粒肿)、急性结膜炎

部位:脊柱两侧阳性物处,大椎、风池、百会、太阳、攒竹、四白、内关、光明、心俞、肝俞、脾俞、肾俞等穴。

操作:脊柱两侧阳性物处用梅花针重手法叩刺,上述穴位做轻叩刺。

注意:麦粒肿的阳性物为肩胛区内高出皮肤的淡红色且压之不褪色的小米粒大小的丘疹,治疗时要仔细寻探。

14. 肋间神经痛

部位:脊柱两侧阳性物处及患部肋间隙,支沟穴。

操作:重叩刺脊柱两侧阳性物处;轻手法叩刺支沟穴及患部肋间隙。每日 1 次。

15. 失眠

部位:夹脊穴、膀胱经穴,重点穴位为心俞、肝俞、脾俞、肾俞、神庭、神门、三阴交、安眠穴。

操作:轻手法叩刺,每晚睡前半小时施术,重在坚持。

16. 痛经

部位:腰骶部两侧,任脉、肾经、脾经循行部位,重点穴位为气海、关元、肝俞、肾俞、三阴交等穴。

操作:以上部位、循行线及穴位用梅花针中度手法叩刺,每日1次。寒凝痛经者,可同时配合艾灸以神阙、关元、气海穴为主的下腹部。

附:微针疗法

微针疗法是运用微针滚轮上许多微小针头刺激皮肤后,再外用活性液令皮肤吸收利用,以达到活血通络、营养生肌目的的一种治疗方法,是一种新型皮肤针疗法。

微针是在滚筒式皮肤针基础上,利用现代尖端科技研制而成。也就是在一个精巧的滚筒上附有数百支极细微的小钢针,针距只有0.3mm,钢针直径按型号不同控制在0.07~0.2mm。它是采用世界顶尖锻造工艺精选高韧度、高硬度合金材料,经过仿生磁化、低温镀金抗菌等工艺制成的尖端皮肤针,是滚筒式皮肤针的精制"微型品"。

活性液是含有细胞生长肽基因活性成分和多种营养元素的微针外用液。

一、微针的治疗机制

1. 通过微针针刺,刺激真皮层胶原蛋白及纤维母细胞增生,起到肌肤生长作用。借以填补皮肤细小凹洞。同时有细胞组织重生、重构作用,利于瘢痕消除,改善肤质。

2. 微针滚刺皮肤时,做出大量微细管道,使活化液中的活性成分有效渗入皮肤,营养肌肤,促进细胞生长,使皮肤紧致,起到除皱作用。

3. 微针刺激通过神经调节传递作用,促进新陈代谢,同时起到活血通络作用。

二、微针的适应证

多用于面部、腹部等部位的除皱、祛瘢等美容治疗。

三、微针的禁忌证

1. 治疗部位皮肤有破损、溃疡、冻疮等要禁用微针疗法。

2. 皮肤病患者的患病部位一般不宜应用微针疗法。

3. 瘢痕体质的患者慎用微针疗法。

4. 对外用活性液的成分有过敏的患者,严禁在微针治疗过程中应用外用活性液。

四、微针疗法的注意事项

1. 治疗部位及微针滚筒应严格消毒。以防发生感染等情况。

2. 外用活性液要保证绝对无菌。

3. 施术过程中,要严格执行无菌操作。

4. 一旦发现患者对外用活性液有过敏现象,应立即停止治疗,及时给予抗过敏等对症治疗。

5. 微针治疗后6小时内禁止洗脸、洗澡。施术短期内洗澡时,要避免对治疗部位皮肤进行用力搓擦。

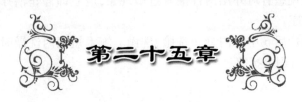

第二十五章

耳穴疗法

耳穴疗法泛指用针刺或其他方法刺激耳廓穴位以防治疾病的方法,也就是通过望耳、触耳诊断疾病和刺激耳廓防治疾病的方法。

耳穴疗法具有作用广泛、疗效显著、方便经济、操作简单、安全无毒副作用等优点,不仅可以维持较长时间的疗效,而且一般不会影响正常的工作和生活。

耳穴治疗的同时也可以配合针灸、刺络拔罐、中药等其他中医治疗方法,以功效互补,加强治疗作用。

一、耳穴疗法的治病机制

1. 耳廓与经脉的关系　耳与经脉有着密切关系。十二经脉循行中,有的经脉直接入耳中,有的分布在耳廓周围。如手太阳小肠经、手少阳三焦经、足少阳胆经等经脉、经筋分别入耳中,或循于耳之前、后;足阳明胃经、足太阳膀胱经则分别上耳前、至耳上角;手阳明大肠经之别络入耳合于宗脉。六条阴经虽不直接入耳或分布于耳廓周围,但均通过经别与阳经相合。因此,十二经脉均直接或间接上达于耳。《灵枢·口问》说:"耳者,宗脉之所聚也……"《灵枢·邪气脏腑病形》亦说:"十二经脉,三百六十五络,其血气皆上于面而走空窍,其精阳气上走于目而为睛,其别气走于耳而为听。"

临床实践中发现,接受耳针或耳穴贴压治疗的病人,有轻微的触电感或气体流动感或发热暖流感由耳廓沿着一定路线向身体的某一部位放射,其经过路线大部分与经脉循行的路线相似。由此可见,耳与十二经脉的关系十分密切。故而刺激耳廓上的耳穴,可以起到疏通经络、运行气血的功能。

2. 耳廓与脏腑的联系　耳是机体体表与内脏联系的重要部位。《素问·金匮真言论》说:"南方赤色,入通于心,开窍于耳,藏精于心……"《灵枢·脉度》亦说:"肾气通于耳,肾和则耳能闻五音矣。"《难经·四十难》也说:"肺主声,故令耳闻声。"《备急千金要方》曰:"心气通于舌,舌非窍也。其通于窍者,寄见于耳……荣华于耳外主血……"《证治准绳》也说:"肾为耳窍之主,心为耳窍之客。"《厘正按摩要术》中进一步将耳背分为心、肝、脾、肺、肾五部,其云:"耳珠属肾,耳叶属脾,耳上轮属心,耳皮肉属肺,耳背玉楼属肝。"以上这些论述,体现了耳与脏腑在生理方面是息息相关的。

经临床研究证明,刺激耳甲艇、耳甲腔等处,有调整机体内分泌系统以及内脏功能的作用。临床对耳穴胃区进行电针,观察对人体胃电的影响:在针刺耳穴胃区时,通过记录并对比胃电的波幅和频率,实验结果显示其效应呈良性双向性调整作用,即针前胃电波幅和频率偏低者,针后可提高;针前偏高的针后则能降低。提示针刺耳穴胃区对病理状态下的胃、十二指肠的功能具有良好的改善,有恢复其功能正常的作用,说明针刺耳穴胃区对胃功能调整有相对的特异性,更加证实了耳穴和内脏之间存在着密切联系。因此,针刺或贴压耳穴可调节脏腑和器官功能活动,从而可以治疗疾病。

3. 耳廓与神经的关系　耳廓的神经很丰富,有来自脊神经颈丛的耳大神经和枕小神经;有来自脑神经的耳颞神经、面神经、舌咽神经、迷走神经的分支以及随着颈外动脉而来的交感神经。分布在耳廓上的四对脑神经及两对脊神经与中枢神经系统均有联系,如分布在耳廓的耳额神经属三叉神经下颌支的分支,除司咀嚼运动和头面感觉外,还与脊髓发生联系;面神经除司面部表情肌运动外,还管理一部分腺体;延髓发出的迷走神经和舌咽神经对呼吸中枢、心脏调节中枢、血管运动神经、唾液分泌中枢、呕吐咳嗽中枢等都有明显的调节作用;来自脊神经的耳大神经、枕小神经除管理躯干、四肢、骨关节肌肉运动以外,还支配五脏六腑的运动;分布在耳廓上的迷走神经与在耳廓上伴动脉分布的交感神经,对全身的脏器几乎有双重支配作用,共同维持全身脏腑和躯干四肢的正常运动。

耳廓从表皮至软骨膜中均分布有毛囊神经感觉末梢、游离丛状感觉神经末梢及环层小体等各种神经感受器。耳肌腱上和耳肌中存在有单纯型和复杂型丛状感觉神经末梢、高尔基型腱器官及肌梭。

由于耳廓含有浅层和深层感受器,在耳穴治疗中如手法行针、耳穴按压、电脉冲、激光、磁力线等不同刺激方法出现的"得气",可能是兴奋了多种感觉器尤其是痛觉感觉器,然后,感受器将接受到的各种感觉冲动传递、汇集到三叉神经脊束核,最后由该核传递冲动至脑干的网状结构,从而对各种内脏活动和各种感觉功能的调节起到重要的影响。

综上所述,耳穴疗法就是通过刺激分布于耳廓上的腧穴,利用耳部与机体经络、脏腑、神经的密切联系,来达到调节机体脏腑功能和阴阳平衡的作用,最终用以治疗疾病的。

二、耳穴的定位与功能

1. 耳穴的概念　耳穴就是分布于耳廓上的腧穴,也叫反应点、刺激点。当人体内脏或躯体有病时,往往会在耳廓的相应部位出现病理反应点,也称阳性反应点,如压痛、变形、变色、水疱、结节、丘疹、凹陷、脱屑、电阻降低等,这些部位就是耳疗的刺激点,统称为耳穴。

刺激耳穴,对相应的脏腑功能有调治作用。

2. 外耳的解剖名称

(1)耳轮:耳廓最外缘的卷曲部位;其深入至耳腔内的横行突起部分叫耳轮脚;耳轮后上方稍突起处叫耳轮结节;二轮与耳垂的交界处叫耳轮尾。

(2)对耳轮:在耳轮的内侧,与耳轮相对的隆起部,又叫对耳轮体;其上方有两个分叉,向上分叉的一支叫对耳轮上脚,向下分叉的一支叫对耳轮下脚。

(3)三角窝:对耳轮的上脚和下脚之间的三角形凹窝。

(4)耳舟:耳轮与耳轮之间的凹沟,又称舟状窝。

(5)耳屏:指耳廓前面瓣状突起部,又名耳珠。

(6)上切迹:耳屏上缘与耳轮脚之间的凹陷。

(7)对耳屏:对耳轮下方与耳屏相对的隆起部。

(8)屏间切迹:对耳屏与对耳轮之间的凹陷。

(9)屏轮切迹:对耳屏与对耳轮之间的稍凹陷。

(10)耳垂:耳廓最下部,无软骨的皮垂。

(11)耳甲艇:耳轮脚以上的耳腔部分。

(12)耳甲腔:耳轮脚以下的耳腔部分。

(13)外耳道开口:在耳甲腔内的孔窍。

3. 耳穴的分布规律　耳穴在耳廓的分布有一定规律。一般来说,耳廓好像一个倒置的胎儿,头部朝下,臀部朝上。其分布规律是:与头脑、面部相应的耳穴多分布在耳垂和对耳屏;与耳鼻咽喉相应的耳穴多分布在耳屏四周;与上肢相应的耳穴多分布在耳舟;与躯体和下肢相应的耳穴多分布在对耳轮体耳部和对耳轮上、下脚;与内脏相应的穴位集中在耳甲;与腹腔脏器相应的耳穴多分布在耳甲艇;与胸腔脏器相应的耳穴多分布在耳甲腔;与盆腔脏器相对的穴位在三角窝;消化道相应的耳穴多分布在耳轮脚周围,且呈环形排列。

各脏腑组织在耳廓上均有相应的反应区。利用疾病在耳廓上的反应现象可以诊断疾病,也可以刺激这些反应点来防治疾病。

4. 常用耳穴的定位和主治

常用耳穴的定位和主治表

解剖部位	穴名	定位	主治
耳轮脚	耳中(膈)	在耳轮脚处	呃逆,皮肤病
耳轮部	直肠下段	耳轮起始部,近耳上切迹	便秘、脱肛、痢疾

续表

解剖部位	穴名	定位	主治
耳轮部	尿道	在对耳轮下脚下缘同水平的耳轮处	尿频、尿急、遗尿、尿潴留
	外生殖器	在对耳轮下脚上缘同水平的耳轮处	阳痿等外生殖器病症
	耳尖	将耳轮向耳屏对折后,耳廓上面的尖端处。	面部急性炎症;麦粒肿、目赤肿痛、咽喉肿痛等及发热、面瘫、荨麻疹、湿疹、痤疮、皮肤瘙痒、高血压等
耳舟部	指(阑尾)	在耳轮结节上方的耳舟部	指部疾病
	腕	平耳轮结节突起的耳舟部	腕部疾病
	风溪(过敏区)	耳轮结节前方,在指、腕两穴之间	止痒、抗过敏。如哮喘、荨麻疹等
	肩(阑尾2点)	在屏上切迹同一水平线的耳舟部	肩部疾病
	肘	在腕与肩穴之间	肘部疾病
	锁骨(阑尾3点)	在尾轮切迹同水平的耳舟部,偏耳轮尾处	肩关节周围炎,无脉症
	肩关节	在肩与锁骨穴之间	肩关节周围炎
对耳轮上脚部	趾	对耳轮上脚外上角近耳舟	脚气,趾部疾病
	踝	在对耳轮上脚的内上角	踝扭伤及踝关节疾患
	膝	在对耳轮下脚上缘同水平的对耳轮上脚的起始部	膝扭伤及膝关节疾患
对耳轮下脚部	臀	在对耳轮下脚上缘后1/2处	坐骨神经痛等臀部疾患
	坐骨	在对耳轮下脚前2/3处	坐骨神经痛
	交感	在对耳轮下脚前端与耳轮内侧交界处	消化、循环系统疾病;对内脏有解痉镇痛作用
对耳轮部	腹	在对耳轮上,与对耳轮下脚下缘同水平的近耳腔缘处	腹腔疾病,消化系统疾病,痛经等

续表

解剖部位	穴名	定位	主治
对耳轮部	胸	在对耳轮上，与屏上切迹同水平的近耳腔缘处	胸、胁部疾病
	颈	对耳轮上，在屏轮切迹偏耳舟侧的近耳腔缘处	落枕，枕部扭伤，瘿气
	脊柱	对耳轮的耳腔缘相当于脊柱，在直肠下端和肩关节同水平处分别做两条分界线，将脊柱分为 3 段，自上而下分别为腰骶椎、胸椎和颈椎	对应的椎体疾病
三角窝	子宫（内生殖器）	在三角窝耳轮内侧缘的中点，即在三角窝前 1/3 的凹陷处。	痛经、带下、不孕、阳痿、遗精、盆腔炎、黄褐斑、痤疮
	神门	在三角窝内，靠对耳轮上脚的下、中 1/3 交界处	失眠、多梦、烦躁、眩晕、疼痛、瘙痒
	盆腔（腹痛点）	在对耳轮上、下脚分叉处	盆腔炎、腰痛、腹痛、附件炎
	降压点	在三角窝的前上方	高血压
耳屏部	外鼻	在耳屏外侧的中央	鼻渊，感冒
	咽喉	在耳屏内侧面与外耳道口相对处	咽喉肿痛
	内鼻	在耳屏内侧面，咽喉穴的下方	感冒，鼻渊
	屏尖	在耳屏上部的顶端	炎症、痛症
	肾上腺	在耳屏外侧游离缘下部尖端	低血压、昏厥、无脉症、咳喘、过敏
	高血压点	在肾上腺与目穴中点稍前	高血压
屏轮切迹	脑干	在屏轮切迹正中处	头痛、眩晕
对耳屏部	平喘（对屏尖）	在对耳屏游离缘的尖端，也称腮腺点	哮喘、咳嗽、疟腮、皮肤过敏
	脑点（缘中）	在对耳屏上缘，脑干与平喘穴连线的中点	遗尿、崩漏、失眠
	皮质下（兴奋）	在对耳屏内侧面	失眠、多梦、炎症、痹证、身体虚弱等
	睾丸（卵巢）	在对耳屏内侧的前下方，是皮质下穴的一部分	生殖系统疾病

续表

解剖部位	穴名	定位	主治
对耳屏部	枕(晕点)	在对耳屏外侧面的后下方	神经系统疾病、皮肤病、昏厥
	额	在对耳屏外侧面的前下方	头痛、头晕
	颞	在对耳屏外侧面的中部	偏头痛
耳轮脚周围	食管	在耳轮脚下方中 1/3 处	吞咽困难等食管疾病
	贲门	在耳轮脚下方后 1/3 处	神经性呕吐、贲门痉挛
	胃	在耳轮脚消失处	胃痛、呃逆、呕吐、消化不良、酒糟鼻
	十二指肠	在耳轮脚上方后 1/3 处	十二指肠溃疡、幽门痉挛
	小肠	在耳轮脚上方中 1/3 处	消化道疾病,心悸
	大肠	在耳轮脚上方内 1/3 处	腹泻、便秘、肥胖
	阑尾	在大肠与小肠穴之间	阑尾炎
屏间切迹	目 1	在屏间切迹前下方	青光眼
	目 2	在屏间切迹后下方	近视眼
	内分泌	在耳甲腔底部,屏间切迹内	内分泌系统疾病,妇科病、痤疮
耳甲艇部	膀胱	在对耳轮下脚的前下方	淋证、癃闭、遗尿
	肾	在对耳轮下脚分叉处的下缘	泌尿、生殖疾病,妇科病,腰痛、耳鸣、脱发、神经衰弱
	胰(胆)	在肝、肾穴之间,左耳为胰,右耳为胆	胰腺炎、糖尿病、胆病
	肝	在耳甲艇的后下方	眼病、胁痛、眩晕、抽搐、痛经、癔病
耳甲腔部	脾	在耳甲腔的后下方	脾胃病、肌肉软组织损伤、白带过多、崩漏
	口	在耳甲腔,紧靠外耳道口的后壁	面瘫、口腔溃疡、口角炎等
	心	在耳甲腔中心最凹陷处	心悸、癔病、失眠

解剖部位	穴名	定位	主治
耳甲腔部	肺	心穴的上、下、外三面	呼吸疾病、皮肤病
	气管	在外耳道口与心穴之间	气管疾患、咽喉炎
	三焦	在内分泌穴与肺穴之间	便秘、浮肿、肥胖
耳垂部:将耳垂部"井"字形均等9份,由内而外、由上而下分为1~9区	牙痛点1	在耳垂1区的外下角	牙痛的止痛
	牙痛点2	在耳垂4区的中央	牙痛的止痛
	上颌	在耳垂3区正中央	牙痛、三叉神经痛
	下颌	在耳垂3区上部之中点	牙痛、下颌关节痛
	眼	在耳垂5区的中央	眼疾
	面颊	在耳垂5区、6区交界线的周围	面神经麻痹、三叉神经痛、痤疮
	内耳	在耳垂6区正中央稍上方	耳鸣、听力减退
	扁桃体	在耳垂8区正中央	扁桃体炎
耳廓背面	降压沟	在耳廓背面,由内上方斜向外下方走行的凹沟	高血压,皮肤病
	上耳背	在耳背上方的软骨隆起处	头痛、哮喘、腰痛
	中耳背	在上耳背与下耳背之间的最高处	腰背痛、皮肤病、坐骨神经痛
	下耳背	在耳背下方的软骨隆起处	背痛、皮肤病
	耳迷根	在耳廓背面与乳突交界处的耳根部	头痛、腹痛、鼻塞、胆病
耳背脏穴	耳背心穴	在耳背上部	失眠、多梦、头痛
	耳背脾穴	在耳背中部的中央	消化不良、腹胀、腹泻
	耳背肝穴	在耳背中部的外侧	胸胁胀满、腰背痛
	耳背肺穴	在耳背中部的内侧	发热、咳喘
	耳背肾穴	在耳垂的背面	失眠、眩晕、月经不调

5. 耳穴功能归类歌诀

十止六对利五官;三抗一退调整三;

两补三健脑肝脾;催理降解利眠收。

(1)十止:十止即止痛、止晕、止惊、止咳、止喘、止痒、止鸣、止吐、止酸、止带。

1)止痛取穴

耳穴:取相应部位、神门。

加穴:腹部内脏疼痛疾患,加交感;皮肤疼痛,加肺;软组织损伤,加肝、脾;牙齿、骨骼疾患,加肾。

相应部位:即机体患病后在耳廓有相应病理反应的部位,是治疗痛症疾患的首选穴点。病理反应也称阳性反应,常表现为低痛阈、皮肤电阻降低、变色、变形、丘疹、脱屑、血管充盈等。疼痛疾病反应的相应部位是不受耳穴名称限制的,有的可在耳穴穴名代表点处出现,有的可反应在相应部位的区域处,它是耳穴诊断和治疗中的特定点。

神门:是止痛要穴。

2)止晕取穴

耳穴:枕、晕区、肝、外耳、耳尖(用放血疗法)。

加穴:动脉硬化引起的头晕,加皮质下、心;自主神经功能紊乱引起的头晕,加交感、皮质下;梅尼埃综合征引起的头晕,加内耳、脾;晕车、晕船、晕飞机,加贲门、内耳;贫血引起的头晕,加膈、脾。

晕点:即枕穴,位于对耳屏外侧面的外上方;是诊断和治疗晕症的特定穴。

晕区定位:在缘中(即脑点)与枕两穴之间取一点,此点与缘中、脑干构成的近似直角三角形的区域即为晕区。

3)止惊取穴

耳穴:脑干、枕、神门、肝、皮质下、枕小神经点、耳尖(用放血疗法)。

枕小神经点定位:在耳轮结节起始部内侧缘,有镇静止惊、通经活络之作用。

4)止咳取穴

耳穴:咽喉、气管、支气管、肺、平喘穴、口、脑干、神门、枕、脾。

平喘穴定位:在对耳屏尖端向外下 0.2cm 处,是止咳平喘要穴。

5)止喘取穴

耳穴:支气管、肺、平喘、交感、肾上腺、神门、枕。

6)止痒取穴

耳穴:肺、脾、心、神门、枕、风溪穴、膈、耳尖(用放血疗法)。

7)止鸣取穴

耳穴:内耳、外耳、耳鸣沟、三焦、胆、肾、颞。

耳鸣沟定位:自屏间切迹外侧目 2 穴至内耳穴之间。

8)止吐取穴

耳穴:贲门、胃、枕、皮质下、神门。

9）止酸取穴

耳穴：交感、胃、肝

10）止带取穴

耳穴：相应部位、肾、脾、三焦，肝、内分泌。

相应部位：白带多系子宫内膜炎、宫颈炎、附件炎等炎症引起，因此治带症应依据病变部位而取相应部位。如由子宫内膜炎引起的带症，可选耳穴子宫；由附件炎引起的带症，可选耳穴卵巢。

（2）六对：镇静-兴奋；降压-升压；降率-强心；止血-活血；利尿-止遗；通便-止泻。

1）镇静-兴奋

镇静取穴：神门、枕、皮质下、脑干、心、耳尖（用放血疗法）。

兴奋取穴：额、内分泌、兴奋点、丘脑、缘中、肾上腺。

兴奋点定位：在对耳屏内侧面正中线底部。

2）降压-升压

降压取穴：降压点、神门、肝、肾、心、额、枕、皮质下、耳尖（用放血疗法）。

降压点定位：在三角窝内的外上角。降压点是诊断和治疗高血压的特定点。

升压取穴：升压点、肾上腺、缘中、心、肝、肾、皮质下。

升压点定位：在屏间切迹下方中点。升压点是诊断和治疗低血压的特定点。

3）降率-强心

降率取穴：降率穴、皮质下、心、神门、枕。

降率穴定位：在渴点与外耳轮连线的中点。降率穴又称心脏点，对阵发性心动过速、室性期前收缩、房性期前收缩、心律不齐有调整作用。渴点在耳穴外鼻与屏尖连线的中点。

强心取穴：交感、肾上腺、缘中、皮质下、心。

4）止血-活血

止血取穴：肾上腺、缘中、膈、脾、出血相应部位的耳穴。

活血取穴：交感、心、肝、肺、热穴、心血管系统皮质下、相应部位。

热穴定位：在耳穴尾椎与腹连线的中点。

心血管系统皮质下：此穴对心血管系统疾病、外周血管病、颈椎病、中医的痹证治疗效果显著，可改善血液循环，提高皮温，起到活血通络的作用。临床上将心血管系统皮质下、热穴、枕小神经点三穴称为"致热穴"，均是治疗血管病与痹证的主穴。

皮质下分为3个区：

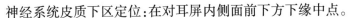

神经系统皮质下区定位:在对耳屏内侧面前下方下缘中点。

消化系统皮质下区定位:在对耳屏内侧面前下方中点。

心血管系统皮质下定位:在对耳屏内侧面前下方。

5)利尿-止遗

利尿取穴:肾、脾、肺、三焦、内分泌、腹水点、水肿相应部位的耳穴。

腹水点定位:在艇中穴外上方,也就是耳甲艇小肠与胰胆连线的中点处,此穴有利水作用。

止遗取穴:膀胱、缘中、尿道。

止遗加穴:夜尿症,可加额穴、内分泌、兴奋点;神经性遗尿,加枕、神经系统皮质下(其中枕有镇静、贮尿作用,神经系统皮质下有调节大脑皮质功能的作用);脊髓外伤病变或骨性病变引起之遗尿,取穴应加相应部位腰骶椎。因为支配膀胱和尿道的盆神经、腹下神经和阴神经等神经,其传入神经纤维和传出神经纤维来自腰骶部的脊髓灰质侧角,因此治疗脊髓外伤病变或骨性病变引起之遗尿时,应取排尿反射的初级中枢腰骶椎。

6)通便-止泻

通便取穴:大肠、脾、三焦、腹、肺、消化系统皮质下、便秘点、艇中。

便秘点定位:在三角窝的下 1/3 处,对耳轮下脚中段的上缘,坐骨神经点的上方。

止泻取穴:直肠、大肠、脾、耳尖(用放血疗法)、神门、枕、内分泌。

止泻加穴:过敏性结肠炎,加风溪穴、皮质下;慢性痢疾,在治疗时需加肾上腺、耳尖(用放血疗法)。

(3)利五官:利五官即利咽、明目、助听、通鼻、美容(皮肤)。

1)利咽取穴

耳穴:咽喉、口、气管、肺、内分泌。

加穴:急性咽喉炎,加神门、耳尖(用放血疗法),以加强消肿、利咽、止痛功效;扁桃体炎,加神门、耳尖(用放血疗法)、扁桃体,以加强消肿、止痛功效;梅核气,加肝、皮质下、食管穴。梅核气发病与精神因素有关,取肝穴以解郁舒肝;取皮质下以稳定自主神经功能;食管穴是治疗梅核气的经验要穴。

2)明目取穴

耳穴:肾、肝、眼、目 2、耳尖(用放血疗法)。

加穴:近视眼,加取脾穴、交感,以缓解睫状肌之痉挛,调节屈光度;急性结膜炎,加取肺穴,因结膜属肺,取肺以清热解毒、通经止痛;内外眦睑缘炎,加取心、脾穴,以泻火解毒,因"内外眦属心,眼睑属脾";眼睑炎、睑板腺囊肿,加取脾穴,以清脾胃经热毒。

3）助听取穴

耳穴：内耳、外耳、肾、三焦、胆、颞。

4）通鼻取穴

耳穴：内鼻、肺、外耳。

加穴：感冒、鼻塞流涕，加取肾上腺、风溪穴、耳尖(用放血疗法)；过敏性鼻炎，加取风溪穴、内分泌、肾上腺、耳尖(用放血疗法)；肥厚性鼻炎，加取肾上腺、膈；萎缩性鼻炎，加取内分泌、脾。

5）美容取穴

耳穴：面颊及相应部位、肺、脾、肝、内分泌。

加穴：炎症性疾病如扁平疣、痤疮、玫瑰痤疮、酒糟鼻等应以清热解毒为主，治疗时需加取肾上腺、大肠穴、耳尖(用放血疗法)；色素性疾病如黄褐斑、白癜风等，应以调节脑垂体和内分泌的功能以及色素代谢为主，治疗时应加取缘中、肾上腺穴；神经功能失调性疾病如泛发型神经性皮炎，应以调节大脑皮质的兴奋和抑制功能、稳定情绪、镇静止痒为主，耳穴治疗应加取皮质下、枕、神门穴；脂代谢性疾病如脂溢性皮炎、脂溢性脱发等，治疗应以调节皮脂腺代谢、抑制皮脂腺分泌为主，需加取胰、肾、小肠穴；变态反应性疾病如接触性皮炎、荨麻疹等，治疗应以脱敏、提高机体免疫力为原则，可加取耳穴风溪穴、肾上腺、耳尖(用放血疗法)。

(4)三抗：三抗即抗过敏、抗感染、抗风湿。

抗过敏取穴：风溪穴、内分泌、肾上腺、肝、过敏相对应部位的耳穴、耳尖(用放血疗法)。

抗感染取穴：肾上腺、内分泌、神门、感染相对应部位的耳穴、耳尖(用放血疗法)。

抗风湿取穴：肾上腺、内分泌、肾、肝、脾、三焦、风湿病变相对应部位的耳穴、耳尖(用放血疗法)。

(5)一退：一退即退热。

取穴：耳尖、屏尖、肾上腺、交感、丘脑、肺、枕、内分泌。其中，耳尖、屏尖、肾上腺为必选穴，三个穴点均宜放血治疗，以清热解毒泻火。

(6)调整三：调整三即调整自主神经功能，调整内分泌，调整月经。

1）调整自主神经功能

取穴：交感、丘脑、皮质下、心、肾、神门、枕。

2）调节内分泌

取穴：内分泌、缘中、丘脑、肾、肝、症状相应部位耳穴。

3）调经

取穴：内分泌、缘中、丘脑、卵巢、肾、肝、内生殖器。

加穴:月经过少、闭经,加取兴奋穴、心血管系统皮质下、交感穴,以活血通脉;月经过多、功能性子宫出血,可加取膈、肾上腺、脾穴,以固元止血;痛经,应加取腹、艇中、神门穴,以镇静止痛。

(7)两补:两补即补肾、补血。

补肾取穴:肾、肝、心、内分泌、缘中、丘脑、肾上腺。

补血取穴:脾、胃、肾、三焦、血液点、心、肝、肾上腺。

血液点定位:在脾与颈穴连线之并行线中点。

(8)三健:三健即健脑、健肝血、健脾助运。

健脑取穴:心、肾、脑、丘脑、缘中、皮质下、额。

健肝血取穴:肝、肾、三焦、脾、内分泌、皮质下、相应部位。

健脾助运取穴:脾、胃、小肠、胰、内分泌、皮质下、口。

(9)催理降解利眠收:催理降解利眠收即催乳、理气消胀、降糖、解痉、利胆、安眠、收敛止汗。

1)催乳取穴

耳穴:乳腺、缘中、内分泌、丘脑、肝、胃。

乳腺定位:在耳穴的胸椎与肋胁连线中点。

2)理气消胀取穴

耳穴:腹胀区、腹、肝、脾、胃、三焦、肺、皮质下、大肠。

腹胀区定位:包括肾、输尿管、膀胱、十二指肠、小肠、阑尾、大肠区处。

3)降糖取穴

耳穴:胰腺点、胰、内分泌、缘中、丘脑、皮质下、口、渴点、三焦。

胰腺点定位:在耳甲艇内角,当胰胆穴与十二指肠穴之中间。

渴点定位:在耳穴外鼻与屏尖连线中点。

4)解痉取穴

耳穴:疼痛相应部位的耳穴、交感、皮质下、神门。

5)利胆取穴

耳穴:胆、胆道、肝、肩背穴、三焦、十二指肠、皮质下、内分泌。

胆道穴定位:标准耳穴胰胆与十二指肠之间。

肩背穴定位:标准耳穴颈椎穴外侧缘近耳舟处。

6)安眠取穴

耳穴:神门、肾、心、皮质下、枕、神经衰弱区、垂前、耳尖(用放血疗法)。

加穴:肝郁气滞型失眠,加取肝穴;心虚胆怯型失眠,加取胆、肝;心脾两虚型失眠,加取脾穴;胃失和降型失眠,加取胃、脾。

衰弱区定位:颈椎与枕、顶两穴之间。

7)收敛止汗取穴

耳穴:心,交感、皮质下、丘脑、肾上腺,出汗相应部位耳穴。

三、耳诊诊查方法

耳诊诊查包括耳穴视诊法、耳穴触诊法、耳穴压痕法,耳穴电测定法、耳穴染色法、耳痛原因分析法、耳穴知热感度测定法、耳温测定法、耳穴压痛法、耳心反射法等多种方法,并在临床得到广泛应用。

现将目前临床常用的几种方法介绍于下:

1. 视诊法　视诊法是通过肉眼观察耳廓皮肤上出现的色泽、形态改变、血管变化、丘疹、脱屑等阳性反应物的出现及耳廓的大小、厚薄等,并依据其所在耳穴对疾病作出诊断的方法。

耳穴的病理反应多种多样。常见的有变形,如隆起、凹陷、结节、皱褶等;颜色变化有点状或片状发白,点状或片状充血、红晕,或黯红色,也有周围发红、中间发白,或呈暗灰色,且压之不褪色等情况。血管改变如充盈、鼓胀、扭曲、网状、环形等;皮肤出现脱屑、丘疹等;有的穴位处有明显的压痛等。

不同的反应代表着不同的病理变化。实证患者如食积、疖肿、过敏和大便秘结等易出现耳部肿胀,相应的耳穴大多出现增厚、红肿、表面皮肤温度增高等反应;再如颈椎病患者的颈或颈椎耳穴处可出现变形、扭曲、变色、疼痛等。还有的可出现一些阳性反应点,即阿是穴。

所有这些病理变化均可帮助诊断疾病。

(1)察颜色:耳廓的色泽变化常见于胃炎、十二指肠或胃溃疡、消化道出血、肝炎、肠炎、痢疾等消化道疾病,哮喘、肺炎、支气管炎等呼吸系统疾病,肾炎、膀胱炎、尿道炎等泌尿系统疾病以及高血压、妇科疾病等。

耳廓发红充血,有光泽者,多见于急性炎症;淡红或黯红色常见于疾病的恢复期;充血白色点状或片状变化,缺少光泽者,多见于慢性疾病;灰色反应多见于宿疾和肿瘤。

1)耳垂青色:可能罹患了风湿性关节炎,也可为房事过多的表现。

2)耳垂白色:用手摩擦耳廓,如果仍不见泛红疑为贫血。

3)耳垂肉薄呈咖啡色:常见于肾脏病和糖尿病。

4)耳廓焦黑、干枯:为肾精亏极的征象。

5)耳廓红肿:为少阳相火上攻,或为肝胆湿热火毒上蒸,也可以是中耳炎或疖肿、冻疮所致。

6)耳垂经常潮红:为血脂增高、血液黏稠体质者。

7)耳垂紫红色:多为受寒。若肿胀易生溃疡、还容易生痂皮,这是体内糖过剩的表现,易患糖尿病。

(2)察形变:人体病变反映在耳廓上的形状变化有针尖样或沟形凹陷、皱褶、纵横交错的线条,也有结节样、条索状隆起样或梭形样改变。

耳廓的局部形变常见于先天性心脏病等心血管疾病,肝病、胃病、胆石症等消化系统疾病以及一些肿瘤等疑难病症。

形变且充血、发红者,多系慢性疾病急性发作;形变而颜色白或灰暗者,多见于慢性疾患。

1)耳廓肝区处呈现隆起和结节,边缘清楚,多见于肝硬化的患者。

2)耳轮出现粗糙不平的棘突状结构,常见于腰椎、颈椎骨质增生等疾病。

3)耳廓相应部位出现高于周围皮肤的点状隆起,同时可见有水泡样丘疹,颜色可红可白,常见于急慢性气管炎、急慢性肠胃炎、急慢性阑尾炎、急慢性肾炎、膀胱炎等疾病。

4)耳垂上有一条自前上至后下的明显褶皱的斜线纹,可以单耳或双耳同时发生,常见于冠状动脉粥样硬化性心脏病的患者。

(3)察丘疹:人体在其他部位发生病变时,有时反映在耳廓表面的变化可见红色或白色样丘疹,亦可呈鸡皮疙瘩样的疱疹。

耳廓的丘疹样改变常见于急慢性支气管炎、肺炎等呼吸系统疾病,慢性肾炎、尿道炎、膀胱炎等泌尿系统疾病,肠炎、痢疾、胃炎、阑尾炎等消化系统疾病以及有关的妇科疾病。

丘疹充血、发红者,多属急性炎症;丘疹色白无光者,多见于慢性疾病。

(4)察皮屑:耳廓发生脱屑,且不易擦去者,属全身疾患在耳廓上的反映。脱屑的出现,多见于皮肤病、结肠疾病以及围绝经期综合征等。

(5)观脉络:耳面皮肤血管充盈易见,常见于支气管扩张、冠心病、心肌梗死、高血压等疾病;耳背上见到红色脉络,并伴耳根发凉,多为麻疹先兆。

(6)看耳廓:耳廓肥厚,若身体亦属肥胖,具有脑出血倾向;耳廓薄而透明,血管脉络清楚浮现,表示呼吸器官有问题;耳廓萎缩、无弹性是心脏衰弱的症状。

视诊的具体方法:观察者以拇、食指拉住患者的耳廓后上方,由上至下、由内至外、分部、分区仔细察看。两耳同时进行观察、对比,从中找出差异。对耳区局部增厚且边缘不清楚者,可用挟持、扣诊细心加以区别。有些形、色变化没有直接反映在本脏器所代表的耳区内,而出现在其他有关的相应的耳穴内,这要结合中医的藏象、经络及现代医学的生理、解剖知识进行辨证、综合分析。

望诊前切忌揉擦、洗浴耳廓;光线应充足,且以自然光线为佳;并力求排除耳廓上痣、疣、小脓包、冻疮、瘢痕等假象;同时还应注意耳廓上阳性反应与气候、出汗程度的关系等;另外,视诊还要考虑气候变化、患者的个体差异,如老人与儿童、野外工作者与室内工作者耳廓色泽均不同,以及盛夏与严冬耳廓色泽的变化。对于耳廓本身的病理变化,如痤疮、色素沉着、冻伤、外伤瘢痕要与全身疾患在耳廓的病理反应相区别,一般前者无压痛,电阻无变化,后者则有压痛及电阻的改变。

2. 触诊法 触诊法包括触摸法和压痛法。

(1)触摸法:触摸法是医者左手轻抚耳廓,用拇指指腹在被测耳穴上,食指衬于耳背相对部位,两指腹互相配合进行触摸;或利用测定压痛的探棒或耳穴测定仪的探极,在探测耳穴时,稍用力并在滑动中感知耳穴的形态变化。

触摸法主要注意有无隆起、凹陷、压痕及其深浅和色泽的改变。触摸时应先上后下,先内后外,先右后左,按耳廓解剖部位进行。在系统触摸耳廓各部位基础上,右耳以触摸肝、胆、胃、十二指肠、阑尾穴为主;左耳以触摸胰腺、心、脾、小肠、大肠穴为主。

(2)压痛法:压痛法是医者左手轻扶患者耳背,右手持探棒、探针等以均匀压力按压耳廓各穴,并观察患者的疼痛反应,从而寻找出压痛最敏感的耳穴。探寻耳穴应从周围向耳穴区进行,按压顺序一般为:三角窝、耳甲艇、耳甲腔、耳舟、对耳轮、轮屏切迹、对耳屏、耳垂、屏间切迹、耳屏、屏上切迹、耳轮脚、耳尾、耳背,或在患者可能出现压痛反应的耳穴附近探寻压痛点。

用压痛法在耳轮脚周围、三角窝探查痛点时,还可采用划痕法。即用探棒或探针压力均匀地在被测部位滑动,以观察患者的疼痛反应,并根据划痕颜色的红、白和凹陷恢复的快慢等情况来决定有关病症的虚实。

操作者手法要轻巧,力度要均匀,当患者出现耸肩、眨眼、皱眉、呼痛等现象,即为压痛点,也称敏感点或反应点。对那些反应较迟钝的患者,可先在耳廓局部按摩 3~5 分钟,使耳廓充血发热后,再进行耳穴探寻。

3. 电测定法 电测定法是采用信息诊断仪或耳穴探测仪,通过探查耳穴生物电的改变,并以阳性信号即电阻降低的部位作为躯体、内脏病症诊断的参考,故又称为良导点。

四、耳穴疗法的取穴方法

1. 按相应部位取穴 即根据人体的患病部位,在耳廓选取相对应耳穴的方法。如胃病取耳穴"胃",肩关节周围炎取"肩"穴,胆囊炎取"胰胆"穴等。

按部取穴方法,是应用耳穴治疗疾病时最基本、最重要的取穴方法。许多疼痛性疾病、急性病,绝大多数在患病部位的相应耳穴有敏感的病理变化,刺激这些敏感点,往往可以获得立刻缓解甚至消除病痛的效果。

2. 按藏象辨证取穴 即根据中医学中藏象学说的理论,按照各脏腑的生理功能进行辨证取穴的方法。例如,藏象学说认为"心主神明",故"心"穴可以用于治疗失眠、神经症、癔病等;又如治疗脱发,藏象学说认为"肾其华在发",故可取"肾"穴来治疗脱发;又如治疗皮肤病,藏象学说认为"肺主皮毛",故取"肺"穴治疗各种皮肤病;再如治疗心血管疾病时,藏象学说认为"心与小肠相表里",除取"心"穴外,再取"小肠"穴往往能取得满意的效果。

3. 按经络取穴 即根据经络学说取穴的方法,又分为循经取穴和经络病候取穴。

(1)循经取穴:循经取穴是根据经络的循行部位取穴。如坐骨神经痛,其部位属足太阳膀胱经的循行部位,即取耳穴的"膀胱"穴治疗;又如臂之外侧痛,其部位属于手少阳三焦经的循行部位,取耳穴"三焦"穴治疗;再如偏头痛,其部位属足少阳胆经的循行部位,故取"胰胆"穴来治疗。

(2)按经络病候取穴:经络病候取穴是根据经络之病候来取穴。一种是其病主要由经脉传来,非本脏腑所生,如足少阴肾经从肾上贯肝膈,入肺中,肾虚则咳唾而喘,此咳喘非肺之病,治宜取耳穴"肾"。另一种是经脉所络属脏腑本身的病症,如手少阴心经的所生病为口渴、目黄、胁痛、臂内后廉痛、昏厥、掌中热痛,故耳穴"心"可治疗口渴、目黄、胁痛、上肢的尺侧疼痛、昏厥和掌中热痛等。

4. 按现代医学理论取穴 耳穴中有许多穴位是根据现代医学理论命名的,如交感、皮质下、肾上腺、内分泌等,这些穴位的功能是与现代医学的理论是一致的。如交感穴,现代研究发现此穴有近似交感神经和副交感神经的作用;肾上腺穴,有近似肾上腺的功能等等。因此,我们必须用现代医学的理论来理解和运用这些耳穴。如胃肠疾患与自主神经系统有关,可取"交感"穴;又如肾上腺所分泌的激素有抗过敏、抗炎、抗风湿等作用,临床可取"肾上腺"穴来抗过敏、抗炎、抗风湿等。

5. 按临床经验取穴 按临床经验取穴是指在临床实践中发现某个或某些穴位对治疗某病有效,取而用之。如腰腿痛,取"外生殖器"穴;胃痛,取"腕"穴;甲状腺疾患,取"肘"穴;肝性脑病,取"耳尖"放血;老花眼,取"枕"穴等,往往可取得很好的疗效。

另外,在临床实际运用中,除根据病情灵活选用取穴方法外,还应结合耳穴的主治作用权衡利弊,然后再进行治疗。如"神门"穴,有治疗失眠的功效,也有导致便秘的副作用,对于有失眠兼有便秘的患者未必适宜,但对于失眠伴有脾虚泄泻的患者则最为对症。

五、耳穴的刺激方法

耳穴刺激方法除传统的毫针刺法外,还有按摩法、电刺激法、埋针法、温针法、艾灸法、皮肤针疗法、割治和放血法、药物注射法、磁疗法、耳夹法、药敷法、穴位离子透入法、贴膏法、耳穴贴压法、激光法等。目前临床常用的有下列几种：

1. 毫针法 即用毫针针刺耳穴以治疗疾病的方法。一般选用长度为 0.5~1 寸的 26~32 号毫针作为耳针的用针。具体操作为：

（1）患者取舒适体位。一般取坐位，年老体弱、病重者或精神紧张者宜采用卧位。

（2）对用探针或耳穴探测仪所测得的敏感点或耳穴针刺点进行标记，然后用碘伏棉球常规消毒。

（3）医生用左手拇、食指固定耳廓，中指抵着针刺部位的对应耳背，这样既可掌握针刺的深度，又可减轻针刺时的疼痛。右手拇、食、中指持针，对准所选定的耳穴敏感点进针。刺激强度、手法以及选用直刺、斜刺还是横刺的方法应依据患者病情、体质、证型、耐受度等综合考虑。进针深度应以耳廓局部的厚薄而定，一般刺入皮肤 2~3 分，以透过软骨但不穿透对侧皮肤为度。如局部无针感，可调整针刺的方向、深度和角度，得气后留针。

（4）留针期间，可小幅度捻转或提插行针数次，以加强刺激。留针时间根据需要决定，一般为 15~30 分钟。

（5）最后出针，并用消毒干棉球压迫片刻，以免出血。

（6）每日 1 次或隔日 1 次，连续 10 次为 1 个疗程。此法可用于治疗临床各科多种疾病，尤其对疼痛性疾病效果显著。

2. 电针法 电针法是指将传统的毫针法与脉冲电流刺激相结合的一种方法，是利用不同波形的脉冲电刺激，强化针刺耳穴的刺激作用，从而达到增强疗效目的的一种方法。

具体操作：先在选定的 2 个耳穴上应用毫针刺法施术，当针刺得气后，再在毫针的针柄上接上电针仪的 2 个电极，接通电源，调节电流，通电时间以 10~20 分钟为宜。具体操作见电针疗法。

凡适合耳针治疗的疾病均可采用电针法。临床上更适用于神经系统疾病、内脏痉挛、哮喘等症。

3. 埋针法 埋针法是指将皮内针埋于耳穴内，作为一种微弱而持久的刺激，以达到治疗目的的方法。

具体操作：先将耳穴部皮肤常规消毒，然后将皮内针埋于耳穴处，再在埋针处贴胶布固定。一般治疗患侧耳廓，必要时进行双耳埋针治疗。每日自行按压 3 次，每次留针 3~5 日，5 日为 1 个疗程。具体操作参考埋针疗法。

埋针法具有持续刺激、巩固疗效等作用，适用于一些疼痛性疾病、慢性病或因故不能每天接受治疗的患者，也可用于巩固某些疾病治疗后的疗效。

4. 耳穴贴压法 耳穴贴压法是在耳穴表面贴敷压丸用以替代埋针的一种简易疗法，又称压豆法、压丸法。所用压丸一般选用质硬且光滑的小粒药物种子或药丸,如王不留行、莱菔子、白芥子、六神丸、喉症丸、小儿奇应丸及磁珠等。

具体操作:耳部常规消毒后,医生左手固定患者耳廓,右手持止血钳将粘有上述圆形颗粒物的胶布对准所选耳穴贴敷固定。贴敷后,患者可每天自行轻压敷贴部位3~5次,每次1分钟左右。一般留压3~7天。可双耳交替敷贴。刺激强度依患者病情、耐受程度灵活掌握。

耳穴贴压法不仅能收到毫针、埋针同样的疗效,而且安全、无创、无痛,且能起到持续刺激的作用,可随时按压,能弥补刺激量不足的缺点,易被患者接受。适用于耳针治疗的各种病症,特别适宜于年老、体弱、儿童、惧痛的患者和需长期进行耳穴刺激的患者。

耳穴贴压法与放血疗法配合使用,能大幅度提高疗效。配合使用时可一侧放血治疗,另一侧行贴压治疗;或正面放血,背面贴压;或一部分穴位放血,一部分穴位贴压。

耳穴贴压药丸后,需要随时按压,以维持刺激作用,确保治疗效果。

(1)临床上将常用压穴手法根据按压力度分为

1)强刺激手法:中等力度垂直按压药丸,要让患者有明显的沉、重、胀、痛、麻的感觉。每穴按压0.5~1分钟,如有必要,每穴可重复操作2~3遍。每日3~5次。本法适用于实证、年轻力壮者,对内脏痉挛性疼痛、躯体疼痛及急性炎症有较好的镇痛消炎作用。

2)弱刺激手法:轻度用力一松一紧的垂直按压药丸,以患者感到胀、酸、轻微刺痛为度。每次按压3秒,停3秒,每穴按压1~2分钟,每日施术3~5次。适用于各种虚证、久病体弱、年老体衰及耳穴敏感者。

(2)根据按压时手指指腹的运动方式分为

1)直泻压法:食指、拇指指腹垂直按压药丸,候至有沉重胀痛感时,持续按压20秒,停歇10秒。如此重复按压主穴6~10个循环,配穴4~6个循环。每日施术3~5次。适用于实证、痛症。

2)旋转压法:按压时,手指指腹顺时针方向旋转轻轻按揉药丸,以患者稍有胀痛或刺痛为度,每穴按揉1~2分钟。每日施术3~5次。适用于虚证或年老体弱者。

3)点平压法:用拇、食指指腹按压药丸,每分钟按压100~120次,以患者有轻微胀感为宜,每穴按压1~2分钟。每日施术3~5次。适用于一般体质或虚实不显者,如失眠、头昏等。

5. 温灸法　温灸法是指用温热作用刺激耳廓以治疗疾病的方法,又称灸耳穴法。本法有温经散寒、疏通经络的功效。多用于虚证、寒证、痹证等。温灸材料可用艾条、艾绒、灯心草、线香等。

6. 刺血法 刺血法是用三棱针在耳廓皮肤上针刺使出血的治疗方法，又称耳穴放血疗法。有镇静开窍、泄热解毒、消肿止痛、去瘀生新等作用，可用于实热、阳闭、瘀血、热毒等多种病症的救治。孕妇、出血性疾病和凝血功能障碍者忌用，体质虚弱者慎用。

7. 水针法 耳穴水针法也称药物穴位注射法，是将微量药物注入耳穴，通过注射针对耳穴的刺激以及注入药物的药理作用达到治疗疾病目的的方法。

具体操作为：

(1)根据病情选用注射药液；选取针头为 4.5 号的 1ml 一次性无菌注射器 1 具。

(2)抽取药液 0.5ml，常规消毒耳廓。

(3)左手固定耳廓，右手持注射器刺入耳穴的皮下或皮内，行与常规皮试相同的操作，缓缓推注药液 0.1~0.3ml，使皮肤呈小丘疹，耳廓有痛、胀、红、热等反应，然后出针。

(4)出针后，用消毒干棉球压迫针孔片刻。一般隔日进行 1 次。

使用本法应注意严格消毒，做到无菌操作。具体注意事项等见水针疗法。

8. 磁疗法 磁疗法是用磁场作用于耳穴来治疗疾病的方法，具有镇痛、止痒、催眠、止喘和调整自主神经功能等作用。用于各类痛证、哮喘、皮肤病、神经衰弱、高血压等。磁珠压丸疗法就是耳穴贴压法与磁疗法相结合应用的一种治疗方法。

9. 光疗法 光疗法又称耳穴激光照射法，是用对人体组织有刺激作用和热作用的激光照射耳穴以治疗疾病的方法，是耳针疗法和现代激光技术相结合的一种新疗法。

目前临床常用的是氦-氖激光治疗仪。具体操作：首先调节电压，至红色激光束稳定输出时，然后顺序照射耳穴即可。每次可选 1~3 穴，每穴照射 3~5 分钟，10 次为 1 个疗程。治疗过程中，应避免眼睛直视激光束，以防损伤眼球，必要时可佩戴防护镜保护。

光疗法的优点是无痛无创，简便易行，适应证广。特别适宜于治疗高血压、哮喘、心律不齐、痛经、过敏性鼻炎、复发性口疮等病症。

10. 按摩法 耳部按摩法是指对患者耳部进行按摩、提捏、点掐等刺激以防治疾病的一种治疗方法。耳部按摩方法有耳廓按摩法和耳廓穴位按摩法两种。

(1)耳廓按摩法：耳廓按摩法多为自身按摩，包括全耳按摩、拉摩耳轮和提捏耳垂。

1)全耳按摩：是用两手掌心依次按摩耳廓腹背两侧，至耳廓充血发热为止。

2)拉摩耳轮:是以两手拇、食指分别轻轻持捏两耳耳轮上端,其余三指握空拳状,然后沿着外耳轮自上而下进行拉摩,也可结合捏揉手法,直至耳轮充血发热为止。

3)提捏耳垂:是用两手拇、食指分别轻轻持捏两耳耳垂,由轻到重提捏耳垂3~5分钟,也可用拉摩、按揉手法,直至耳垂充血发红为止。

以上方法可用于多种疾病的辅助治疗和养生保健。

(2)耳廓穴位按摩法:耳廓穴位按摩法是医生用压力棒点压或揉按患者耳穴,以治疗疾病的方法。耳穴按摩也可将拇指对准耳穴,示指对准与耳穴相对应的耳背侧,拇食两指同时掐按。此法可用于耳针疗法的各种适应证。

11. 皮肤针法　耳穴皮肤针疗法的治病原理、适应证、操作规程、注意事项等与全身皮肤针疗法基本相同。其具体操作方法如下:

(1)令患者自行按摩双耳数分钟,至轻度潮红。

(2)耳廓消毒后,右手持消过毒的梅花针,左手拇指、食指、中指固定耳廓,进行叩刺。如用长柄式针具,可采用无名指和小指将针柄末端固定于手掌小鱼际处,以拇指和中指扶持针柄,食指按于针柄中段,用腕力轻轻叩刺所选耳穴;如用短柄针具,可用拇指、食指、中指持执钊柄,使用腕力叩刺。

(3)叩刺时,要求针尖与穴位皮肤表面呈垂直接触,雀啄样叩刺,手法可轻可重。每分钟叩打60~80次,以穴区潮红或微出血为度。

(4)治疗结束后,以消毒干棉球拭净渗血,再用碘伏棉球消毒。每日1~2次,5~7日为1个疗程。

六、影响耳穴疗法效果的因素

耳穴疗法的疗效受多种因素影响,主要包括:

1. 辨证诊断　正确的辨证,明确的诊断,是提高耳穴疗法疗效的基础和前提。

2. 组穴配方　耳穴疗法要求必须在明确诊断的基础上,能够熟练地、灵活地运用取穴原则组穴配方。只有组方对证,才能取得预期的疗效。组方是耳疗的关键。

3. 取穴准确性　准确取穴并不是机械地按耳穴的解剖部位寻找穴位,而是要在耳穴所在区域内探测敏感点并给予定位标记。因为人耳解剖虽大致相同,但又各有所异,这就需要我们在治疗前,认真仔细地用视诊法观察其病理变化,或用触摸法扪出其敏感点,或用压痛法寻找其压痛点,或用良导法探测其阳性反应点,只有这样才能准确地定位针刺点。准确的取穴是耳穴疗法疗效的保障。

4. 手法正确性　手法包括耳针手法、耳压手法等。手法的正确与否取决于针刺方向的对错、针感的强弱和刺激量的大小3个方面,其直接影响治疗效果的好坏。

(1)针刺方向:针刺方向可直接影响治疗的效果。同一个穴位,进针方向不同,产生的治疗作用会有很大的差异。临床上,我们要根据不同穴位的穴性和不同病种的兼症灵活选择针刺的方向。实验证明:当选取胃穴作为主穴治疗疾病时,若是为了止吐,向贲门穴方向进针,可取得良好的效果;若是为了治疗消化性溃疡,向十二指肠穴方向进针,则能明显提高治愈率。所以说,确定正确的针刺方向非常重要。

(2)针感:针感是针具刺入机体后患者的主观感受,也叫得气。针感的强弱对治疗效果有很大的影响,针感强则治疗效果好,无针感则无效。有些病症要求针感直达病所,如坐骨神经痛、牙痛、腰背痛等疼痛性疾病,针感若能到达病所,则治疗效果最佳。临床验证:在用耳针治疗坐骨神经痛时,一般需针刺坐骨神经穴,若使患肢获得或热、或冷、或酸麻、或胀、或疼痛突然消失、或疼痛减轻等针感,则治疗效果就非常理想,若无上述针感则治疗效果就很差。这时就应调整针尖方向,或出针另寻敏感点针刺,或捻转行针以候气,只要获得针感,就能得到预期的疗效。因此,针感好,疗效才好。

(3)刺激量:刺激量用刺激强度、刺激时间或留针时间的长短来衡量。只有达到一定的刺激量,才可获得预期的疗效。刺激量过小,对机体达不到有效的刺激,则治疗效果就差,甚至无效;刺激量过大,则有悖补泻原则,除达不到预期的治疗效果外,甚至可适得其反。临床上,我们通常用延长或缩短留针时间来调节刺激量,如刺激强度较弱,可通过延长留针时间来增加刺激量;反之,如刺激强度较强,可通过缩短留针时间来减小刺激量。所以,在对某一疾病进行临床辨证后,必须正确决定对各个耳穴的刺激量,才能获得良好的治疗效果。

七、耳穴疗法的适应证

耳穴疗法在临床治疗的疾病很广,不仅用于治疗许多功能性疾病,而且对部分器质性疾病,也有一定疗效。其适应证举例如下:

1. 耳穴疗法对各种疼痛性疾病如头痛、偏头痛、三叉神经痛、肋间神经痛、带状疱疹、坐骨神经痛等神经性疼痛;扭伤、挫伤、落枕等软组织外伤性损伤疼痛;五官、颅脑、胸腹、四肢各种外科手术后所产生的伤口痛;麻醉后头痛、腰痛等手术后遗痛以及关节痛等,均有较好的止痛作用。

2. 耳穴疗法对各种炎症性病症如急性结膜炎、中耳炎、牙周炎、咽喉炎、扁桃体炎、腮腺炎、气管炎、肠炎、盆腔炎、风湿性关节炎、面神经炎、末梢神经炎等,有一定的消炎止痛功效。

3. 对一些功能紊乱性病症如眩晕症、心律不齐、高血压、多汗症、肠功能紊乱、月经不调、遗尿、失眠、阳痿、遗精、神经衰弱、癔症等,具有良性调整作用,可促进病症的缓解或痊愈。

4. 耳穴疗法对部分变态反应性病症如过敏性鼻炎、哮喘、过敏性结肠炎、荨麻疹等，可起到消炎、脱敏、改善免疫功能的作用。

5. 对某些内分泌代谢性疾病如单纯性甲状腺肿、甲状腺功能亢进症、糖尿病、围经绝期综合征等，耳穴疗法有改善症状、减少药量等辅助治疗作用。

6. 耳穴疗法对腰腿痛、肩周炎、消化不良、泄泻、便秘、湿疹、肢体麻木等各种慢性病症，有改善症状、减轻痛苦的作用。

另外，耳针还可用于针刺麻醉、催产、催乳以及预防感冒、晕车、晕船等，尚有用于戒烟、减肥、戒毒的报道。

八、耳穴疗法的禁忌证

1. 外耳湿疹、溃疡、冻疮溃破等情况忌用。

2. 严重器质性疾病，如高度贫血、心脏病等不宜使用耳穴疗法。

3. 妇女怀孕期间须慎用，有习惯性流产史的孕妇当禁用。

九、耳穴疗法的注意事项

1. 严格消毒，防止感染。因为耳廓暴露在外，结构特殊，血液循环较差，容易感染，且感染后易波及软骨，严重者可致软骨坏死、萎缩而导致耳廓畸变，故应重视预防。夏季敷贴耳穴时，取穴不宜过多，时间不宜过长，以防感染；用皮内针、三棱针、皮肤针等刺激耳穴后，尽量不要淋洗耳廓局部。一旦发现感染，应立即停止治疗，并采取相应措施。可局部外科常规换药，必要时配合应用抗生素治疗。

2. 对年老体弱者、妇女及儿童，治疗时手法要轻柔，刺激量不宜过大，以防意外。

3. 耳针法也可能发生晕针，应注意预防并及时处理。

4. 对肢体活动障碍的患者，在耳针留针期间，应配合适量的肢体活动和功能锻炼，以利于提高疗效。

5. 胶布过敏者，可更换脱敏胶贴；因耳疗导致疼痛影响睡眠者，夜间可自行摘取，次日再继续粘贴治疗。

十、耳穴疗法的临床应用

1. 急性胃炎

治则：疏肝理气，和胃止痛。

取穴：胃、脾、肝、交感、神门。

治疗方法：耳针法。每次选 2~3 穴，强刺激，留针 15~30 分钟。

2. 胃神经症

治则：调经理气。

取穴:胃、肝、神门、枕小神经。

治疗方法:耳针法或压穴法。耳针治疗时,每次选用2~3穴,留针15~30分钟;也可用王不留行压穴。

3. 膈肌痉挛

治则:理气降逆。

取穴:膈、胃、肝。

治疗方法:耳针法。斜刺0.3寸,强刺激,留针10分钟。

4. 胃痉挛

治则:解痉止痛。

取穴:胃、交感、神门。

治疗方法:耳针法。斜刺0.3寸,强刺激,留针15~30分钟。

5. 消化不良

治则:健脾和胃。

取穴:小肠、胃、胰、脾、神门。

治疗方法:耳针法或压穴法。耳针治疗时,中等强度刺激,斜刺0.3寸,留针15~30分钟;也可用王不留行压穴。

6. 慢性肠炎

治则:温阳健脾。

取穴:大肠、小肠、脾、肾、内分泌。

治疗方法:耳针法或压穴法。耳针治疗时,斜刺0.3寸,轻刺激,留针30分钟至1小时;也可用王不留行压穴。

7. 便秘

治则:顺气行滞。

取穴:大肠、直肠下段、肝。

治疗方法:耳针法或压穴法。耳针治疗时,斜刺0.3寸,中刺激,留针10~20分钟;或用王不留行压穴。

8. 慢性胆囊炎

治则:疏肝利胆。

取穴:胆、肝、内分泌、交感、神门。

治疗方法:耳针法。每次取2~3穴,斜刺0.3寸,留针20~30分钟,疼痛发作时用强刺激。

9. 糖尿病

治则:清利肝胆,滋阴健脾。

取穴:胰、肝、胆、脾、渴点、饥点、内分泌。

治疗方法:耳针法或压穴法。耳针治疗时,斜刺0.3寸,轻刺激,留针10~20

分钟;或用王不留行压穴。

10. 支气管炎

治则:祛风散寒,宣肺化痰。

取穴:支气管、肺、神门、肾上腺。

治疗方法:耳针法。斜刺 0.3 寸,中刺激,留针 15~30 分钟。

11. 哮喘

治则:健脾补肾,宣肺平喘。

取穴:肺、肾、脾、平喘、肾上腺。

治疗方法:耳针法或压穴法。耳针治疗时,斜刺 0.3 寸,轻刺激,留针 15~30 分钟;或用王不留行压穴。

12. 伤风感冒

治则:祛风解表。

取穴:内鼻、咽喉、气管、肺、肾上腺。

治疗方法:耳针法。每次取 2~3 穴,两耳交替,斜刺 0.3 寸,中刺激,留针 10~20 分钟。

13. 胸胁痛

治则:疏肝理气。

取穴:交感、心、胸、肝、胆。

治疗方法:耳针法。斜刺 0.3 寸,中刺激,留针 15~30 分钟。

14. 高血压

治则:平肝潜阳。

取穴:降压沟、交感、心、肝、神门。

治疗方法:放血疗法、耳针法、压穴法。降压沟三棱针点刺放血 5~10ml,继而直刺其余四穴,轻刺激,留针 10~20 分钟。若血压持续高于正常,可用王不留行压穴,长时间刺激。

15. 心律失常

治则:养血安神。

取穴:心、交感、神门、皮质下。

治疗方法:耳针法。斜刺 0.3 寸,轻刺激,留针 15~30 分钟。

16. 缺铁性贫血

治则:健脾、益气、养血。

取穴:肝、脾、胃、小肠、内分泌。

治疗方法:压穴法。车前子压穴,长时间刺激。

17. 冠心病

治则:通阳宣痹。

取穴:心、肾、交感、内分泌、肾上腺、皮质下。

治疗方法:耳针法。每次选 2~3 穴,斜刺 0.3 寸,轻刺激,留针 20~40 分钟。

18. 风寒头痛

治则:祛风散寒。

取穴:枕、额、神门、肺、皮质下。

治疗方法:耳针法或埋针法。耳针治疗时,斜刺 0.3 寸,中刺激,留针 30 分钟至 1 小时;如头痛顽固者,强刺激,捻针 2 分钟左右;也可在找到有效刺激点后埋针 1~7 天。若偏头痛者,加太阳穴。

19. 失眠

治则:安心神,调肝肾。

取穴:神门、皮质下、心、肝、肾。

治疗方法:耳针法或埋针法。耳针治疗时,斜刺 0.3 寸,轻刺激,留针 15~30 分钟;或在有效刺激点埋针 1~7 天。

20. 肝风头晕

治则:平肝息风。

取穴:肝、心、神门、交感、太阳。

治疗方法:耳针法。斜刺 0.3 寸,轻刺激,留针 15~30 分钟,在肝、太阳穴间歇捻针 2~5 次。

21. 中暑

治则:清泄暑热。

取穴:枕、心、肾上腺。

治疗方法:耳针法。斜刺 0.3 寸,强刺激,留针 5 分钟,重捻针 3~5 次。

22. 癫痫

治则:镇惊醒脑。

取穴:神门、心、枕、肾上腺。

治疗方法:耳针法。斜刺 0.3 寸,中刺激,留针 30 分钟至 1 小时,亦可在有效刺激点埋针 1~7 天。若突然发作,用强刺激,连续捻针,醒后即起针。

23. 神经性失语

治则:疏经通络。

取穴:舌、上耳根。

治疗方法:耳针法或埋针法。耳针治疗时,斜刺 0.3 寸,中刺激,留针 30 分钟至 1 小时,间歇捻针 3~5 次;或皮下埋针 1~7 天。

24. 面肌痉挛

治则:疏导经气。

取穴:面颊部、神门、心、肝。

治疗方法:耳针法或埋针法。耳针治疗时,斜刺 0.3 寸,强刺激,留针 30 分钟至 1 小时,间歇捻针 3~5 次;或皮下埋针 1~7 天。

25. 精神分裂症

治则:清心通窍,豁痰降浊。

取穴:神门、心、脾、枕、胃。

治疗方法:耳针法或埋针法。耳针治疗时,斜刺 0.3 寸,中刺激,留针 30 分钟至 1 小时,神门、心穴间歇捻针 3~5 次;也可在有效刺激点埋针 1~7 天。

26. 尿频

治则:补肾壮阳,通利水道。

取穴:膀胱、肾、肾上腺、尿道、睾丸、神门。

治疗方法:耳针法或压穴法。耳针治疗时,斜刺 0.3 寸,轻刺激,留针 30 分钟至 1 小时;或用王不留行压穴,持续刺激。

27. 输尿管结石

治则:疏通水道。

取穴:输尿管、膀胱、肾、交感。

治疗方法:耳针法或埋针法。耳针治疗时,斜刺 0.3 寸,中刺激,留针 30 分钟至 1 小时;或在有效刺激点埋针 1~7 天。

28. 前列腺炎

治则:利水培元。

取穴:尿道、外生殖器、肾、肺、内分泌、肾上腺。

治疗方法:耳针法或压穴法。每次选 2~3 穴,交替使用。耳针治疗时,轻刺激,留针 30 分钟至 1 小时,轻捻针 3~5 次,或用车前子压穴、长时间刺激。

29. 阳痿、早泄

治则:补肾壮阳。

取穴:肾、肾上腺、外生殖器、内分泌、睾丸、神门。

治疗方法:耳针法或埋针法。耳针治疗时,每次选 2~3 穴,交替使用,轻刺激,留针 1~2 小时;也可在有效刺激点皮下埋针。

30. 尿潴留、尿失禁

治则:行运下焦,调节膀胱。

取穴:膀胱、尿道、交感、肾、外生殖器、神门。

治疗方法:耳针法。每次选 3~4 穴,交替使用,中刺激,留针 5~15 分钟,间歇捻针 3~5 次。

31. 急性扁桃体炎

治则:清热利咽。

取穴：扁桃体、咽喉。

治疗方法：耳针法。斜刺 0.3 寸,强刺激,留针 5～15 分钟,间歇捻针 3～5 次。

32. 急性乳腺炎

治则：通利乳道,清泄热毒。

取穴：乳腺、胸、枕、内分泌。

治疗方法：耳针法。斜刺 0.3 寸,中刺激,留针 10～20 分钟,乳腺、胸穴间歇捻针 3～5 次。

33. 痛经

治则：疏通胞宫经气。

取穴：子宫、卵巢、交感、内分泌、肾、肝、神门。

治疗方法：耳针法。每次选 3～4 穴,交替使用,强刺激,留针 15～30 分钟,间歇捻针 5 次。

34. 月经不调

治则：调节冲任。

取穴：卵巢、肾、内分泌、子宫。

治疗方法：耳针法或埋针法。耳针治疗时,斜刺 0.3 寸,轻刺激,留针 15～30 分钟,轻捻针 1～3 次;或车前子压穴长时间刺激。

35. 子宫脱垂

治则：补气升提。

取穴：子宫、外生殖器、肾、肾上腺。

治疗方法：耳针法或埋针法。耳针治疗时,斜刺 0.3 寸,轻刺激,留针 30 分钟至 1 小时,轻捻针 3～5 次。或在有效刺激点皮下埋针 1～7 天。

36. 牙痛

治则：疏经泻火。

取穴：牙痛点、神门、胃。

治疗方法：耳针法。斜刺 0.3 寸,强刺激,间歇捻针,疼痛缓解后即起针。

37. 耳鸣

治则：育阴潜阳,疏导耳部经气。

取穴：肾、肾上腺、枕、内耳、外耳。

治疗方法：耳针法或埋针法。每次取 2～3 穴,交替使用。耳针治疗时,轻刺激,留针 1～2 小时;或皮下埋针 1～7 天。

38. 过敏性鼻炎

治则：宣肺通鼻窍。

取穴：内鼻、肾上腺、肺、额、交感。

治疗方法:耳针法。每次选2~3穴,交替使用,中刺激,留针15~30分钟,内鼻、肺穴间歇捻针3~5次。

39. 结膜炎

治则:疏泄风热。

取穴:肝、眼、目。

治疗方法:耳针法。斜刺0.3寸,强刺激,留针5~15分钟,轻捻针1~3次。

40. 青光眼

治则:祛风明目。

取穴:肝、眼、目1、降压沟。

治疗方法:肝、眼、目1穴用耳针法,斜刺0.3寸,中刺激,留针15~30分钟。降压沟点刺出血,隔2~3天1次。

41. 荨麻疹

治则:祛风止痒。

取穴:肺、肝、心、上背。

治疗方法:放血疗法和耳针法。上背穴用放血疗法,三棱针点刺放血后起针;肺、肝、心穴用耳针法,斜刺0.3寸,中刺激,留针5~15分钟,轻捻针3次。

42. 颈椎病

治则:疏经通络。

取穴:颈、枕、肘、腕。

治疗方法:耳针法。斜刺0.3寸,中刺激,留针30分钟至1小时,间歇捻针3~5次。

43. 肩周炎

治则:疏经通络,滑利关节。

取穴:肩、枕。

治疗方法:耳针法,或压穴法,或埋针法。疼痛剧烈时,用耳针法,斜刺0.3寸,强刺激,间歇捻针,疼痛缓解后起针。慢性疼痛者用车前子压穴,或皮下埋针。

44. 急性腰扭伤

治则:活血化瘀,疏经通络。

取穴:腰椎。

治疗方法:耳针法。直刺0.3寸,强刺激,间歇捻针,并同时让病者缓慢做腰部屈伸活动,疼痛缓解后起针。

45. 坐骨神经痛

治则:强筋壮骨,疏经散寒。

取穴:坐骨神经点、膝、踝、腰椎。

针刺方法:耳针法或埋针法。耳针治疗时,直刺 0.3 寸,中刺激,留针 15~30 分钟,间歇捻针 3~5 次;或皮下埋针 1~7 天。

46. 踝关节扭伤

治则:活血止痛。

取穴:踝。

治疗方法:耳针法。直刺 0.3 寸,强刺激,间歇捻针,并同时活动踝关节。

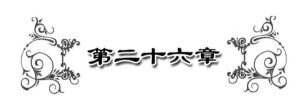

镵针疗法

镵针疗法是通过划割人体某些部位,如病变皮肤局部、口腔黏膜等,从而治疗疾病的一种独特针刺方法。

镵针疗法有很好的疗效,但由于其极易留下瘢痕和操作相对使人恐惧的弊端,现大部分临床应用已被梅花针疗法和三棱针刺法取代。

镵针针体约为 15cm 长,末端延伸为直径约 0.5cm 的菱形箭头式锋利针头。

一、镵针疗法的功效

1. 退热作用　镵针疗法可泄阳,通过抑制阳盛而退热。

2. 止痛消肿作用　划割作用可直接去除经脉中瘀滞的病邪,调整闭塞的壅阻局面,从而达到止痛消肿的功效。

3. 解毒泻火作用　镵针通过切割放血,可使毒邪随血排出,达到解毒泻火的作用。

4. 祛风止痒作用　镵针疗法可通过理血调气使血脉流畅,迫使风邪无所存留而达到祛风止痒的目的。

5. 缓解麻木作用　四末失去血气濡养而麻木。镵针疗法可使血行气至,从而缓解麻木症状。

二、镵针的操作方法

1. 持针方式　镵针的持针方式一般采用持笔式捏持针柄法。

2. 操作手法　右手持针,针体与皮肤呈垂直角度,在确定治疗的部位进行划割,以微出血为度。

3. 划割方法　根据划割部位的不同,镵针划割方法分为 3 种:

(1)口腔黏膜划割法:以针头部锋刃在口腔内颊黏膜的横形条索状白斑或紫斑上,进针垂直划割,以微出血为度。每针划割长度为 1cm 左右,可根据条形斑的长度酌情决定所划割的针数。此法适用于面神经麻痹、胃肠疾患等。

(2)耳壳划割法

1)耳部穴位划割:用针尖轻微划割耳内侧、背侧之穴位。可按耳穴定位选取划割部位,每次3~5穴,以微出血为度。

2)耳背静脉划割:用针尖轻微划割耳背静脉,以稍出血为度。一般1次划割2~3处静脉。

耳壳划割法适用于治疗某些皮肤疾患,如湿疹、黄褐斑等,也可作为治疗高血压等病症的放血手法。

(3)背部腧穴划割法:即在背部腧穴处进行划割,如在治疗外感风邪所致的疾病时,可选取背部足太阳膀胱经循行之穴和督脉经穴进行划割。

三、镵针疗法的适应证

1. 适用于外感表证,如感冒、发热等。

2. 适用于某些皮肤病,如脓疱疮、湿疹、黄褐斑、皮肤瘙痒等。

3. 用于治疗面神经麻痹、神经炎等引起的麻木症状。

四、镵针疗法的注意事项

1. 针头部锋刃应随时修磨,以保持锋利。

2. 儿童禁用。

3. 严格消毒,防止感染。

4. 面部等部位尽量不用镵针治疗,以防留下瘢痕影响美观。

5. 施术前,要向患者做好解释工作,以减轻患者的心理畏惧,取得配合。

6. 施术过程中,应随时观察患者神色,多与患者交流沟通,防止晕厥等意外事故的发生。

五、镵针疗法的临床应用

1. 面神经麻痹

治疗部位:患侧口腔黏模。

操作方法:患者患侧口腔内颊黏膜部用碘伏棉球消毒后,用镵针划割,划割方向与肌肉走向垂直,令微出血。治疗结束后,用温盐水漱口。1周治疗1次。

2. 急性扁桃体炎

治疗部位:患侧口腔黏模、扁桃体,少商穴。

操作方法:患者患侧口腔黏膜部用碘伏棉球消毒后,用镵针划割,划割方向与肌肉走向垂直,令微出血。扁桃体局部消毒后,用镵针划刺扁桃体上的白色化脓点,令微出血,温盐水漱口,最后再次用碘伏棉球擦拭划刺处。亦可配合挑刺少商穴放血治疗。治疗1~2次即可。

3. 感冒、发热

治疗部位:背部膀胱经循行线、督脉大椎穴和灵台穴。

操作方法:背部膀胱经循行线、督脉大椎穴和灵台穴周围皮肤用碘伏棉球消毒后,镵针轻划背部膀胱经循行线至可见清晰划痕为宜。督脉大椎穴和灵台穴附近镵针划割,令微出血。高热患者也可在灵台穴划割出血后再进行拔罐治疗。治疗 1~2 次即可。

4. 湿疹

治疗部位:耳背静脉。

操作方法:耳背静脉处皮肤用碘伏棉球消毒后,镵针划割令微出血。每周施术 1 次。

5. 气管炎

治疗部位:膻中穴、定喘穴。

操作方法:膻中穴、定喘穴局部碘伏棉球消毒后,镵针划割治疗,令出血。

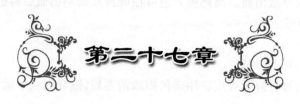

腕踝针疗法

腕踝针疗法是在腕部或踝部特定穴点,沿肢体纵轴用毫针进行皮下浅针刺,以治疗全身疾病的一种方法。

一、腕踝针疗法的治病原理

腕踝针疗法通过针刺腕部 6 个穴点和踝部 6 个穴点来治疗疾病。腕部 6 个穴点基本在手三阴、手三阳经络循行线上,踝部 6 个穴点基本在足三阴、足三阳经络循行线上。所以说,腕踝针疗法所用的 12 个穴点是通过十二经络与全身脏腑相联系的,针刺这些穴点可治疗全身疾病。

腕踝针疗法是一种皮下针刺疗法,与十二经皮部相关联。在生物全息医学方面的现代针灸实践发现,在人体的某些特定部位,如耳廓、头皮、腕踝等部位,分布有与全身各部相对应的穴位系统,在临床上选取相应的穴位或反应点,如耳穴、头皮针治疗线、腕踝针进针点等部位进行针刺治疗,可获得明显的治疗效果。

国内有学者报道,腕踝针可提高痛阈,与神经系统有密切关系;认为腕踝针的治疗机制是皮下针刺对机体的刺激,通过神经末梢的传导,引起病灶部位的痉挛缓解,血液循环改善,从而使症状缓解或消除。

二、腕踝针疗法的体表分区、各区对应脏器与穴点的定位

(一)体表分区

中医认为,腹为阴,背为阳;四肢部靠近躯体正中线的内侧为阴,外侧为阳。由此,腕踝针疗法把躯体分为 6 个纵区,即阴面和阳面各 3 个纵区。为方便起见,用数字 1~6 编号,其中 1、2、3 区在阴面,4、5、6 区在阳面,上、下肢与躯体相对应。当躯体某纵区内出现病症时,在腕踝部同一编号区内给予刺激,即可出现调整反应。这样,只要找出病症所在的区,就可确定治疗的刺激点。

1. 四肢部

(1)上肢

内侧面:从尺骨到桡骨方向依次划分为 1 区、2 区、3 区。

外侧面:从桡骨到尺骨方向依次划分为 4 区、5 区、6 区。

（2）下肢

内侧面:从足跟到足趾方向依次划分为 1 区、2 区、3 区。

外侧面:从足趾到足跟方向依次划分为 4 区、5 区、6 区。

2. 躯干部

1 区:前正中线左右旁开 1.5 寸之间的体表区域。

2 区:1 区边界到腋前线之间的体表区域,左右各 1 个。

3 区:腋前线到腋中线之间的体表区域,左右各 1 个。

4 区:腋中线到腋后线之间的体表区域,左右各 1 个。

5 区:腋后线到 6 区边界之间的体表区域,左右各 1 个,与 2 区前后对应。

6 区:后正中线左右旁开 1.5 寸之间的体表区域,与 1 区前后对应。

3. 横膈线　过胸剑联合处,将躯体分为上下两部分的水平环身一周的闭合环行线。

上段部分:包括左右上肢、横膈线以上的上 1 至上 6 区。

下段部分:包括左右下肢、横膈线以下的下 1 至下 6 区。

（二）各区所对应的脏器

上 1 区:对应联系前额、眼、鼻、口、门齿、舌、咽、喉、胸骨、气管、食管及左右上肢 1 区内的肌肉、筋腱、神经、骨骼等。

上 2 区:对应联系额角、眼、后齿、肺、乳房、心脏及左右上肢 2 区内的肌肉、筋腱、神经、骨骼等。

上 3 区:对应联系面颊、侧胸及左右上肢 3 区内的肌肉、筋腱、神经、骨骼等。

上 4 区:对应联系颞、耳、侧胸及左右上肢 4 区内的肌肉、筋腱、神经、骨骼等。

上 5 区:对应联系后侧头部、后背部、鬓、心、肺及左右上肢 5 区内的肌肉、筋腱、神经、骨骼等。

上 6 区:对应联系后头部、脊柱颈胸段及左右上肢 6 区内的肌肉、筋腱、神经、骨骼等。

下 1 区:对应联系胃、脐、膀胱、子宫、前阴及左右下肢 1 区内的肌肉、筋腱、神经、骨骼等。

下 2 区:对应联系胃、肝、大小肠及左右下肢 2 区内的肌肉、筋腱、神经、骨骼等。

下 3 区:对应联系肝、脾、胁部及左右下肢 3 区内的肌肉、筋腱、神经、骨骼等。

下 4 区:对应联系肝、脾、胁部及左右下肢 4 区内的肌肉、筋腱、神经、骨骼等。

下 5 区:对应联系腰、肾、输尿管、臀及左右下肢 5 区内的肌肉、筋腱、神经、骨骼等。

下 6 区:对应联系脊柱腰骶段、肛门及左右下肢 6 区内的肌肉、筋腱、神经、骨骼等。

(三) 穴点的定位

穴点又称进针点,是腕踝针治疗进针的部位。全身共 24 个穴点。

1. 腕部穴点　过内、外关,在水平位置上沿前臂做一条水平环行线,从前臂内侧尺骨缘开始,经前臂内侧中央、前臂内侧桡侧缘、前臂外侧桡侧缘、前臂外侧中央、前臂外侧尺骨缘,将前臂环行划分为 6 等份。把位于环行线上的每等份的中点作为进针点,名为上 1、上 2、上 3、上 4、上 5、上 6 穴点。

(1)上 1 穴点

定位:位于过内、外关穴的水平环行线上,在尺侧掌面的尺骨缘与尺侧屈腕肌腱之间浅沟的中央。取法为用拇指摸到小指侧尺骨缘后,向前轻推,穴点的位置在靠肌腱内侧凹陷处。为腕踝针常用穴。

主治:前额痛、目疾、鼻病、三叉神经痛、面神经麻痹、前牙肿痛、咽喉肿痛、咳喘、眩晕、心悸、高血压、盗汗、失眠、癔病、胃脘痛、癫痫等。

(2)上 2 穴点

定位:位于过内、外关穴的水平环行线上,腕掌侧面的中央,掌长肌腱与桡侧屈腕肌腱之间,即心包经之内关穴处。

主治:前颞部头痛、后牙肿痛、颌下肿痛、胸闷、胸痛、回乳、哮喘、指端麻木等。

(3)上 3 穴点

定位:位于过内、外关穴的水平环行线上,在桡动脉外侧与桡骨边缘之间。

主治:高血压、胸痛等。

(4)上 4 穴点

定位:手掌向下取穴。位于过内、外关穴的水平环行线上,拇指侧的桡骨缘上。

主治:头顶痛、耳痛、下颌关节紊乱症、肩关节周围炎、胸痛等。

(5)上 5 穴点

定位:位于过内、外关穴的水平环行线上,在手腕背侧中央,即三焦经之外关穴。

(6)上 6 穴点

定位:位于过内、外关穴的水平环行线上,尺侧尺骨缘背面。

主治:后头部痛、枕项痛、颈胸部脊柱及椎旁痛等。

2. 踝部穴点　过悬钟与三阴交穴在水平位置上环行做水平线,经小腿内侧跟腱缘、内侧中央、胫骨缘、外侧腓骨缘、外侧中央、外侧跟腱缘,将小腿环行划分为6等份。把位于环行线上的每等份的中点作为进针点,名为下1、下2、下3、下4、下5、下6穴点。

（1）下1穴点

定位:位于过悬钟与三阴交穴的环形水平线上,靠近跟腱内侧缘。

主治:上腹部胀痛、脐周痛、痛经、白带增多、遗尿、阴部瘙痒症、足跟痛等。

（2）下2穴点

定位:位于过悬钟与三阴交穴的环形水平线上,在小腿内侧面中央,靠胫骨后缘处,即足三阴经交汇点三阴交穴处。

主治:肝区痛、侧腹部痛、过敏性结肠炎。

（3）下3穴点

定位:位于过悬钟与三阴交穴的环形水平线上,在胫骨前缘向内约1cm处。

主治:膝关节内缘痛等病症。

（4）下4穴点

定位:位于过悬钟与三阴交穴的环形水平线上,在胫骨前缘与腓骨前缘的中点处。

主治:股四头肌酸痛、膝关节痛、下肢麻木等感觉障碍,以及趾间关节痛、瘫痪、震颤、舞蹈病等引起的下肢运动障碍等。

（5）下5穴点

定位:位于过悬钟与三阴交穴的环形水平线上,在小腿外侧面中央,靠腓骨后缘处,即足少阳胆经之悬钟穴。

主治:髋关节炎、踝关节扭伤等病症。

（6）下6穴点

定位:位于过悬钟与三阴交穴的环形水平线上,靠近跟腱外缘处。

主治:急性腰扭伤、腰肌劳损、骶髂关节痛、坐骨神经痛、腓肠肌痛、足前掌痛等等。

三、腕踝针的操作方法

1. 准备针具　一般采用30号1.5寸长的毫针。

2. 取穴配方　腕踝针疗法的选穴是以患者主症的解剖部位在体表区域的反应为依据的,同时需遵守以下规律:

左病取左,右病取右,上病取上,下病取下,无法确定部位的病症均取双上1区的上1穴点作为进针点。

（1）上下配方法:横膈线以上的病症选腕部穴点;横膈线以下的病症选踝部穴点;若病症跨越上下两个分区,可取上下两个穴区的穴点组方,如偏瘫可取上5和下4两个穴点进行治疗。

（2）左右取穴法：前后正中线偏左的病症选左侧穴点；偏右的病症选右侧穴点；正中线附近无法确定左右的病症，可取左右两个穴区的穴点组方。

（3）双上组方法：对难以确定部位区域跨向的疾病，如失眠、盗汗、全身瘙痒等病症，可取左右两侧上 1 区的穴点进行组方。

（4）联合组方法：临床实际运用中，在上述取穴方法的基础上，还可以结合穴点的主治功能进行配伍联合组方。如高血压，可选左右的上 1 和上 3 穴点组方。

由于穴点的编号与身体上、下 6 个分区的编号是相一致的，且各穴点主治的病症又都位于与其相一致的区域内，所以腕踝针疗法取穴的基本方法是在病症所在的同侧同区域内选穴进行治疗。

3. 进针操作

（1）患者体位不限，针踝部穴区时，以取卧位为宜。针刺前，嘱患者消除紧张，尽量放松肌肉。

（2）用碘伏棉球对治疗部位进行消毒。

（3）医生左手固定穴点；右手拇指在下，食指、中指在上夹持针柄，使针体与皮肤呈 30°角快速刺入皮下 5mm 深度，然后放倒针柄使针体贴着皮肤，循肢体纵轴方向，沿皮下浅层轻捻针体逐渐行进，平行插入，针刺深约 1.4 寸，以针下有松软感为宜。

（4）如患者有酸、麻、胀、痛、沉等感觉，表明针体已深入筋膜下层，属进针过深，这时应将针退至皮下处，重新平刺进针，总之，不可出现得气感。

（5）为了保证针在皮下，针尖刺入皮肤后，放开持针的手指，可见针体自然垂倒并贴近皮肤表面。

（6）进针方向以针尖指向病端为原则。如病变在指趾端，针刺方向应向下；头胸或腰膝病变，针刺方向宜向上；针刺上 1、上 6、下 1、下 6 穴点时，针体应与腕部或踝部的边缘平行。

4. 调针方法　腕踝针疗法一般不使用补泻手法，但在针刺过程中须及时予以调针。调针法有以下 3 种：

（1）针刺入过深时，局部会出现胀痛等感觉，这时应将针退出至皮下，重新平刺使进入更表浅的部位。

（2）针刺方向不正时，可将针退至皮下，调整进针方向至正确位置上，重新进针。

（3）针刺长度不够时，宜将针尽量刺入或更换长针后再行治疗。需注意，任何时候都应略保留部分针体在体外。

5. 留针方法　腕踝针一般留针 30 分钟。疼痛性疾病或某些慢性病可适当延长留针时间。

6. 治疗疗程　腕踝针每日或隔日治疗 1 次,10 次为 1 个疗程。

四、腕踝针疗法的适应证

腕踝针疗法的适应证相当广泛,且在不断拓展当中。

1. 对疼痛性疾病,诸如血管性头痛、腰扭伤、牙痛、关节痛、痛经等止痛作用明显,疗效迅速。

2. 对心律失常、面肌痉挛、急性乳腺炎、哮喘、皮肤瘙痒症、遗尿、癔病等有较好的效果。

3. 对急性结膜炎、近视眼、高血压、中风偏瘫等亦有一定疗效。

五、腕踝针疗法的注意事项

1. 如穴点皮下有较粗的血管,或进针后有明显的疼痛时,进针点宜适当偏移一定位置。移动进针点应注意遵循移点不移线的原则,即进针点可沿纵线方向移位,可偏上也可偏下,要始终保持进针点在纵线上,但千万不能向两旁移点。

2. 腕踝针偶亦可引起晕针,如患者出现头晕、恶心等不适时,应迅速取针,让患者平卧,饮用温开水,必要时对症药物治疗。

3. 若针刺入后痛觉未能缓解,其原因除疾病本身外,往往与针刺点位置偏移、针刺不够表浅、方向不够正直、刺入深度不适等有关,需要将针缓慢后退后给予纠正。

4. 当针刺方向指向指趾端时,针刺点的位置要适当上移。不能定位的病症或全身性的症状,应针刺两侧上 1 穴点。

5. 女性正常月经期、妊娠期内,不宜取两侧的下 1 穴点进行治疗。

六、腕踝针疗法的临床应用

1. 头痛

取穴:前额痛:左右上 1 区穴点。

偏头痛:患侧上 2 区、上 4 区、上 5 区穴点。

头项痛:左右上 6 区穴点。

头顶痛:左右上 1 区、上 6 区穴点。

治法:腕踝针疗法。

2. 失眠

穴点:双侧上 1 区穴点。

治法:腕踝针疗法。

3. 牙痛

穴点:前牙肿痛:患侧上 1 穴点。

后牙肿痛:患侧上 2 穴点。

治法:腕踝针疗法。

4. 偏瘫

穴点：患侧上 5 区、下 4 区穴点。

治法：腕踝针疗法。

5. 高血压眩晕

穴点：左右上 1 区和上 3 区穴点。

治法：腕踝针疗法。

6. 坐骨神经痛

穴点：患侧下 4 区、下 5 区、下 6 区穴点。

治法：腕踝针疗法。

7. 痛经、带下、阴部瘙痒

穴点：左右下 1 区穴点。

治法：腕踝针疗法。

8. 颈椎病

穴点：双侧上 4 区、上 5 区、上 6 区穴点。

治法：腕踝针疗法。

9. 胸闷、胸痛

穴点：双侧上 1 区、上 2 区、上 3 区、上 4 区穴点。

治法：腕踝针疗法。

10. 肩周炎

穴点：患侧上 4 区、上 5 区、上 6 区穴点。

治法：腕踝针疗法。

11. 胃脘痛

穴点：左右上 1 区、左右下 1 区、下 2 区穴点。

治法：腕踝针疗法。

12. 足跟痛

穴点：患侧下 1 区、下 6 区穴点。

治法：腕踝针疗法。

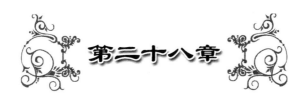

脐 针 疗 法

脐针疗法是指通过针刺神阙穴,从而达到平衡阴阳、祛除疾病目的的一种治疗方法。

脐中央向外凸起的瘢痕状组织称为脐蕊;脐孔的四周缘壁称为脐壁;脐壁与脐蕊相联的皮肤凹陷称脐谷。这三个地方都是脐针疗法的进针区,其中以脐壁最常用。

一、脐针疗法的原理

1. 脐即神阙穴,是任脉要穴,与带脉相联,又与冲脉交汇。"足阳明下挟脐""足太阴经筋上结于脐""手少阴之筋下系于脐""督脉少腹直上者,贯脐中央"等等,均说明脐与诸多经脉的关系非常密切。针刺神阙,通过经络传递,近可调脏腑,远可及头面、四肢,可治多种疾病。

2. 脐为先天之凹陷,似井,是与人体卫气、营血相合的"气舍",是人体的敏感点,也是先天与后天的连接点;脐周分布着丰富的脐周静脉丛;脐与腹膜直接相连;与大肠、小肠、肝、脾、肾、膀胱等中、下焦脏腑相毗邻。总之,脐与多个器官、多个系统相关联,在神阙穴施针可以调补血气、温煦脾肾、强身壮体、培补元气。

3. 现代研究证明,脐疗可以增强机体免疫力,具有抗氧化、抗衰老的作用。

二、脐针进针定位原则

1. 压痛点进针定位 部分患者可在脐壁、脐谷、脐蕊处寻找到十分敏感的压痛点。越是急性病,压痛点越明显。只要根据疾病发生的部位,在相应的脐上部位利用探针找到压痛点,往往一针即可见效。

2. 皮下结节进针定位 许多慢性病因病程较长,在脐部相应的体表投影区产生了一些皮下结节,其与皮肤同色、质硬、活动度差,大小如同米粒,按之疼痛,但可忍受。寻找皮下结节进行按压治疗,可使相关疾病治愈。

3. 八卦五行进针定位 八卦五行进针定位,是临床应用最多的脐针定位法。即把患者脐部以脐蕊为中心向四周八方扩散形成八卦的方位。脐之上、下、左、右、左上、左下、右上、右下分别按后天八卦定为离、坎、兑、震、坤、乾、巽、艮八个方位,而脐蕊居中定为脾土。

五行八卦内在联系为:

乾、兑五行属金:乾对应大肠,兑对应肺。

震、巽五行属木:震对应肝,巽对应胆。

艮、坤五行属土:艮对应胃,坤对应脾。

离五行属火:对应心、小肠。

坎五行属水:对应肾、膀胱。

根据疾病辨证所属脏腑的相应关系,在所对应的八卦方位进针施术,即可治疗相应疾病。如咳嗽,在病属肺,应在兑位进针,即将针从脐壁左侧、方向向左呈放射状刺入,留针数分钟即可。

4. 全息进针定位 全息进针定位是以八卦定位为基础,将离位定为九、坎位定为一、坤位定为二、巽位定为四、震位定为三、兑位定为七、艮位定为八、乾位定为六、五土居中;并指出:二四为肩、六八为股、三七为腰、头为九、足为一,也就是说脐上方为头、下方为足、左右为腰、左上为左手臂、右上为右手臂、手臂与头之间为肩、左下为左下肢、右下为右下肢、中间脐蕊为脾土。按照这个规律来判断和治疗疾病就是脐针疗法的全息定位进针法。如左肩疼痛,从巽位和离位之间进针;右侧腰扭伤则可取震位进针。

5. 表里进针定位 根据脏腑表里关系选择进针方位。也就是本位之病,不刺本病之位,而刺与其有表里关系的脏或腑所属方位。即脏有病,取与其有表里关系的腑位;腑病则取脏位。如胆病,不取巽位,而取与胆有表里关系的肝所在的震位进针;又如咳喘兼有便秘的患者,不取兑位,反而定位大肠所在乾位,往往一针即可取得平喘和通便的效果。临床上应综合考虑,权衡兼顾其他病种,灵活运用。

三、脐针疗法的特点

1. 一穴多治 脐针疗法仅取神阙一穴,可治多种疾病。

2. 一穴多针 仅神阙一穴,根据病情不同和临床需要可以确定好多进针点。特别是多脏器疾病、多系统疾病、疑难病、危重病,临床上更多地使用一穴多针技术。当然,有时也可以一针一穴。

3. 一穴多效 一穴可以多治,也就可以一穴多效。比如一脑部疾病患者兼患眼部疾病,根据辨证多为肝阳偏盛,我们可选择在患者的脐右侧震位给予施针,即以脐蕊为中心,选右侧脐壁为进针点向右水平斜刺,用一针可两病同时见效。

4. 内外兼治 脐针不但对神经系统的功能性疾病、运动系统疾病疗效较好,对一些脏腑疾病也有很好的疗效。

5. 经济简便 脐针只需 1 寸毫针即可,仅在神阙穴一穴施针,既经济,又简便。

四、脐针疗法的临床治疗原则

临床治疗中,治疗顺序应是:先取症状,次取系统,再取疾病。

1. 脐针定位进针治疗首先要顾及症状。许多疾病往往症状解除了,疾病也随之消失了。

2. 其次是要寻找疾病所属的系统。根据疾病所属系统,在八卦全息定位的对应关系上进行定位进针。

3. 最后再根据已非常明确的疾病进行八卦全息定位,直接予以治疗。

五、脐针疗法中的补泻

在临床实践中,针对不同类型的疾病,首先应采用中医八纲辨证法,分清阴阳、虚实、表里、寒热;然后根据"虚则补其母,实则泻其子"的理论,利用木、火、土、金、水五行之相生、相克制化原则来补其不足、泻其有余。

脐针疗法讲究"下针必有方向,进针需含补泻"的原则。

1. 手法补泻 强刺激手法,不留针,为泻法;轻刺激手法,留针为补法。

2. 地支全息方位补泻 地支全息补泻是以脐蕊为中心,将脐下壁定为子时,顺时针方向将脐按地支进行十二等分,根据地支进行方位补泻。发作具有明显时间规律的疾病才可以按地支全息方位补泻法进行补泻治疗。

(1)在与疾病时间性相同的脐壁上进针是平补平泻。如酉时(17—19 时)的咳嗽,在脐壁的酉时位(正左位)进针是平补平泻。

(2)对虚证的治疗是选用患病的后一个时辰方位进行针刺,为补法,以补其不足。如酉时(17—19 时)的虚咳,在脐壁的戌时位(相当时钟的四点处)进针,是补法。

(3)对实证的治疗是采用患病的前一个时辰方位进行针刺,为泻法,以泻其有余。如酉时(17—19 时)的实咳,在脐壁的申时位(相当时钟的两点处)进针,是泻法。

临床上治疗一些定时发作的疾病,多采用方位补泻与手法补泻相结合的方式进行补泻治疗,这样可以收到更好的效果。如五更泻、有明显发作时间规律的神经性头疼等疾病,均可以采用脐地支方位补泻进针法治疗。

3. 比合补泻法 比合补泻是在本位之病刺本病之位的同时,也可以加刺与其相表里的脏或腑所在之位。具体补泻以手法补泻为主,脏位与腑位均应采用补法或泻法,万不可一补一泻。如实证的肝病,除在震位用泻法针刺外,在巽位也用泻法针刺,这样才可以起到加强疗效的作用;又如虚证胃病,可以在艮位和坤位同时用补法针刺。

4. 五行生克制化补泻法

（1）母子补泻法：中医五行学说认为，肺、大肠在五行属金；脾、胃在五行属土；肝、胆在五行属木；心、小肠在五行属火；肾、膀胱在五行属水。又曰：金生水，则金为母，水为子；水生木，则水为母，木为子；木生火，则木为母，火为子；火生土，则火为母，土为子；土生金，则土为母，金为子。根据"虚则补其母，实则泻其子"的原则，对脏腑虚实之病症进行补泻，即为母子补泻法。如肺虚咳嗽，则应在坤位和艮位应用补法针刺，也可用补法针刺脐蕊。因脐蕊居中，属五土居中之五行土，属脏腑中之脾；又坤、艮为土，即中医所谓"培土生金法"。同理，治疗实证咳嗽，则应在坎位采用泻法针刺，是谓"泄水制金"。

（2）相克泻实法：中医五行制约关系为金克木、木克土、土克水、水克火、火克金。相克泻实法即是利用五行相互制约的关系，用克法制邪，使邪实得以泻。如肺的实热咳嗽，病属兑位，治宜针刺离位，正所谓"强其心火，以克制肺金"。

在五行生克制化补泻法的应用中，只有掌握了生克关系，才能对症治疗，使那些虚实夹杂的病症得以治愈。

六、脐针的操作方法

1. 体位　仰卧位。

2. 定位　通过对疾病辨证，按阴阳、表里、虚实、寒热确定补泻手法，然后确定进针点与进针方向。

3. 消毒　碘伏棉球消毒。尤其是脐孔较深、污垢较多的患者，应先彻底去除污垢，再常规消毒。

4. 进针　以脐蕊为中心，按确定的进针点进针，沿确定的进针方向向外拱刺，进针深度一般为 0.1~1 寸。因脐部感觉特别敏感，所以一般不主张强手法刺激，但对于急性疼痛性疾病，可采用间断性强刺激。

5. 留针　一般留针 10~20 分钟。急性病留针时间短；慢性病留针时间长；疼痛性疾病一般痛止即拔，不作留针。

七、脐针疗法的适应证

脐针可治疗多种疾病，范围涉及临床各科。

1. 各种原因引起的疼痛性疾病的止痛。

2. 与任、督、冲、带脉相关的泌尿、生殖系统疾病。如阳痿、遗精、早泄、月经不调、痛经、崩漏、带下、滑胎、不孕等病症。

3. 肩周炎、颈椎病、腰扭伤等外科疾病。

4. 五更泻、神经性头疼、胃脘痛、肝胆疾病等内科疾病。

八、脐针疗法的禁忌证

1. 小儿及妊娠期妇女不宜脐针治疗。

2. 急性传染病、恶病质、精神病、脑卒中、休克等重症疾病禁用。

3. 大出血、有出血倾向的血液病患者禁用脐针治疗。

4. 脐部水肿、烧灼伤、感染或有皮肤病的患者禁用脐针。

九、脐针疗法的注意事项

1. 脐针疗法的进针带有明显的方向性,进针点的定位非常关键。这个方位的选择是脐针疗法的灵魂,要求必须准确,否则影响疗效。

2. 脐针进针应以脐蕊为中心,在相应定位的脐壁上向外横刺或斜刺,千万不可直刺。进针深度 0.1~1 寸,一般留针 10~20 分钟为宜。

3. 脐地支全息补泻法只是针对发作有明显时间规律的疾病。在临床治疗中,可不必刻意注重诊断、症状,只要抓住时间规律即可。

4. 个别患者可出现晕针、滞针现象。一般出现头晕、腹痛、恶心呕吐等症状,大多为强刺激手法引起。这时应减轻刺激,必要时停止治疗,对症处理。

5. 脐针操作要严格消毒。

6. 过饥、过饱、过劳、醉酒等情况暂不宜进行脐针治疗。

十、脐针疗法的临床应用

1. 各种疼痛

方1:脐中探针寻找压痛点,针刺。

方2:根据脐内八卦全息定位的方法,将疼痛与脏腑联系进行脐针治疗。如四肢痛、肌肉痛等,按"脾主肌肉""脾主四肢"的说法,针刺坤位即可;心绞痛针离位;肺癌针兑位等等。

2. 感冒

方法:感冒属呼吸系统疾病,针兑位即可。

3. 胆结石

方法:针巽位。

4. 胃肠炎

方法:针艮位、坤位,也可针离位。

5. 遗精、早泄

方法:针坎位。

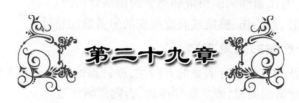

足针疗法

足针疗法是用针刺或合用艾灸或合用药物外敷,施治于足部一定穴位,用以治疗全身疾病的一种方法。

一、足针疗法的治病原理

《素问·厥论》说:"阳气起于足五指之表……阴气起于五指之里。"足三阴经起于足,足三阳经止于足。足阳明胃经止于足次趾的外侧端,其支脉进入足中趾外侧端;足太阳膀胱经经足外侧赤白肉际,止于足小趾外侧趾甲角旁;足少阳胆经行于足背外侧,止于足第4趾外侧端,其支脉斜入足大趾外侧。足三阴经脉与其相表里的阳经相交,分别起于足大趾的内侧、足大趾外侧趾背和足底部,上行于足内侧赤白肉际、足背和足底等部位。手三阳、三阴经通过表里经及同名经与足相联。奇经八脉中阳维脉及阴、阳跷脉起于足部。说明足与全身脏腑器官通过经脉联系起来。同时足也是足三阴、三阳的根部、本部所在部位,其经脉的五输穴也多分布于足,这些腧穴都可以用于治疗头、面、五官、脏腑、躯干等远隔部位的病症。

通过长期观察,人们发现足与整体的关系如同一个胎儿平卧在足的掌面。头部位于足跟,臀部朝着足趾,五脏六腑分布在跖面中部。根据这一规律,结合经络、经穴理论基础,在足部确定了一些新的穴位,通过刺激这些穴位,可激发人体经气,以调整脏腑和各部组织器官的功能,达到扶正祛邪、治疗疾病的目的。

二、足穴及其穴性

1. 穴位体表定位　为取穴方便,将足部按骨度分寸折量,方法如下:

足跟后缘中点与2、3趾间连线折为10寸,此线定为正中线。足内、外踝顶点与足底内外缘垂直线折为3寸。足跟部最宽处距离为3寸。足底各趾间与足跟后缘平行于正中线的连线,其间隔各为1寸。

2. 足部基础穴及其功能

(1)足底部

1)头穴

定位:位于足跟后缘中点前1寸处,在正中线上。

主治:头痛、牙痛、感冒、鼻炎、鼻窦炎。

2)鼻穴

定位:位于正中线上,在头穴前1寸,与足跟及头穴呈一直线。

主治:急慢性鼻炎。

3)目穴

定位:在鼻穴旁开0.6寸,略后于鼻穴0.1寸处,左右各1穴。

主治:急、慢性眼科疾患。

4)耳穴

定位:在鼻穴旁开1.2寸,略后于鼻穴0.1寸处,左右各一穴。

主治:耳聋、耳鸣。

5)口穴

定位:鼻穴前1寸处,位于正中线上,与鼻穴对直。

主治:牙痛、咽痛、扁桃体炎。

6)喉穴

定位:位于口穴前0.6寸处,在正中线上,与口穴对直。

主治:发热、咽炎、扁桃体炎、感冒。

7)再生穴

定位:位于喉穴前0.6寸处,位于正中线上,与喉穴对直。

主治:颅内和脊髓肿痛,可镇痛并改善其症状 。

注意:针刺时,应透向跟腱两侧。

8)心穴

定位:在再生穴前0.5寸处,位于正中线上,与再生穴对直。

主治:高血压、心衰、喉炎、舌炎、失眠多梦。

9)肺穴

定位:在心穴旁开1寸,稍后0.1寸处。左右各1穴。

主治:咳嗽、气喘、胸闷、胸痛。

10)安眠穴

定位:在心穴前0.6寸处,位于正中线上,与心穴对直。

主治:神经衰弱、精神分裂症、癔病。

11)胃穴

定位:在安眠穴前0.8寸处,位于正中线上,与安眠穴对直。

主治:胃痛、呕吐、呃逆、消化不良。

12)肝穴

定位:在胃穴内侧 1.2 寸处。

主治:慢性肝炎、胆囊炎、目疾、肋间神经痛。

13)脾穴

定位:在胃穴外侧 1.2 寸处。

主治:消化不良、腹胀、腹泻、尿闭、血液病。

14)胆穴

定位:在肝穴后 0.3 寸处,与肝穴对直。

主治:胆囊炎、胆石症、胁肋痛。

15)小肠穴

定位:在胃穴旁开 1 寸、前 0.3 寸处,与肺穴对直,左右各 1 穴。

主治:肠鸣、腹胀、腹痛。

16)前后隐珠穴

定位:前隐珠穴在涌泉穴前 0.4 寸处,后隐珠穴在涌泉穴后 0.6 寸处,均位于正中线上,与涌泉对直。

主治:高血压、精神分裂症、癫痫、高热昏迷。

17)涌泉穴

定位:足底中前部,足趾跖屈时的凹陷中。

主治:高血压、头顶痛、小儿抽搐、休克、癫痫。

18)肾穴

定位:位于涌泉穴旁开 1 寸处,与小肠对直,左右各 1 穴。

主治:高血压、精神分裂症、急性腰痛、尿潴留。

19)癌根 1 穴

定位:位于肝穴前 1 寸处,与肝穴对直。

主治:对胃、贲门、食管下段肿瘤有镇痛和改善症状的效果。

注意:针刺时,宜透向涌泉、然谷、公孙、安眠穴。

20)大肠穴

定位:后隐珠穴向内 1.2 寸、后 0.2 寸处为左大肠穴;后隐珠穴外侧 2 寸、后 0.2 寸处为右大肠穴。

主治:腹痛、腹泻、肠功能紊乱、慢性结肠炎等症。

21)公孙穴

定位:在第 1 跖骨小头前下缘凹陷处。

主治:胃痛、呕吐、腹痛、腹泻、消化不良。

22)膀胱穴

定位:在涌泉穴前 1 寸处,位于正中线上。

主治:尿潴留、遗尿、尿失禁。

23）生殖器穴

定位：位于膀胱穴前 0.3 寸处，位于正中线上。

主治：月经不调、白带、睾丸炎、尿潴留。

24）癌根 2 穴

定位：位于膀胱穴内侧 2 寸、前 0.1 寸处。

主治：对脐以下的内脏肿瘤及淋巴转移癌有镇痛和改善症状的效果。

注意：针刺时应透向公孙、涌泉、癌根 1 穴。

25）内临泣穴

定位：位于临泣穴掌侧面对应点。

主治：偏头痛，胁肋痛、目疾、耳鸣耳聋、发热等。

26）内侠溪穴

定位：位于侠溪穴掌侧面对应点。

主治：偏头痛、胁肋痛、目疾、耳鸣耳聋、发热等。

27）里陷谷穴

定位：位于陷谷穴掌侧面对应点，位于正中线上。

主治：急性胃痛、消化不良、精神分裂症、癔病。

28）肝门穴

定位：在里陷谷前 0.6 寸处，位于正中线上。

主治：腹泻、便秘、脱肛、痔等疾患。

29）内太冲穴

定位：位于太冲穴掌侧面对应点。

主治：睾丸炎、疝痛、功能性子宫出血、月经不调、带下症、痛经、胁肋痛、精神分裂症、肝炎、高血压、目疾等。

30）里内庭穴

定位：在内庭穴掌侧面对应点，位于正中线上。

主治：小儿惊风、消化不良、食积内热。

31）独阴穴

定位：位于第 2 趾下第一横纹中点处。

主治：疝气、月经不调、胎盘滞留。

32）踇趾里横纹穴

定位：在踇趾下跖趾关节横纹中点处。

主治：睾丸炎、疝痛等。

33）癌根 3 穴

定位：位于里侧肺穴前 0.6 寸处。

主治：对食管上、中段与肺、颈、鼻、咽部等肿瘤有镇痛、解痉、改善症状的效果。

34) 气端穴

定位:在足趾尖端,距趾甲游离缘 0.1 寸处,每足 5 穴。

主治:脚气、足趾麻木、闭塞性脉管炎。

35) 足心穴

定位:位于足心。

主治:神经衰弱、精神分裂症、高血压等。

(2) 足背部

1) 头痛点

定位:位于足背 2、3、4 趾第 2 趾间关节内侧赤白肉际处。每足 3 穴。

主治:头痛。

2) 扁桃点 1

定位:位于足背蹈趾上,蹈长伸肌腱内侧、跖趾关节处。

主治:扁桃体炎、流行性腮腺炎、湿疹、荨麻疹。

3) 扁桃点 2

定位:在太冲穴与行间穴连线的中点。

主治:急性扁桃体炎、流行性腮腺炎。

4) 腰痛点

定位:位于第 1 跖骨小头外侧前方凹陷中。

主治:急性腰扭伤、腰痛。

5) 坐骨点

定位:位于足背,足临泣与地五会连线的中点。

主治:坐骨神经痛。

6) 落枕点

定位:位于足背第 3、4 趾缝端后 2 寸处。

主治:落枕。

7) 胃肠点

定位:位于足背第 2、3 趾缝端后 3 寸处。

主治:急慢性肠胃炎、胃及十二指肠溃疡。

8) 心痛点

定位:位于解溪穴下 2.5 寸处。

主治:心痛、心悸、哮喘、感冒。

9) 腰腿点

定位:解溪穴下 0.5 寸,两旁凹陷中,左右共两点。

主治:腰腿痛及下肢拘挛疼痛。

（3）足内侧部

1）眩晕点

定位：足内侧足舟骨突起上方凹陷中。

主治：眩晕、头痛、高血压、腮腺炎、急性扁桃体炎。

2）痛经点 1

定位：位于内踝高点直下 2 寸处。

主治：功能性子宫出血、月经不调、痛经。

3）痛经点 2

定位：位于足内侧舟骨粗隆下后凹陷中。

主治：痛经、功能性子宫出血、子宫附件炎。

4）癫痫点

定位：位于太白穴与公孙穴连线的中点。

主治：癫痫、癔病、神经衰弱等。

3. 足背新穴组

1 号穴：

定位：位于昆仑穴直上 1 寸处。

主治：坐骨神经痛、头痛、腹痛。

2 号穴：

定位：位于足底后缘中点前 3 寸、内旁 1 寸。

主治：三叉神经痛。

3 号穴：

定位：位于外踝与内踝连线足底之中点，在正中线上。

主治：神经衰弱、癔病、失眠、低血压、昏迷。

4 号穴：

定位：位于足底后缘中点前 3 寸，外旁 1 寸。

主治：肋间神经痛、胸闷、胸痛。

5 号穴：

定位：位于足底后缘中点前 4 寸，外旁开 1.5 寸处。

主治：坐骨神经痛、腰腿痛。

6 号穴：

定位：位于足底后缘中点前 5 寸、内旁开 1 寸处。

主治：痢疾、腹泻、十二指肠溃疡。

7 号穴：

定位：位于足底后缘中点前 5 寸处。

主治：哮喘、大脑发育不全。

8 号穴：

定位：位于足底 7 号穴外旁开 1 寸处。

主治：神经衰弱、癫痫、神经症、失眠、癔病。

9 号穴：

定位：位于足底踇趾与第 2 趾间后 4 寸处。

主治：痢疾、腹泻、子宫炎。

10 号穴：

定位：位于足底踇趾与第 2 趾之间直后 3 寸处。

主治：急慢性肠胃炎、胃痉挛。

11 号穴：

定位：位于足底涌泉穴外旁开 2 寸处。

主治：肩痛、荨麻疹。

12 号穴：

定位：位于足底踇趾与第 2 趾间后 1 寸处。

主治：牙痛。

13 号穴：

定位：足底第 3、4 趾间后 3 寸处。

主治：腹痛、急慢性肠胃炎、痛经。

14 号穴：

定位：位于足底小趾第一横纹中点处。

主治：遗尿、尿频、尿急。

15 号穴：

定位：位于足底第 4 趾根后 3 寸处。

主治：坐骨神经痛、荨麻疹、肩痛。

16 号穴：

定位：位于足背 4、5 趾间后 5 分处。

主治：坐骨神经痛、腮腺炎、扁桃体炎。

17 号穴：

定位：位于足背 1、2 趾间后 1 寸处。

主治：急性扁桃体炎、流行性腮腺炎、高血压。

18 号穴：

定位：位于足背第 1 跖骨底内前凹陷中。

主治：胸痛、胸闷、急性腰扭伤。

三、足针疗法的取穴原则与配穴方法

1. 足针疗法的取穴原则

（1）按部取穴：按部取穴即按照病损部位取相应的足穴。如头痛取头穴；胃痛取胃穴；肝病取肝穴等。

（2）据症取穴：据症取穴即根据病症的表现，取具有相应主治功能的足穴。如心绞痛，取心痛点；子宫功能性出血，取痛经点 1 和痛经点 2。

（3）参照中医理论取穴：根据中医脏腑经络学说辨证取穴。如失眠多梦，因"心主神明"，可取心穴；遗尿，常与肾气不足有关，宜选肾穴等。

2. 足针疗法的配穴方法　足针疗法的组方，虽然有的采用单一取穴法选穴组方，但在多数情况下，对主治作用相同的穴位可以配合应用，是多种取穴法选穴后结合组方。如咳嗽，取肺、脾、肾三穴组方；又如高血压，取前后隐珠穴、眩晕点、肝穴、肾穴等；坐骨神经痛，可以同时取 1 号穴、5 号穴、15 号穴、16 号穴和坐骨点；眩晕由肝肾不足、肝阳上亢引起者，可取眩晕点、肝穴，配合肾穴以滋水涵木；失眠伴头痛者，可选失眠穴配头穴和头痛点。此类结合组方，可以是按部取穴与据症取穴的组合，也可以是 3 种取穴法的组合，具体应用需依据病情而定。

四、足针疗法的操作方法

1. 针具准备　一般采用 28～30 号 1 寸长毫针，透刺则可用 2～3 寸长的毫针。

2. 选穴标记　根据病情辨证取穴，并标记。

3. 消毒进针　先令患者取仰卧位，两足平伸，尽量放松肌肉。如合用灸法可采用俯卧位，屈膝 90° 将足举起呈水平位施灸。充分消毒后，左手扶住患足，右手持针迅速刺入，按部位和临床要求的不同分别采用直刺、斜刺或平刺。进针时注意要快、准。然后缓慢送针至适当的深度。足底进针较痛，皮肤亦较厚，要求手法更加熟练。

4. 行针　在肌肉较浅薄的部位，一般不用提插手法行针，只做轻度捻转即可。在肌肉较丰厚处，可行提插捻转之法。如为泻法，用强刺激手法，将针刺入 0.5～0.8 寸左右，施以较大幅度的捻转结合小幅度提插法；如为补法，用弱刺激手法，轻度捻转数次即可。

5. 留针　一般留针 15～20 分钟。留针期间，每隔 5～10 分钟行针 1 次。

6. 疗程　足针疗法可每日或隔日施术 1 次，10 次为 1 个疗程。疗程间可休息 3～5 天。

五、足针疗法的适应证

足针疗法适用于慢性功能性疾病的治疗及多种疾病的急救。

1. 疼痛性病症，如坐骨神经痛、痛经等。

2. 免疫、呼吸、消化、循环等系统疾病的治疗，如鼻炎、上呼吸道感染、胃肠炎、心绞痛、围绝经期综合征等疾病。

3. 神经系统疾病和精神疾病的治疗,如脑卒中后遗症、癫痫、癔病等。

4. 足针也可用于晕厥、休克等急症的救治。

六、足针疗法的禁忌证

1. 体弱、大汗、出血、月经期、贫血、低血压患者及孕妇禁用足针。

2. 足部皮肤破损、感染及患传染性皮肤病的患者禁用足针。

3. 凝血功能障碍的血液病患者禁用。

4. 患有结核病或不稳定的急性重症病人,如急性心肌梗死、急性肾衰竭等禁用足针疗法。

5. 足部有骨折、扭伤等外伤的患者禁用。

6. 过饥、过饱、过度疲劳、过度紧张、醉酒的患者暂不宜使用足针治疗。

七、足针疗法的注意事项

1. 严格选择针具,对有折痕、针尖有倒钩等不合格针具要及时剔除。

2. 足针疗法对消毒要求较为严格,特别是针刺足底穴位尤要重视。针后最好间隔 30 分钟再穿鞋袜,以防污染针孔造成感染。

3. 足针刺激多较强,治疗前须向患者充分说明足针的注意事项,以防造成意外。对出现晕针、滞针、断针等情况,应立即停止针刺,并及时对症处理。

4. 沿骨的边缘针刺时,要注意不要损伤骨膜,并注意避免刺伤血管。

5. 针具宜短不宜长,针刺宜浅不宜深,手法宜快不宜慢。

6. 提前取好舒适的体位,避免留针过程中移动体位造成不必要的损害。

7. 随时与患者沟通,询问感受,观察表情。尤其对体弱惧针者,更要注意体位的合适度及手法的灵活变化。

8. 起针要防止遗漏。治疗结束后最好留观半小时。

八、足针疗法的临床应用

1. 耳鸣、耳聋

取穴:内临泣、内侠溪、耳穴、肾穴。

治法:足针疗法,较强刺激,深度约 0.5 寸,留针 20 分钟。

2. 肝胆疾病、胁痛

取穴:内临泣、内侠溪、内太冲、肝穴、胆穴。

治法:足针疗法,较强刺激,深度约 0.5 寸,留针 15~20 分钟。

3. 梅核气

取穴:口穴、里内庭、咽穴、内太冲。

治法:足针疗法,较强刺激,深度约 0.5 寸,留针 20 分钟。

4. 咽炎、扁桃体炎

取穴:口穴、里内庭、咽穴,扁桃体炎加扁桃体 1、2 穴。

治法:足针疗法,较强刺激,深度约 0.5 寸,留针 15~20 分钟。

5. 高热、昏迷、惊厥、癫狂

取穴:足心、涌泉、前后隐珠、心穴、内太冲。

治法:足针疗法,强刺激,深度约 0.5 寸,即刺即出。

6. 高血压、神经衰弱

取穴:足心、心穴、肾穴、涌泉穴。

治法:足针疗法,平补平泻,深度约 0.5 寸,留针 20 分钟。

7. 乳腺炎、带下

取穴:内临泣、胃穴、内太冲。

治法:足针疗法,较强刺激,深度约 0.5 寸,留针 20 分钟。

8. 脚气、足趾麻木

取穴:气端穴。

治法:足针疗法,轻刺激,深度约 0.5 寸,留针 15 分钟。

9. 胃痛、呕吐、泄泻、便秘

取穴:胃穴、里陷谷、大肠、小肠、里内庭。

治法:足针疗法,较强刺激,深度约 0.5 寸,留针 20 分钟。

10. 三叉神经痛

取穴:足 2 号穴。

治法:足针疗法。取 3cm 毫针垂直快速刺入 2cm 深度,不做提插捻转等行针手法,留针 30 分钟。

11. 头痛

取穴:足 1 号穴、头穴、头痛点第 1、2、3 穴。

治法:足针疗法。以 2cm 毫针垂直快速刺入穴位 1cm 深度,留针 30 分钟。

12. 痛经

取穴:痛经点 1、2 穴。

治法:足针疗法,较强刺激,深度约 0.5 寸,留针 20 分钟。

13. 腹痛

取穴:胃穴、小肠穴、1 号穴、公孙穴、大肠穴、胃肠点。

治法:足针疗法,较强刺激,深度约 0.5 寸,留针 20 分钟。

14. 腰痛

取穴:腰痛点、18 号穴、腰腿点。

治法:足针疗法,较强刺激,深度约 0.5 寸,留针。

15. 低血压

取穴:3 号穴、头痛点第 3 穴。

治法:足针疗法,轻刺激,深度约 0.5 寸,留针 15~20 分钟。

16. 心绞痛

取穴:心痛点、4 号穴、18 号穴。

治法:足针疗法,较强刺激,深度约 0.5 寸,留针 15 分钟。

17. 失眠

取穴:心穴、安眠穴、3 号穴、8 号穴。

治法:足针疗法,轻刺激,深度约 0.5 寸,留针 20 分钟。

18. 坐骨神经痛

取穴:5 号穴、16 号穴、坐骨点。

治法:足针疗法,较强刺激,深度约 0.5 寸,留针 15 分钟。

19. 眩晕

取穴:眩晕点。

治法:足针疗法,较强刺激,深度约 0.5 寸,留针 15 分钟。

20. 牙痛

取穴:口穴、里内庭、12 号穴。

治法:足针疗法,较强刺激,深度约 0.5 寸,留针 30 分钟。

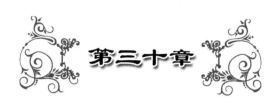

蜂 针 疗 法

蜂针疗法是人类利用蜜蜂螯器官为针具,循经络皮部和穴位施行不同手法的针刺,用以治疗疾病的一种方法。蜂针疗法是在综合了针灸疗法和穴位注射疗法的基础上发展起来的一种新型治疗方法。

蜂针是蜜蜂的自卫器官,当蜜蜂感受到生命受到其他生物的威胁时,会执行螯刺的动作,且在针刺的同时,蜜蜂会从蜂针注射一种液体,其中所含的化学成分对于被针螯的生物会产生局部或全身反应,我们将蜜蜂针刺所产生的液体称为蜂针液。

一、蜂针疗法的治疗原理

蜂针治疗既给予了人体经络穴位以机械刺激,同时又自动注入皮内适量的蜂针液,具有独特的药理作用。且针后继发局部潮红充血,兼具温灸效应。所以说,蜂针疗法兼有针、灸、药 3 种作用。

1. 类针作用　类针作用指蜜蜂的尾刺似针,能刺激人体的经络、皮部,以疏通经络、调和气血,起到类似针刺的作用。

2. 类药作用　类药作用指蜂针液通过蜂针注入人体后,其中的某些化学成分会发挥一系列的药理作用。

3. 类灸作用　类灸作用是指机体被蜂针螯刺后,局部皮肤充血红肿,皮温升高,似有温灸的效应,可起到温经通络、扶正祛邪的功效。

以经络学说为理论基础的蜂针疗法,是使用活蜂蜂针进行针刺,将蜂针液中的化学成分注入人体,综合了针、药、灸 3 种功效于一体,用以治疗疾病的,这是蜂针疗法所独有的特点。

二、蜂针的针刺方法及蜂针摘取法

蜂针针刺前,应首先与患者沟通,选取体位,确定针刺部位并进行消毒,然后再行施术。

1. 蜂针的针刺方法

（1）离体蜂针刺法

1）循经散刺法：循经散刺法是指用镊子夹取刚离体的蜂针，循经络对所选定的穴位进行迅速散刺的一种方法。1枚蜂针可以刺2个以上的穴位，每穴刺激时间约为1秒，注入人体内的蜂针液量相对较少，属于轻度刺激。

2）经穴直刺法：经穴直刺法是指用镊子夹取刚离体的蜂针，对所选定的穴位进行迅速点刺的一种方法。1枚蜂针只可以刺1个穴位，每穴刺激时间为2秒左右，注入人体内的蜂针液量适中，属于中等刺激。

（2）活蜂刺激法：活蜂刺激法是指用镊子夹取活蜂胸部，或用拇、食指捏住其双翅，将其尾部对准所选定的穴位并置于上面令其螫刺的一种方法。1只活蜂可以刺1~2个穴位，每穴刺激时间为2秒以上，注入人体内的蜂针液量相对较多，属于强刺激。

活蜂刺激法也有循经散刺和经穴直刺之分。其与离体蜂针刺法的不同之处主要在于注入人体蜂针液量的多少。

2. 蜂针摘取的方法　摘取蜂针前，必须先做好治疗部位的皮肤消毒等准备工作。

摘取蜂针时，可捏住蜜蜂尾部用镊子夹取，也可以用无菌纱布缠裹数层于消毒小木板上，将活蜂尾部贴近纱布，待蜂针刺入纱布后立即弃蜂取针，然后迅速点刺或散刺经穴。

三、蜂针疗法的具体操作

1. 提前与患者沟通，告知蜂针疗法的目的、反应及注意事项。消除患者恐惧心理，取得配合。

2. 根据患者的病种、病情的轻重程度、体质及患者承受心理等情况，辨证施治，确定治疗方案、治疗部位、刺激强度与针刺方法。

3. 患者取舒适体位，暴露治疗部位。用碘伏棉球将选定需要针刺的部位进行消毒，然后用酒精棉球脱碘。

4. 强刺激时，用镊子夹住活蜂胸部，或用拇、食指捏住其双翅，将其尾部对准穴位并置于上面令其螫刺；轻刺激或中度刺激时，用镊子夹取刚离体的蜂针，对所选定的穴位进行迅速点刺或散刺。

5. 一般每日或隔日治疗1次，或每周一至数次，10次为1个疗程。对于顽固性、慢性疑难病症则可适当延长疗程。

6. 根据患者的治疗反应及忍受能力等情况，调整治疗方案与刺激强度，确定疗程。

四、蜂针疗法的适应证与禁忌证

1. 适应证　蜂针疗法适用于治疗风湿病、类风湿关节炎、免疫力低下、过敏性鼻炎、各类神经痛、颈椎病、骨质增生性疾病等病症。

2. 禁忌证

（1）过敏性体质、10 岁以下的儿童、荨麻疹患者不宜采用蜂针疗法。

（2）严重心肺疾病、脑部疾病、肾衰患者等禁用蜂针治疗。

（3）有过饥、过饱、过劳、大汗、大渴、大出血、重病体弱、低血糖、醉酒等情况的患者不宜进行蜂针治疗。

（4）蜂针治疗期间，严禁饮酒和食用螺、蚌、虾等食物，严禁服用含虫类的药物，避免发生严重过敏反应。

五、蜂针的注意事项

1. 注意蜂针的反应　初次接触蜂针的患者，在治疗点和身体的某些部位可产生红、肿、痒、痛和淋巴结肿大等现象，这是蜂针液温经通络的正常效应，在治疗的过程中会逐渐减少或消失，无需用药处理。蜂针针刺反应的大小，主要取决于人体本身的内在因素，不能作为疗效好坏的指标，也不能作为衡量患者适不适应蜂针治疗的条件，而是医生掌握蜂针治疗的间隔时间和蜂针用量的确切依据。

2. 注意蜂针治疗的时间与部位　蜂针疗法虽然对许多疾病有良好疗效，但并非任何时候、任何部位均适宜蜂针治疗。治疗初期和未过反应期的患者，宜用少量蜂针；已度过反应期的患者，蜂针用量可适当增加。治疗部位也非常重要，头面部少刺为佳；肌肉丰富处及四肢伸侧面应优先选用，并可多刺；关节屈侧部位宜少刺。因为头面部多反应强烈且迅速，可严重影响工作和生活，局部肿胀与皮肤色素沉着又可影响面部美观；关节屈侧部位施针后可妨碍关节活动度，影响生活。

3. 注意控制蜂针用量　蜂针疗法的蜂针用量并非多多益善。适量蜂针可治病，少量蜂针无作用，大量蜂针能要命。因此，必须严格控制蜂针用量。蜂针治疗的疗效与蜂针用量并不成正比，部分患者每次 1~2 只蜜蜂的蜂针液即可见效，稍多就会发生中毒；而有的患者每次 50~60 只蜜蜂的蜂针液也难以满足要求。临床治疗要根据实际情况因人而异，灵活掌握用量，宁少勿多。蜂针用量过大可影响机体的免疫功能，一旦超过机体的解毒能力，则极易出现过敏反应和中毒症状。

4. 注意防止不良反应　对于初次接受蜂针治疗的患者，必须先消除其紧张。如遇瘙痒，不可用手去抓挠，以免损伤皮肤引起感染。在初期的反应期内，蜂针治疗后，应让患者留观半小时。如出现过敏反应，应积极对症处理，过敏严重时，应立即按过敏性休克的抢救程序进行救治，以免延误病情。蜜蜂蜂毒的解救，首先要清除蜂刺，然后用碱性药物涂洗局部，如肥皂水、3% 稀氨溶液、5% 碳酸氢钠溶液等，最后再应用抗过敏等药物治疗。值得注意的是，解救胡蜂蜂毒时，局部要应用酸性物如食用醋等洗敷，然后再根据情况进行其他治疗。

5. 注意分辨蜂的种类 蜂的种类较多,如蜜蜂、马蜂、胡蜂、黄蜂等。蜜蜂有中华蜜蜂和意大利蜂之分。胡蜂、黄蜂体积较大,一般螫刺后无蜂刺留在人体内。蜜蜂则会在螫刺后使蜂刺离体而留在人体皮肤内,离体的蜂刺会继续将蜂针液持续注入人体。

蜂种不同,产生的蜂针液的质与量也大不相同。蜜蜂的蜂针液为微黄色的酸性液体,主要含蚁酸和蛋白质;胡蜂的蜂针液呈碱性,主要含组胺、无羟色胺、缓激肽等,有致溶血、出血和神经毒素作用。所以在运用蜂针治疗时,要注意区分蜂种以及各种蜂针和蜂针液的特性,以便合理选择确定治疗方案。

由于临床对蜜蜂作为蜂针疗法的研究较多,且疗效确切,所以实际应用中多数将蜜蜂作为蜂针治疗用的蜂种。

6. 注重心理疏导、坚持治疗 要帮助患者消除对蜂疗的恐惧心理,让其树立信心。只要严格遵守蜂针疗法的操作规程,使用蜂疗是比较安全的,初期的反应是暂时的。只要坚持治疗,这些反应就会逐渐减弱,甚至消失;只要坚持治疗,就能取得良好的效果,尤其是对一些顽固性、慢性的病症。

六、蜂针疗法的临床应用

蜂针疗法在临床上常用于风湿性关节炎、类风湿关节炎、过敏性鼻炎、神经痛、颈椎病、骨质增生性疾病等的治疗。

取穴:阿是穴,组合穴。

组合穴 1:肝俞、肾俞、三阴交、涌泉。

组合穴 2:肺俞、大肠俞、关元俞、气海俞。

组合穴 3:脾俞、足三里、中极、关元。

组合穴 4:合谷、曲池、三焦俞、膀胱俞。

组合穴 5:肾俞、脾俞、天枢、中脘、足三里、涌泉。

组合穴 6:行间、太冲、关冲、下廉、足三里、三阴交、气海、血海。

组合穴 7:足三里、三阴交、中脘、关元、大椎、曲池、脾俞、肾俞、心俞、肝俞。

用法:蜂针刺法。根据病情和患者耐受程度,每日或隔日治疗 1 次,以上各组合穴轮替使用。

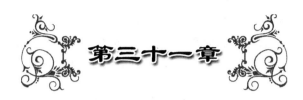

皮内针疗法

皮内针疗法又称埋针法,是以特制的小型针具刺入并固定埋藏于穴位皮内或皮下,利用其给皮部以微弱而较长时间的刺激来治疗疾病的一种方法。皮内针疗法是古代针刺留针方法的发展,是一种久留针法。

一、皮内针疗法的治病原理

皮内针疗法是利用刺入并固定埋藏于皮内的针具对机体皮部微弱而持久的刺激,再通过皮肤神经末梢感受器将这种刺激信号传入中枢,从而引起皮肤-内脏的反射作用,调整中枢神经系统的功能,最终使病理性兴奋灶得以恢复正常。皮内埋针不但能够持续刺激维持治疗作用,而且还能巩固疗效防止疾病复发,促使疾病痊愈。

二、皮内针针具

皮内针是以 30 号或 32 号不锈钢钢丝制成的小针,它把一小段极细的针体刺入穴位皮内或皮下,露出体外的针柄相对较大,可便于皮下埋针固定,是一种久留针针具。皮内针有颗粒型和揿钉型两种。

1. 颗粒型　颗粒型皮内针又称麦粒型皮内针。针身长约 1cm,针柄形似麦粒或呈环形,针身与针柄成一直线。

2. 揿钉型　揿钉型皮内针又称图钉型皮内针。针身长约 0.2~0.3cm,针柄呈环形,在环形针尾部中央下端有一个细针尖,如同图钉似的,针柄与针身呈垂直状。

三、皮内针的操作方法

1. 颗粒型皮内针刺法

(1)根据病情选取穴位,然后常规皮肤消毒。

(2)以左手拇、食指按压穴位上下皮肤,稍用力将针刺部皮肤撑开固定,右手用小镊子夹住针柄,沿皮下将针刺入真皮内,针身可沿皮下平行埋入 0.5~

1.0cm。针刺方向一般与经脉循行方向呈十字型交叉。例如在膀胱经背部第一侧线上的肺俞穴埋针时,经线的循行方向是自上而下的,进针方向则是自左向右或自右向左的横刺,使皮内针针体与经线成十字交叉型。

(3)皮内针刺入皮内后,将露出体外部分的针身和针柄与其下的皮肤以无菌敷贴或胶布覆盖固定,用以保持针身长时间固定在皮内而发挥刺激作用,避免日常活动而使针具移动或丢失。

2. 揿钉型皮内针刺法　揿钉型皮内针多用于面部及耳穴等须垂直浅刺的部位。

(1)根据病情选取穴位,然后常规皮肤消毒。

(2)以小镊子或持针钳夹住针柄,将针尖对准选定的穴位,轻轻刺入,然后以无菌敷贴或胶布粘贴固定;或用小镊子夹针,将针柄放在预先准备好的无菌敷贴或胶布上粘住,然后再手执敷贴或胶布将针尖对准穴位贴刺在选定的部位上。

由于揿钉型皮内针针尾扁平且大,构造合理,埋针后平整,与皮肤紧密相贴不易移位,所以临床应用较广。尤其适用于耳穴垂直浅刺。

3. 皮内针固定后,埋针时间的长短,可根据病情决定。一般2~3天,秋冬季节可适当延长,最长可埋6~7天。暑热夏季埋针不宜超过2天,以防止感染。同一穴位埋针可间隔1周后再进行,不同穴位可以连续进行埋针治疗。疼痛性疾病,埋针治疗时间以疼痛缓解为度。埋针期间,应每日自行按压皮内针数次,以增加刺激量,提高疗效。

四、皮内针疗法的适应证

埋针疗法适用于治疗一些慢性疾病及经常性发作的疼痛性疾病。如高血压、偏头痛、神经衰弱、三叉神经痛、面神经麻痹、支气管哮喘、胃脘痛、胆绞痛、关节炎痛、软组织损伤、月经不调、痛经、小儿遗尿等。

五、皮内针疗法的注意事项

1. 治疗局部、针具、镊子等要严格消毒。医生手部也应常规清洁、消毒。

2. 关节处、皮肤化脓感染处,治疗局部红肿、紫癜、瘢痕、溃疡处,不明原因的肿块处,均不宜埋针治疗。

3. 皮肤过敏患者、出血性疾病患者等不宜埋针。

4. 埋针宜选择较易固定和不妨碍患者肢体活动的部位或穴位进行治疗。

5. 埋针处要防止水浸、汗浸等情况发生。发现红肿要及时检查处理。有感染现象要立即取针,严重时给予常规外科清洁、消毒、包扎处理,如有发热等全身反应时,应给予抗生素或中药清热解毒药治疗。发生疼痛可以适当调整针刺深度、方向,调整无效可能有炎症发生,应取针处理。

6. 患者应用手指间断按压针柄,以加强刺激量,提高效果。但必须注意手卫生。

六、皮内针疗法的临床应用

1. 高血压

取穴:耳穴取心、肾、皮质下;体穴取三阴交、足三里、曲池。

针法:埋针法。耳穴用撳钉型皮内针;体穴用颗粒型皮内针。

2. 偏头痛

取穴:耳穴取神门、颞;体穴取太阳穴。前额痛,加印堂;后头痛,加大椎;侧头痛,加外关;巅顶痛,加行间。

针法:埋针法。耳穴和体穴的太阳、印堂用撳钉型皮内针;其余体穴用颗粒型皮内针。

3. 胆绞痛

取穴:耳穴取胰、胆、神门;体穴取阳陵泉、悬钟。

针法:埋针法。耳穴用撳钉型皮内针;体穴用颗粒型皮内针。

4. 糖尿病

取穴:耳穴取内分泌、皮质下、胰胆、三焦、神门;体穴取肺俞、脾俞、肾俞、足三里。

针法:埋针法。耳穴用撳钉型皮内针;体穴用颗粒型皮内针。

5. 痛经

取穴:耳穴取内生殖器、内分泌、肾;体穴取中极、地极、次髎。

针法:埋针法。耳穴及次髎穴用撳钉型皮内针;其余体穴用颗粒型皮内针。

6. 单纯性肥胖

取穴:耳穴取胃、口、内分泌;体穴取丰隆、阴陵泉、公孙。

针法:埋针法。耳穴及公孙穴用撳钉型皮内针;其余体穴用颗粒型皮内针。

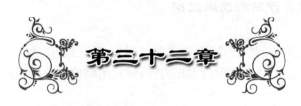

第三十二章

小针刀疗法

小针刀疗法是在微观解剖、立体解剖、动态解剖等知识的指导下，应用针刀来治疗多种疾病的一种方法，是在切开性手术方法的基础上结合针刺方法形成的，是一种介于手术方法和非手术疗法之间的闭合性微创松解手术疗法。

小针刀疗法的具体操作是在治疗部位用小针刀刺入组织深部的病变处，通过临床扭转、挑拨、推拉、提插等手法进行切割、剥离等刺激，消除硬结条索，使粘连的病变组织迅速剥离、松解，减轻组织压力，使阻滞得以疏通，气血得以流畅，从而改变血液循环，促进炎症消退，加快水肿吸收，解除血管、神经卡压，达到消炎镇痛、祛除病因、恢复功能的目的。

目前，针刀诊疗已经从盲视操作向在 B 超及 CT 等可视化技术引导下的方向发展。

小针刀是在古代九针中的镵针、锋针等基础上结合西医学外科用手术刀而发展形成的，是用针的方式进入人体特定部位，完成切割等功能的一种特殊器械。小针刀是由金属材料制成的、形状上似针又似刀的一种针灸用具，其形状和长短略有不同，一般为 10~15cm 左右，直径为 0.4~1.2mm 不等。分手持柄、针身、针刀三部分，针刀宽度一般与针体直径相等，刃口锋利。

一、慢性软组织损伤的发病机制

慢性软组织损伤多因力平衡失调所致。致病原因有创伤、炎症，风寒湿邪，用力过大、过猛、过久、过频等。若致病因素持续存在，可加重原有的力平衡失调，使病情发展愈加严重；或引发新的软组织力平衡失调，使病变范围扩大；或牵拉骨结构使其移位，直接或间接累及神经、血管；或改变肌腱及韧带的拉应力、关节面的压应力、关节囊的张应力等，使软组织的应力分布高低不均，导致高应力点细胞活性增强，分裂旺盛，钙磷沉积，成骨代谢加速，以代偿性增生而呈现硬化、钙化、骨化现象。相反，低应力点因失用而细胞活性减弱或萎缩，以退行性改变使骨质吸收而疏松。应力不均导致的高应力与低应力对骨组织的长期作用，最终发生骨质疏松和骨质增生同时存在。

软组织的损伤、缺血、缺氧,导致组织渗出、水肿、增生;无氧代谢使酸性代谢产物及致痛物质增多,从而造成软组织的粘连、瘢痕形成和挛缩,这些改变直接或间接压迫神经、血管,再加上酸性代谢产物与致痛物质对神经末梢的刺激,最终形成了以疼痛为主的感觉异常和功能障碍。

二、小针刀疗法的治病原理

1. 利用针刀对粘连、瘢痕、挛缩等病变进行切割、剥离、松解,解除了其对神经、血管的压迫,可使疼痛即刻减轻或消失。

2. 解除对血管的压迫,可使长期缺氧的血管反射性扩张,血流加速,新鲜血液进入缺血组织开始有氧代谢,而原先因无氧代谢产生蓄积的酸性代谢产物和致痛物质等有害物也可被血流带走而排出体外,使病变局部的代谢恢复正常。

3. 随着疼痛的减轻和代谢的平衡,机体功能也逐渐恢复正常,作用力恢复平衡,应力得以均匀分布,疏松的骨组织也渐趋纠正。

总之,小针刀疗法可起到活血化瘀、软坚散结、通经活络等功效,能达到"通则不痛""松则治痛"的治病目的。

三、小针刀疗法的具体操作

1. 体位　患者的体位以医生操作方便、治疗时患者自我感觉舒适为原则,临床上应根据患者病情、病变部位以及体质等情况灵活掌握。如治疗颈部疾病多采用坐位;头部可根据病位选择仰头位或低头位;躯干部多选仰卧位或俯卧位等。

2. 定位　由轻到重触诊病变部位,确定痛点的部位及层次,然后用指甲压痕或彩笔标记。具体定位是:

(1)患者自觉有疼痛症状的痛点处。

(2)医生在病变部位触诊到敏感性的压痛处。

(3)触诊扪到的皮下结节、条索状物、片状或球状硬物等阳性反应点。

(4)用手指弹拨病变处有响声的地方。

3. 消毒、麻醉　碘伏棉球局部消毒,铺无菌孔巾。以标记点为中心,2%利多卡因溶液2ml局部逐层浸润麻醉。

4. 定向、加压　定向是确定进针方向。进针方向必须是刀口线与血管、神经或肌纤维的走向一致,同时保持针刀体与施术部位的皮肤表面垂直。

加压是小针刀针刺前的一种准备操作手法,即是用手指指端在施术部位加压,借以分离深处的重要血管、神经或肌腱等。

5. 进针　戴无菌手套,左手拇指指端垂直切压进针点做加压手法,右手持针对准标记点点刺进入皮肤。穿过皮肤时,针下有空虚感,说明已进入脂肪层。

再缓慢试探刺入,出现第2个抵抗感时,针尖抵达筋膜表面。然后继续用力点刺突破筋膜进入肌肉。进针的同时要不断询问患者,若患者有沉、困、酸、胀感或疼痛感或放射触电感时应设法避开,以防损伤神经等重要组织。

6. 松解 根据治疗需要,用针刀在不同的解剖层次进行点刺、切割、剥离。如给筋膜层减张可用针刀在筋膜表面散在点刺3~5针;做条索状粘连的松解可沿纵轴方向连续进行线性切割。每次每穴切割、剥离2~5次即可。如需再次治疗,两次间隔时间可视具体情况间隔5~7天不等。

7. 验证 针刀拔出后,若疼痛减轻或消失,为有效,可再对切口进行挤压或拔罐治疗,借以排出积血和改善血液、淋巴循环,加强疗效。若疼痛不减,则应查找原因,重新操作。

8. 针孔处理 治疗结束后,应用碘伏棉球对针孔消毒,无菌干棉球垂直按压数分钟,以闭合针孔,最后用无菌敷料覆盖包扎至少2天。

四、小针刀疗法的常用松解手法

1. 纵行疏通法 纵形疏通法是当病变在肌腱或韧带附着点时,针刀沿纤维走向刺入,顺肌纤维或肌腱分布方向做铲剥,即针刀尖端紧贴着欲剥离的组织,做推进和后退动作,切割后再来回纵向摆动,借以疏通解压,使横向粘连的组织纤维断离松解。

2. 横行剥离法 横行剥离法是当肌肉与骨质粘连时,针刀沿肌纤维走向刺至骨面,刀口线方向不变,再向左右做横行或呈扇形铲剥摆动,借以分离纵向粘连的组织纤维。

3. 切碎法 切碎法是将坚硬的病变组织或钙化部分切碎,以便化解吸收的一种操作方法。

4. 通透法 通透法是当病变范围较大时,可多点刺入,并使其相互通透。

5. 斜向剥离法 斜向剥离是针刀尖端做斜向或不定向划摆动作,使无一定规律的粘连组织纤维断离松解。摆动幅度不可过大,以免划伤血管、神经等重要组织。

6. 平铲法 平铲法适用于骨刺的治疗。当压痛点与骨刺重叠时,应将骨刺尖端铲磨削平。

7. 减张法 减张法适用于压力较高的囊肿等病变的治疗。滑液囊内压力过高而肿痛剧烈时,可切割减压。

8. 瘢痕刮除法 适用于瘢痕等疾病的治疗。对较大的瘢痕、结节,可纵向剥离、刮除。

9. 骨痂凿开法 适用于骨折畸形愈合的断开重新复位治疗。即在畸形愈合的骨折线上,用大号针刀凿洞使其折断,再重新予以复位固定。

五、小针刀施术的适应证

针刀疗法适用于治疗以下疾病：

1. 躯干四肢的肌肉、肌腱、韧带及周围结构等软组织损伤引起的顽固性疼痛。包括肌损伤、肌间隔组织损伤、肌腱韧带附着处的损伤、韧带与关节囊交汇处等部位的损伤。如第三腰椎横突综合征、网球肘、疏松结缔组织炎、滑液囊炎、脂肪垫损伤、腱鞘炎等。

2. 面肌痉挛、下颌关节功能障碍、髌骨软化症、骨化性肌炎等疑难病症。

3. 各肌腱、韧带、关节附着处的骨质增生以及关节腔内的骨质增生等，如跟骨骨质增生、胫骨平台髁间嵴的增生等。

4. 神经卡压综合征，如枕大神经卡压症、急性腰扭伤、慢性腰背痛、脊柱压缩性骨折后遗腰背痛、腕管综合征、梨状肌综合征、股外侧皮神经卡压综合征、腓骨综合征、跗管综合征等。

5. 跗骨窦综合征、跟骨高压症、骨内压增高型骨关节炎等骨窦、骨高压症以及股骨头缺血坏死、肋软骨炎等。

6. 颈椎病、腰椎间盘突出症、骨折畸形愈合的矫正等。

六、小针刀疗法的禁忌证

1. 有发热、感染症状的患者，暂不宜针刀治疗。

2. 冠心病、心衰、肝胆胰脾肾肺疾病的急性期，以及患有精神病、甲状腺功能亢进症的患者均禁用小针刀疗法。

3. 凝血机制不全或有其他出血倾向者禁用。

4. 高血压、糖尿病患者的血压、血糖未控制在正常范围内，不得进行针刀治疗。

5. 妇女经期、妊娠期以及贫血病人不做针刀治疗。

6. 施术部位有重要血管、神经无法避开时，不得进行小针刀治疗。

7. 年老体弱、过饥、过饱、过劳、醉酒患者暂不宜施行针刀治疗。

8. 施术部位皮肤有炎症、溃破、严重皮肤病等情况禁用小针刀疗法。

七、小针刀疗法的注意事项

1. 保证治疗安全　首先要确定患者的疾病是否是小针刀疗法的适应证，再就是患者能否耐受这种治疗，保证做到安全第一。

2. 做到操作熟练　由于小针刀疗法是在非直视条件下进行操作，如果对局部解剖不熟悉、操作手法不熟练，容易造成组织水肿、炎症反应、神经血管损伤，严重者可出现脊髓损伤。因此，医生必须做到熟悉治疗部位深部的解剖结构，按正规操作流程进行施术，以提高操作准确性和治疗效果。

3. 选穴必须准确　选择阿是穴作为治疗点的，一定要在痛点的中心垂直方向进针,偏斜进针易错离病变部位,且易损伤正常组织。

4. **严格无菌操作**　操作必须严格消毒,以防引起感染,尤其是膝、肘、髋、颈等重要关节部位,必要时要在无菌手术室内进行治疗。

5. **进针要求速捷**　进针速捷可减轻患者疼痛。尤其在组织深部进行铲剥、横纵剥等剥离操作时,更要注意做到手法熟练、快捷、轻稳,以免加重疼痛和损伤周围非病变组织。关节周围的剥离操作,注意不可损伤或切断肌腱和韧带等重要组织结构。

6. **术后处理妥当**　治疗结束后,要注意防治术后出血。对一些创伤不太重的治疗点可以尽早给予局部按摩,以促进血液循环预防再次粘连等情况发生。

7. **术后随访指导**　术后指导非常重要,可以提高患者的依从性,有效防止病症的复发。部分患者术后运动不适宜,生活习惯不规律,生活方式不健康,日常走、坐等姿势不当,或者再次遭受风寒湿邪的侵袭,这些原因均可造成疾病的复发。术后经常指导患者日常生活起居应注意的细节问题,可以有效预防复发。

八、小针刀疗法的临床应用

1. **颈椎病**　颈椎病的病因病理十分复杂。其起病缓慢,以中老年患者居多,尤其是长期从事伏案工作者和司机最为多见。

颈椎病的病理改变为:①力平衡失调;②颈椎关节的改变;③椎间盘的改变;④椎管、椎间管及其填充物的改变;⑤椎动脉的改变;⑥脊髓与神经的改变。

治疗点:痛点为治疗点。常在枕骨上下项线、C_2棘突、$C_{3\sim7}$椎旁与横突、C_7棘突、肩胛内上角、斜方肌肌腹。

治法:直刺法。剥离1~2次即可,可配合局部按摩以增强疗效。

2. **肱骨外上髁炎**　肱骨外上髁炎又称网球肘,为临床常见病、多发病。多见于网球运动员、打字员、农民、工人等。肱骨外上髁炎大多是由积累性劳损引起,以肱骨外上髁处伸腕肌、伸指总肌、旋后肌附着点处肌腱内部轻度撕裂和局部轻微出血、机化,在自我修复过程中粘连、形成瘢痕等,挤压了神经、血管而引起疼痛。

小针刀疗法用于肱骨外上髁炎的治疗机制是:小针刀剥离疏通肌腱和韧带间的各种粘连,解除血管神经的卡压,使微循环恢复,松解了肌紧张,从而使疼痛等症状消除。

治疗点:阿是穴。

治法:从小针刀刀口线与伸腕肌走向平行的方向刺入肱骨外上髁皮下,先行纵行疏通剥离法,向后再用切开剥离法。手下感觉锐边已刮平时,再用横行剥离法疏通伸腕肌、伸指总肌、旋后肌肌腱。治疗后行肘关节屈曲运动2~4次。一般1~2次即可治愈,每次间隔5~7天。

3. 肩周炎　肩周炎是由于慢性肩峰下滑囊炎、三角肌下滑囊炎、喙肱韧带损伤、肱三头肌长头肌腱鞘炎、冈上肌冈下肌损伤、肱三头肌外侧头损伤等原因造成肩周滑膜萎缩变薄,代谢功能减退,使肩周的肌肉、肌腱得不到滑液的濡养、滋润,出现肩关节周围的肌肉、肌腱、关节囊的炎性渗出,纤维组织增生,关节囊增厚,而使肩周软组织广泛粘连而发病。随着病情的发展,疼痛加重,活动减少,逐渐导致肩周软组织的挛缩、机化。

治疗点:局部压痛点。

治法:用小针刀纵向疏通及横行剥离法。

4. 屈指肌腱狭窄性腱鞘炎　屈指肌腱狭窄性腱鞘炎又称弹响指,是指腱鞘因机械性摩擦而引起的慢性无菌性炎症改变。

由于手指屈伸活动频繁,过度摩擦,加之某些部位有骨性隆起或肌腱走行方向发生改变形成角度等,加大了机械摩擦力,腱鞘在早期发生充血、水肿、渗出等无菌性炎症反应。反复迁延则发生慢性纤维结缔组织增生、肥厚、粘连等变化,肌腱局部变粗、腱鞘管壁增厚、管腔狭窄,进而对肌腱产生卡压,出现临床症状。腱鞘增厚的部位多在掌骨头滑车部位,增厚的腱鞘内层形成一个带状狭窄的纤维软骨环,局部变粗的肌腱则形成一个球状的膨大部分。当膨大的肌腱通过狭窄的软骨环时可发生暂时性阻滞,强行通过则产生弹响。

治疗点:掌指关节掌远横纹压痛处。

治法:刀口线与肌腱走向平行,垂直刺入直达骨面,用纵向铲剥法行纵行切开疏通,然后再行横行剥离。

5. 梨状肌综合征　梨状肌综合征是梨状肌急性损伤后延误治疗或慢性劳损使梨状肌逐渐变性以致肌束增厚硬化或粘连,刺激或压迫邻近的坐骨神经和血管,产生以坐骨神经痛为主要症状的症候群。

梨状肌综合征多因剧烈或不协调的运动损伤梨状肌,导致痉挛、出血、水肿等无菌性炎症造成。

治疗点:坐骨神经在梨状肌下的压痛点。体表位置在梨状肌下孔的投影点,即髂后上棘、尾骨连线的中点与大转子尖连线的中内 1/3 点处。

治法:刀口线与坐骨神经走向平行,垂直刺入皮肤,逐层通过臀大肌,到达梨状肌时有明显的酸胀感,然后行纵行疏通剥离法。注意要避免直接刺切坐骨神经。当患者有沿坐骨神经走向向下传导的串麻感时,说明针刀已接触到坐骨神经,这时应适当改变进针角度,以避开坐骨神经。

临床上,常用小针刀疗法与阿是穴封闭法相配合来治疗梨状肌综合征。小针刀疗法能够松解局部粘连,恢复力学平衡,减轻对坐骨神经的压迫,同时又能增强病变组织的血液循环,从而改善局部血液供应,促进病变组织的恢复;阿是穴封闭治疗具有减轻水肿、营养神经、解除痉挛等作用,进一步消除炎性充血、水肿及变态反应,促进神经功能的恢复。二者结合应用,可使疗效倍增。

6. 足跟骨刺　足跟骨刺是跟骨结节前下部的骨质增生,多由跖腱膜产生的异常牵拉产生的异常高应力所致。

跖腱膜抵止在跖垫中的纤维与第1跖骨的基底部紧密连结,直达骨膜,相当于跖垫与跖腱膜是一个连续的整体。行走时,身体重心向前,足趾背伸,第1趾节将跖腱膜拉紧,足弓上提,结果使跖腱膜受到很大的牵引力。如果长时间站立或行走、体重增加、足力降低,就可使足底腱膜在跟骨结节的附着处发生慢性损伤,形成慢性纤维组织炎症,引起滑膜炎及足跟痛。在足弓下陷、足底较长、短韧带松弛、足底或踝侧肌无力等情况下,更加增加了跖腱膜的负担。如此多因素共同汇聚在一起使跖腱膜长期、持续承受异常高的拉应力。长时间的应力失调和慢性炎症刺激的结果,便会在跖腱膜的跟骨止点处出现应力性改变,在跟结节中央位置产生骨质增生,即跟骨骨刺。

另外,蹈展肌起于跟骨结节内侧,它是维持足内侧弓的重要结构。同样的应力改变,亦可使其产生骨刺,其骨质增生的位置在跟结节的内侧。在蹈展肌的下方行走着胫后神经的跟支,骨刺刺激蹈展肌使其紧张度增加,压迫下方的神经会产生疼痛。这也是部分患者足跟骨刺有两个压痛点的原因。

附着于跟结节的多个肌腱,在其周围均存在有疏松结缔组织、滑液囊、脂肪垫等腱围结构。当骨刺刺激腱围结构出现无菌性炎症时,则会产生剧烈的疼痛,如虽有跟骨刺存在,但无腱围结构的病变,那么也可无疼痛症状,这种情况称做无痛性或无症状型跟骨骨刺。

治疗点:压痛最明显处,即骨刺尖端。

治法:患者仰卧位,压痛点常规消毒。针刀刀口线与纵轴垂直,针体与足跟呈60°角刺入,深度直达骨刺尖部,做横行切开剥离和铲削剥离,3~4次即可出针。如1次未愈,间隔5~7日后可再进行二次治疗。

7. 第三腰椎横突综合征　第三腰椎横突综合征是指因损伤而引起的第三腰椎横突处附着的肌肉撕裂、增厚、挛缩、粘连或形成的瘢痕造成局部血管神经束受到摩擦、压迫和刺激,从而出现腰、背、臀部麻木、疼痛等症状的症候群。

第三腰椎横突特别长,呈水平位伸出。横突端附近有血管神经束交叉经过,还有较多肌筋膜附着,如骶棘肌、腹内外斜肌、腰方肌等。第三腰椎位于腰椎生理前凸弧度的顶点,为承受力传递的重要部位。在腰部侧弯时,一侧椎旁肌肉收缩,对侧横突呈杠杆作用上翘,活动度很大,必须依靠其周围的肌肉来维持功能平衡。

这些解剖特点和生物力学特点说明,第三腰椎极易受到外力的损伤而致病。横突端在解剖上形成所谓肌肉、神经、骨骼的附着交集,即腰方肌和骶棘肌、腰神经支、第三横突端三者交集一处,这种结构会增加致伤的概率,也增加了相应的症状。

L_1、L_2、L_3脊神经后外侧支自椎间孔处分出后,穿出横突间韧带骨纤维孔,紧贴骨膜行于横突背侧,向下外行穿越棘肌及腰背筋膜至皮下,下行跨髂嵴入臀,构成臀上皮神经。L_1后外侧支至髂嵴外侧下方,下行可至腘窝上方;L_2、L_3后外侧支经臀部到股后。所以横突处的炎症刺激、痉挛的肌肉、增厚紧张的筋膜或瘢痕致密组织的挤压,均可使L_1、L_2、L_3脊神经后外侧支受到刺激而出现臀部、腿部的症状,并可反射性地引起闭孔神经支配的内收肌紧张。

与脊神经伴行的血管束受到挤压引起的静脉回流受阻、第三腰椎横突部长期反复撕裂出血、渗出及继发的瘢痕粘连等一系列病理生理改变,导致腰部无明显外伤或仅有轻度损伤就可发病,且可成为慢性反复发作的疾患。

治疗点:压痛明显处。

治法:以小针刀刀口线与人体纵轴线平行刺入,当刀口接触到骨面时,用横行剥离法,感觉肌肉与骨面之间有松动感时即可出针。一般1次即愈,如1次未愈,间隔5~7日后可再进行二次治疗。

8. 腰椎间盘突出症 腰椎间盘突出症是因椎间盘变性,纤维环破裂,髓核突出刺激或压迫神经根、马尾神经所表现出来的一种综合征。

腰椎间盘突出症主要是由于椎间盘退行性变加上长期的积累伤力,导致局部血供不足、缺氧、乏能和代谢产物的堆积,使髓核失去弹性和椎间盘韧力减退,产生缺血性肌痛和乏能性肌软。当软组织力平衡受到破坏时,可致腰椎受力不均衡而发生相互位置关系的改变,最终纤维环破裂,髓核突出刺激或压迫神经根。同时在其病理变化过程中所产生的炎性介质会大量释放出来,刺激游离神经末梢而致疼痛。

治疗点:椎间隙压痛点、小腿麻木区的中点、承山穴。

治法:椎间隙压痛点中心进针刀,针刀尖端到达椎间小关节韧带周围组织时,进行疏通剥离3~4次后出针。小腿部位用直刺纵向剥离法即可。承山穴针刀点刺放血后,加拔罐,并留罐15分钟。

9. 颈性眩晕 颈性眩晕中医称"项痹",其有痹阻不通之意,是由于颈部病变引起椎动脉供血不足所致的眩晕,其最明显的特点是当改变体位尤以扭转头部时眩晕症状加重,严重者可发生猝倒。

颈性眩晕的产生有两种情况,一是椎动脉受到骨刺等的机械性压迫发生狭窄或闭塞;二是颈交感神经受到刺激,引起椎动脉痉挛。这两种情况都可以造成大脑暂时处于缺血缺氧状态而发生眩晕。

颈性眩晕发生的先决条件是,头部突然改变位置至一定程度,让椎动脉受压或让交感神经受刺激。也就是说,眩晕的发作与头部位置明显相关。

治疗点：两侧肩胛提肌起止点；两侧颈颊肌起止点；C_2、C_3、C_4、C_5、C_6 棘突间及横突后结节部位。

治法：点刺法进针。以进针点为中心共向周围放射状点刺 5~6 针。每针均在深筋膜处施松解手法。每刺完一针后，均应将针提至皮下再向另一方向刺入深筋膜做松解操作。

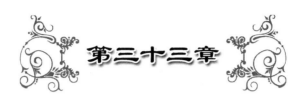

第三十三章

手 针 疗 法

手针疗法是以经络理论为基础,在手部的一些特定穴位上针刺,用以治疗疾病的一种方法。它具有疏通经络、调和气血、协调阴阳之功效。对于各种疼痛性疾病、急性扭伤等病症有较好的疗效。

一、手针疗法的治病原理

手为上肢末端,有三阴、三阳六经之脉循行,是手三阴、手三阳经络气血交会联络的部位。手之三阴经从内脏而起,下至手之屈侧至手之端而终。手太阴肺经终于拇指桡侧末端和食指末端;手厥阴心包经经手掌走向中指末端,另一支脉走向无名指端;手少阴心经进手掌,经第4、5掌骨间终于小指桡侧端。手之三阳经则由指端而发,从手之伸侧上行至内脏,又至头部而终。手太阳小肠经由小指尺侧端起,沿手掌尺侧缘上行;手少阳三焦经由无名指端起,经手背上行;手阳明大肠经由食指桡侧端起,经第1、2掌骨间及手腕桡侧上行。

手部具有丰富的神经支配、复杂的肌肉分布和精细的运动功能;具有管理和调节全身感觉的功能,所以又称为“末梢中枢”。手部对全身的影响非常重要。

手部经脉与全身经脉密切相连。因此,针刺手部特定穴位,具有疏通经脉、调节脏腑的功能,从而可以治疗全身各部的病症。

二、手穴定位的理论基础

1. 传统中医脏腑经络学说　手少阴、三阳经分布在手部的穴位很多,这些穴位与脏腑存在表里关系,针刺这些穴位可用来治疗多种全身脏腑疾病。

2. “藏象”学说　“藏象”学说认为,人的手部存在4个刺激区,并且是4个非常形象规律的人体缩形。4个针刺穴区系统,在分布特点上均具有规律:代表着人体屈面的刺激点,都分布在手的掌侧面,称为“脏”;代表着人体伸侧面的刺激点,都分布在手的背侧面,称为“象”。这四个人体缩形,分别排列和相互重叠于手的不同部位上。

第一缩形:头部位于中指之上,头朝着指端方位,是俯伏在手背面的一具人体缩形功能区域系统。中指代表人体头颈,手背代表躯干腰背,食指和无名指代表人体上肢,拇指和小指代表人体下肢。

第二缩形、第三缩形:是两具头朝向近心方位,分布在手背面的尺侧和桡侧的人体缩形系统。即一个位于手的桡侧,一个位于手的尺侧。

第四缩形:由手桡侧向手尺侧依次为头颈至躯干下肢,是横向排列在手背上的人体缩形系统。

3. 手微经络学说　该学说是在中医脏腑经络和"藏象"学说的基础上建立起来的。其认为手微经络循行在手部的手指上是有一定规律的。大致内容为:中指和任督二脉相通,其余四指与十二经脉相连。其循行分布规律是:手三阳经分布在食指和无名指的指背面,从桡侧向尺侧依次为手阳明大肠经、手少阳三焦经、手太阳小肠经。阳经皆在赤白肉际以外。手三阴经分布在食指和无名指的掌侧指腹面,从桡侧向尺侧依次为手太阴肺经、手厥阴心包经、手少阴心经。足三阳经分布在拇指和小指的指背,分布规律从桡侧向尺侧依次为足阳明胃经、足少阳胆经、足太阳膀胱经。足三阴经分布在拇指和小指的掌侧指腹面,从桡侧向尺侧依次为足太阴脾经、足厥阴肝经、足少阴肾经。

其中,桡侧代表人体的外侧面,尺侧代表人体的内侧面。

三、手穴的确定

1. 传统中医经络循行于手部的穴位

手太阴肺经:少商、太渊、列缺、经渠、鱼际。

手厥阴心包经:内关、大陵、劳宫、中冲。

手少阴心经:通里、阴郄、神门、少府、少冲。

手阳明大肠经:商阳、二间、三间、合谷、阳溪。

手少阳三焦经:外关、阳池、中渚、关冲、液门。

手太阳小肠经:养老、后溪、少泽、前谷、腕骨、阳谷。

经外奇穴:八邪、四缝、十宣、落枕。

2. 根据人体病变发生的部位在"藏象"和手部微经络的缩形区域相应部位上取穴。有时相当于传统针灸的"阿是"取穴。

3. 根据临床经验及多个学说确定的手穴

(1)手掌侧穴点

1)胃肠点

定位:位于劳宫穴与大陵穴连线中点处。

主治:慢性胃炎、溃疡病、消化不良、胆道蛔虫病等。

2)疟疾点

定位:位于第 1 掌骨与腕关节结合处,大鱼际的桡侧缘。

主治:疟疾发热。

3）咳喘点

定位:位于手掌食指掌指关节尺侧。

主治:支气管炎、哮喘、神经性头疼、落枕等。

4）哮喘新点

定位:位于掌面第4、5掌指关节间。

主治:哮喘。

5）扁桃体点:又称鱼际点。

定位:位于掌面第1掌骨尺侧中点。

主治:扁桃体炎、喉炎等。

6）夜尿点:又称肾点。

定位:位于掌面小指第2指间关节横纹中点处。

主治:夜尿、尿频、遗尿等。

7）足跟痛点

定位:位于胃肠点与大陵穴连线中点处。

主治:足跟痛。

8）定惊点

定位:位于手掌大小鱼际交接处。

主治:高热、惊厥。

9）急救点

定位:位于中指尖距指甲缘2分许处。

主治:昏迷、中暑。

10）肺点

定位:位于掌面无名指第2指间关节横纹中点处。

主治:呼吸系统疾病。

11）大肠点

定位:位于掌面食指第2指间关节横纹中点处。

主治:大肠经病、腹泻、便秘等。

12）脾点

定位:位于掌面拇指指间关节横纹中点处。

主治:脾胃不和、腹泻、腹痛、消化不良。

13）心点

定位:位于掌面中指第2指间关节横纹中点处。

主治:心血管病。

14）小肠点

定位:位于掌面食指第1指间关节横纹中点处。

主治:小肠经病。

15)命门点

定位:位于掌面小指第1指间关节横纹中点处。

主治:肾虚腰痛、遗精、阳痿。

16)三焦点

定位:位于掌面中指第1指间关节横纹中点处。

主治:胸腹、盆腔疾患,三焦经病。

17)肝点

定位:位于掌面无名指第1指间关节横纹中点处。

主治:肝胆疾病。

(2)手背侧穴位

1)前头点:又名阑尾点。

定位:位于手背食指第1指间关节桡侧赤白肉际处。

主治:前头痛、胃肠痛、阑尾炎、吐泻、膝关节炎、踝及趾关节扭伤等。

2)头顶点

定位:位于手背中指第1指间关节桡侧赤白肉际处。

主治:头顶痛、神经性头疼、痛经等。

3)偏头点

定位:位于手背无名指第1指间关节尺侧赤白肉际处。

主治:偏头痛、耳痛、胸胁痛、肋间神经痛、肝胆病等。

4)后头点:又称扁桃体点。

定位:位于手背小指第1指间关节尺侧赤白肉际处。

主治:后头痛、扁桃体炎、颊痛、臂痛、呃逆等。

5)颈项点:又称落枕点。

定位:位于手背食指掌指关节尺侧缘。

主治:落枕、颈项扭伤、颈椎病等。

6)咽喉点:又称牙点。

定位:位于手背中指掌指关节的尺侧缘。

主治:咽喉炎、急性扁桃体炎、牙痛等。

7)眼点

定位:位于手背拇指指间关节的尺侧赤白肉际处。

主治:多种眼疾,如目赤肿痛、视物模糊、麦粒肿、青光眼等。

8)肩点

定位:位于手背食指掌指关节桡侧赤白肉际处。

主治:肩部疾患,如肩部扭伤、肩周炎等。

9）胸点

定位:位于手背拇指指间关节桡侧赤白肉际处。

主治:胸痛、吐泻、癫痫等。

10）脊柱点

定位:位于手背小指掌指关节尺侧赤白肉际处。

主治:腰部扭伤、椎间盘突出症、骶尾痛、耳鸣、鼻塞等。

11）坐骨点

定位:位于手背无名指掌指关节尺侧缘。

主治:坐骨神经痛、髋关节及臀部疼痛。

12）会阴点

定位:位于手背小指第 1 指间关节桡侧赤白肉际处。

主治:会阴部疼痛、痛经、带下、肛裂等。

13）腰腿点

定位:每手有 2 个穴点,均位于手背腕横纹前 1.5 寸,一穴在食指伸指肌腱桡侧,另一穴在无名指伸指肌腱尺侧处。

主治:腰腿痛、腰扭伤。

14）踝点

定位:位于手背拇指掌指关节桡侧赤白肉际处。

主治:踝关节扭伤。

15）升压点

定位:位于手背腕横纹中点处。

主治:低血压。

16）呃逆点

定位:位于手背中指第 2 指间关节横纹中点处。

主治:呃逆。

17）腹泻点 又称止泻点。

定位:位于手背第 3、4 掌指关节间,上 1 寸处。

主治:腹泻。

18）退热点

定位:位于手背中指桡侧指蹼处。

主治:高热。

19）止痒点

定位:位于手背腕横纹尺侧缘下 1 寸,赤白肉际处。

主治:皮肤痒痛,如皮肤瘙痒症、过敏性皮肤病等。

20）止血点

定位:位于手背无名指正中线的延长线与腕横纹交点处。

主治:各种原因所致的出血,踝关节扭伤等。

21)鼻点

定位:位于手背无名指掌指关节屈曲时骨尖的中央。

主治:鼻塞流涕、过敏性鼻炎等。

22)睡眠点

定位:位于手背合谷穴与三间穴连线的中点处。

主治:失眠症。

23)甲亢点

定位:位于手背小指正中线延长线上,腕横纹后、尺骨前凹陷中。

主治:甲状腺功能亢进症。

四、手针疗法的具体操作

1. 针具 选用 28~30 号、0.5~1.5 寸长的不锈钢毫针作为手针疗法用针。

2. 进针 手针疗法在针刺时,进针手法因不同的穴位而有所区别。

(1)一般进针法:令患者手取自然弯曲位,术者手持毫针,针尖紧靠骨膜外面且垂直于掌面,直刺入穴位,以不刺入骨膜为准,深度约2~5分。此法适用于多数手穴。

(2)特殊进针法:此法因穴位不同而有所差别。如腰腿点针刺时,要求患者略握拳,腕关节呈背屈位,针具应与皮肤表面成45°角,针尖略向掌心,从伸指肌腱与掌骨之间刺入,深约3~5分。另如针刺坐骨神经点,先直刺,深约2分,以刺至骨为度,得气获得针感后,稍留针,再提针斜刺向手少阳经线上,亦以刺至骨为度。

3. 行针 手针疗法的行针一般采用小幅度捻转之法。如治疗疼痛性病症时,则须用较大幅度捻转结合提插的强刺激手法,持续运针2~3分钟,并嘱患者尽量活动病痛处或做局部按摩,痛止后,尚需继续行针1~3分钟,必要时可延长留针时间。

4. 留针 手针疗法的留针时间为5~15分钟,疼痛性疾患可适当延长留针时间。有些疾病则可采取间断留针法,如以针刺睡眠点治疗失眠时,可先直刺0.5~1寸,捻转2分钟,留针2分钟,再捻转2分钟后留针,直至有睡意出现为止。

5. 疗程 手针疗法治疗急性病可每日1~2次,不计疗程;治疗慢性病每日或隔日1次,5~10次为1个疗程。

五、手针疗法的取穴配方

1. 手针疗法的取穴方法

（1）按部取穴法：即按疾病所在部位或脏器取相应的手穴。如眼病取眼点，肩痛取肩点，腰扭伤取腰腿点等。

（2）对症取穴法：针对某些症状选取相应的手穴，如咳嗽、哮喘选咳喘点，小儿夜尿选夜尿点等。

（3）据中医理论取穴：即依据传统的脏腑经络学说选穴。如失眠取心点，因心主神明；目疾取肝点，因肝开窍于目等。

2. 手针疗法的配方法

（1）单一配方法：即按上述任一种取穴法选穴组方，如急性腰扭伤，往往仅取一侧腰腿点即可见效。

（2）组合配方法：组合配方法即将多种取穴法所选之穴，结合运用。

1）主治性能相同的穴位可配合使用。如扁桃体炎，可以同时选取后头顶、咽喉点和扁桃体点。

2）可将主治作用和对症治疗的穴位配合应用。如发热兼有头痛，可取退热点和头痛点同时针刺治疗。

3）也可将对症取穴与中医理论相结合运用。如皮肤瘙痒症，可按症状取止痒点；按中医理论"肺主皮毛"取肺点，组合成方。

一般而言，手针疗法取穴配方宜少而精，选用 1~3 穴为宜。另外，本疗法还强调左病右取、右病左取的选配穴原则，即左侧有病，取右侧穴位；右侧有病，取左侧穴位；两侧有病或内脏病，可取两侧穴位等。

六、手针疗法的适应证

手针疗法可应用于多种病症的治疗。

1. 手针疗法对各类急性痛症疗效最为明显。诸如急性腰扭伤、头痛、胃肠痉挛性疼痛、痛经、坐骨神经痛、胆绞痛等。

2. 对产后缺乳、小儿遗尿、支气管炎、哮喘、心律失常、腹泻、失眠、皮肤瘙痒症等，亦有较好的效果。

七、手针疗法的注意事项

1. 手针疗法针感强烈、反应灵敏，手法重、刺激强，施术前应向患者说明、解释，以取得患者的配合。对于年老体弱、严重心脏病及高血压等患者，尤其应慎用，以防意外发生。

2. 针刺进入肌腱和掌骨之间，应谨慎操作，不可伤及骨膜。

3. 手部血管丰富，手法应轻柔和缓，避免刺伤手掌中的动脉网，导致手掌部血肿。

4. 严格消毒，防止感染。

八、手针疗法的临床应用

1. 心胸痛

病因:多为手厥阴经经脉不通而逆转,气血运行不畅所致。

取穴:内关、心点。

治法:内关穴用毫针直刺 1 寸,心点穴直刺 2 分深即可,得气后留针 15 分钟。

2. 肝病

取穴:肝点。

治法:毫针直刺、慢插 5 分许,得气后留针 15 分钟。

3. 鼻炎、鼻窦炎

取穴:鼻点。

治法:毫针直刺 3 分许,得气后留针 15 分钟。

4. 外踝扭伤

取穴:止血点。

治法:毫针直刺 3 分许,得气后留针 15 分钟。

5. 足跟痛

取穴:合谷、足跟痛点。

治法:合谷穴毫针直刺 1 寸,得气后留针 5~7 分钟,提针至 5 分,再留针 5 分钟,起针;足跟痛点毫针直刺 3 分许,得气后留针 15 分钟。

6. 胃、十二指肠溃疡

取穴:溃疡点。

治法:毫针直刺 2 分许,得气后提针至皮下,再沿皮下向上浅刺 1 寸许,留针 15 分钟。

7. 坐骨神经痛

取穴:坐骨点、腰腿点。

治法:坐骨点,向近心端纵刺 1 寸,得气后留针 5 分钟;腰腿点,直刺 3 分许,得气后留针 5 分钟。

8. 下腹痛

取穴:三阴交。

治法:毫针直刺 1.5 寸,得气后留针 15 分钟。

9. 肩周炎

取穴:双侧肩点、肩部阿是穴。

治法:双侧肩点,毫针直刺 3 分许,得气后留针 15 分钟;肩部阿是穴,三棱针点刺出血后拔罐,留罐 10 分钟。

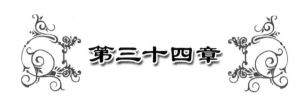

头针疗法

头针疗法又称头皮针疗法,是在中医传统针灸学及现代解剖学、神经生理学,生物全息论的基础上发展形成的,是通过针刺头部的特定区域,以治疗疾病的一种微刺系统方法。

头针所刺激的区域,并非某一特定腧穴,而是头部两个特定穴位之间的连线,或从某个固定点引出的线段,即所谓穴线。

头针主要是以传统的脏腑经络理论为指导,根据大脑皮质的功能定位在头皮的投影选取相应的头穴线进行针刺来治疗疾病的。

一、头与脏腑经络的关系

头为诸阳之会。手、足三阳经皆上循于头面。手足阳明经分布于前额与面部,足阳明胃经"起于鼻之交頞中,旁约太阳之脉,下循鼻外……上耳前,过客主人,循发际,至额颅……"手足少阳经分布于头侧部。手少阳三焦经"……其支者,从耳后入耳中,出走耳前,过客主人前,交颊,至目锐眦"。足少阳胆经"起于目锐眦,上抵头角,下耳后,循颈行手少阳之前……其支者,从耳后入耳中,出走耳前,至目锐眦后……"手足太阳经分布于头颊、头颈部。足太阳膀胱经"起于目内眦,上额交巅;其支者,从巅至耳上角;其直者,从巅入络脑,还出别下项……"

督脉"上至风府,入于脑,上巅,循额,至鼻柱"。

手足三阴经中有手少阴经与足厥阴经直接循行于头面部。足厥阴肝经在"循喉咙之后,上入颃颡,连目系,上出额,与督脉会于巅;其支者,从目系下颊里,环唇内……"其他阴经的经别合入相表里的阳经之后均到达头面部。

因为人体的经气通过经脉、经别等联系均集中于头面部,所以,头针通过针刺头部的穴线,可以治疗全身的疾病。

二、头针疗法中所用穴线、刺激区域的定位

(一)标准头穴线的定位

标准头穴线均位于头皮部位。按颅骨的解剖名称分额区、顶区、颞区、枕区

4个区。按标准定位共有14条标准线：3条中线分布于头部中央，其余分布在头侧面，每侧11条，呈对称分布。这样就形成共25条治疗线，其中额区7条，顶区9条，颞区4条，枕区5条。

标准治疗线定位及主治功能如下：

1. 额中线

部位：在头前部，从督脉神庭穴向前引一直线，长1寸。

主治：癫痫、精神失常、鼻病等。

2. 额旁1线

部位：在头前部，从膀胱经眉冲穴向前引一直线，长1寸。

主治：上焦病症，如急慢性支气管炎、支气管哮喘及心肺疾病等。

3. 额旁2线

部位：在头前部，从胆经头临泣穴向前引一直线，长1寸。

主治：中焦病症，如急慢性胃炎、胃和十二指肠溃疡、呃逆、肝胆疾病等。

4. 额旁3线

部位：在头前部，从胃经头维穴内侧0.75寸起向下引一直线，长1寸。

主治：下焦病症，即肾、膀胱以及生殖系统疾病如功能性子宫出血、阳痿、遗精、子宫脱垂、尿频、尿急等。

5. 顶中线

部位：在头顶部，从督脉百会穴至前顶穴之间的线段。

主治：腰腿足病，如瘫痪、麻木、疼痛，以及皮层性多尿、脱肛、小儿遗尿、高血压、阿尔茨海默病（老年性痴呆）、头顶痛等。

6. 顶颞前斜线

部位：在头顶部、头侧部，从头部经外奇穴前神聪（百会穴前1寸）至颞部胆经悬厘穴引斜线。

主治：全部线段分为5等份，上1/5治疗对侧下肢和躯干的运动障碍；中2/5治疗对侧上肢的运动障碍；下2/5治疗对侧中枢性面瘫、运动性失语、流涎、脑动脉粥样硬化等。

7. 顶颞后斜线

部位：在头顶部、头侧部，顶颞前斜线之后1寸，与其平行的线，从督脉百会穴至颞部胆经曲鬓穴引一斜线。

主治：全部线段分为5等份，上1/5治疗对侧下肢和躯干的感觉异常，如麻木、疼痛等；中2/5治疗对侧上肢的感觉异常；下2/5治疗对侧头面部的感觉异常以及口腔溃疡等。

8. 顶旁1线

部位：在头顶部，督脉旁1.5寸，从膀胱经通天穴向后引一直线，长1.5寸。

主治:腰腿病症,如瘫痪、麻木、疼痛等。

9. 顶旁2线

部位:在头顶部,督脉旁开2.25寸,从胆经正营穴向后引一直线至承灵穴,长约1.5寸。

主治:肩、臂、手等上肢病症,如瘫痪、麻木、疼痛等。

10. 颞前线

部位:在头的颞部,从胆经颔厌穴至悬厘穴连一直线。

主治:偏头痛、运动性失语、周围性面神经麻痹和口腔疾病。

11. 颞后线

部位:在头的颞部,从胆经率谷穴向下至曲鬓穴连一直线。

主治:偏头痛、耳聋、耳鸣、耳源性眩晕等。

12. 枕上正中线

部位:在后头部,即督脉强间穴至脑户穴一段,长1.5寸。

主治:眼病、腰部及下肢疾病、足癣等。

13. 枕上旁线

部位:在后头部,由枕外隆凸督脉脑户穴旁开0.5寸起,向上引一直线,长1.5寸。

主治:皮层性视力障碍、白内障、近视、弱视等。

14. 枕下旁线

部位:在后头部,从膀胱经玉枕穴向下引一直线,长2寸。

主治:小脑疾病引起的平衡障碍、后头痛等。

(二)头针刺激区的定位与主治功能

为了准确地掌握刺激区的定位,首先要确定两条标准线。

前后正中线:是从两眉之间至枕外隆凸下缘的头部正中连线。

眉枕线:是从眉毛上缘中点至枕外隆凸尖端的头侧面的水平连线。

1. 运动区

部位:相当于大脑皮质中央前回在头皮上的投影。上点在前后正中线中点向后0.5cm处;下点在眉枕线和鬓角发际前缘相交处。如果鬓角不明显,可以从颧弓中点向上引垂直线,此线与眉枕线交叉处向前移0.5cm为运动区下点。上下两点之间的连线即为运动区。将运动区划分为5等份,上1/5是下肢、躯干运动区;中2/5是上肢运动区;下2/5是头面部运动区,也称言语一区。

主治:运动区上1/5,治疗对侧下肢及躯干部瘫痪;运动区中2/5,治疗对侧上肢瘫痪;运动区下2/5,治疗对侧中枢性面神经瘫痪、运动性失语、流涎、发音障碍等。

2. 感觉区

部位:相当于大脑皮质中央后回在头皮上的投影部位。自运动区向后移1.5cm的平行线即为感觉区。将感觉区划分为5等份,上1/5是下肢、头、躯干感觉区;中2/5是上肢感觉区;下2/5是面感觉区。

主治:感觉区上1/5,治疗对侧腰腿痛、麻木、感觉异常,后头部、颈项部疼痛、耳鸣;感觉区中2/5,治疗对侧上肢疼痛、麻木、感觉异常;感觉区下2/5,治疗对侧面部麻木、偏头痛、颞颌关节炎等。

3. 舞蹈震颤控制区

部位:是运动区向前移1.5cm的平行线。

主治:舞蹈病、震颤麻痹、震颤麻痹综合征。

刺法:用长毫针由本线上端刺入,沿皮向目外眦方向刺至发际,或用2寸毫针分段刺入,行快速捻针手法。一侧病变针对侧,两侧病变针双侧。

4. 晕听区

部位:从耳尖之上1.5cm处,向前、向后各引2cm的水平线。前后共4cm。

主治:眩晕、耳鸣、听力减退等。

刺法:由此区的前端或后端刺入,沿皮刺4cm,行快速捻针手法。

5. 言语二区

部位:相当于顶叶的角回部。从顶骨结节后下方2cm处引一平行于前后正中线的直线,向下取3cm长的线段。

主治:命名性失语。

刺法:由此区的上点进针,沿皮向下刺1寸,行快速捻针手法。

6. 言语三区

部位:晕听区中点向后引4cm长的水平线。

主治:感觉性失语。

刺法:由此区前端刺入,沿皮向后刺4cm,行快速捻针手法。

7. 运用区

部位:从顶骨结节起分别引一垂直线,和该线夹角为40°的前后两线即为运用区,长度均为3cm。

主治:失用症。

刺法:由顶结节进针,沿皮刺入1寸(3cm),行快速捻针手法。

8. 足运感区

部位:在前后正中线的中点旁开左右各1cm,向后引平行于正中线的3cm长的直线。

主治:对侧下肢瘫痪、疼痛、麻木、急性腰扭伤、夜尿、皮质性多尿、子宫下垂等。

刺法:沿皮刺,行快速捻针手法。针刺病变区对侧,夜尿、皮质性多尿、子宫下垂针双刺。

9. 视区

部位:从枕外隆凸顶端旁开 1cm 处,向上引平行于前后正中线的4cm 长的直线。

主治:皮层性视力障碍。

10. 平衡区

部位:相当于小脑半球在头皮上的投影,从枕外隆凸顶端旁开 3.5cm 处,向下引平行于前后正中线的4cm 长的直线。

主治:小脑性平衡障碍。

11. 胃区

部位:从瞳孔直上的发际处为起点,向上引平行于前后正中线的 2cm 长的直线。

主治:胃痛及上腹部不适等。

刺法:发际起点进针,沿皮向上刺入 2cm,行快速捻针手法。

12. 胸腔区

部位:在胃区与前后正中线之间,从发际向上、下各引 2cm 长的平行于前后正中线的直线。

主治:胸痛、胸闷、心悸、冠状动脉供血不足、哮喘、呃逆、胸部不适等症。

刺法:发际进针,向上和向下沿皮刺2 针,进针 0.75 寸(2cm)。

13. 生殖区

部位:从额角处向上引平行于前后正中线的2cm 长的直线。

主治:功能性子宫出血、盆腔炎、白带多等症。配合针刺足运感区治疗子宫脱垂等。

刺法:额角处进针,向上沿皮刺 0.75 寸(2cm)

14. 血管舒缩区

部位:在舞蹈震颤控制区向前移 1.5cm 的平行线。

主治:皮层性水肿、高血压。

刺法:从此区的上端刺入,沿皮向眉尾方向刺至发际,行快速捻针手法。

(三)国际头针标准线定位

头针疗法所用的穴区与经络、穴位、脏腑有密切联系,其穴名反映了经络、穴位等理论和特点。中国针灸学会按照分区定经、经上选穴,并结合古代透刺穴位即一针透双穴和三穴的方法原则,制定了头针穴名标准化方案,并由世界卫生组织西太区针灸穴名标准化会议讨论通过。包括由头穴名的英文字母数字编号、穴名汉语拼音和汉字三要素。编号中的英文 MS 是" micro-system" and " scalp points"的缩写。

1. MS1 额中线 é zhōng xiàn(额区)

部位:在头前部,从督脉神庭穴向前下引一直线,长1寸。

主治:头舌鼻及咽喉痛、神志病、头痛、头晕、目赤肿痛、癫痫。

刺法:沿皮向下刺1寸,行快速运针手法。

2. MS2 额旁1线 é páng xiàn Ⅰ(胸腔区)

部位:在头前部,从膀胱经眉冲穴向下引一直线,长1寸。

主治:上焦病症、过敏性哮喘、支气管炎、心绞痛,风湿性心脏病之心慌、气短、浮肿、尿少,阵发性室上性心动过速。

刺法:从眉冲穴刺入,沿皮向下刺入1寸,行快速运针手法。

3. MS3 额旁2线 é páng xiàn Ⅱ(胃区、肝胆区)

部位:在头前部,从胆经头临泣穴向下引一直线,长1寸。

主治:对急慢性胃炎、胃十二指肠溃疡等疾病引起的疼痛有一定疗效,对肝胆疾病引起的右上腹部疼痛也有一定的疗效。

刺法:从头临泣穴沿皮向下刺入1寸,行快速运针手法。

4. MS4 额旁3线 é páng xiàn Ⅲ(生殖区、肠区)

部位:在头前部,从胃经头维穴内侧0.75寸起向下引一直线,长1寸(3cm)。或从额角向上引平行于前后正中线的3cm长的直线即是。

主治:功能性子宫出血。配双侧足运感区治疗急性膀胱炎引起的尿频、尿急,糖尿病引起的烦渴、多饮、多尿、阳痿、遗精、子宫脱垂等。对下腹部疼痛也有一定疗效。

刺法:从此线上端进针,沿皮向下刺入1寸,行快速运针手法。

5. MS5 顶中线 dǐng zhōng xiàn

部位:在头顶部,即从督脉百会穴至前顶穴之段。

主治:头痛、眩晕、中风失语、昏厥、癫狂、痿症。

刺法:从百会穴进针,向前沿皮刺,透至前顶,行快速捻针手法。

6. MS6 顶颞前斜线 dǐng niè qián xié xiàn(运动区)

部位:在头顶部、头侧部,从头部经外奇穴前神聪穴至颞部胆经悬厘穴引一斜线,并将其分为五等分段。

主治:上1/5段,治疗对侧下肢瘫痪;中2/5段,治疗对侧上肢瘫痪;下2/5段(言语一区),治疗对侧面神经瘫痪、活动性失语、流口水、发音障碍。

刺法:用长针由前神聪穴沿皮向曲鬓穴方向刺入,或用2寸长针由上点向曲鬓分段接力刺,行快速运针手法。

7. MS7 顶颞后斜线 dǐng niè hòu xié xiàn(感觉区)

部位:在头顶部、头侧部,顶颞前斜线之后1寸,与其平行的线。从督脉百会穴至颞部胆经曲鬓穴引一斜线,将全线分为5等分段。

主治:上 1/5 段,治疗对侧腰腿痛、麻木、感觉异常及后头痛、颈项痛和头鸣;中 2/5 段;治疗对侧上肢疼痛、麻木、感觉异常;下 2/5 段,治疗对侧头面麻木、疼痛等。

刺法:用长针从百会穴刺入,向颞部曲鬓穴透刺,或用 2 寸长针从上点分段接力刺入,然后行快速捻针手法。

8. MS8　顶旁 1 线　dǐng páng xiàn Ⅰ

部位:在头顶部的督脉旁 1.5 寸(4.5cm),即从膀胱经通天穴向后引一直线,长 1.5 寸(4.5cm)。

主治:头痛、头晕、耳鸣、视物不明。

刺法:从通天穴向后沿皮刺入 1.5 寸,行快速捻针手法。

9. MS9　顶旁 2 线　dǐng páng xiàn Ⅱ

部位:在头顶部,督脉旁开 2.25 寸(6.75cm)。由胆经正营穴向后至承灵穴引一直线,长 1.5 寸。

主治:头痛、偏头痛、眩晕。

刺法:由正营穴向后沿皮刺入 1.5 寸,行快速捻针手法。

10. MS10　颞前线　niè qián xiàn

部位:在头的颞部,从胆经额厌穴至悬厘穴连一直线。

主治:偏正头痛、目外眦痛、耳鸣、痫症。

刺法:由额厌穴进针,沿皮刺入,透悬厘穴,行快速捻针手法。

11. MS11　颞后线　niè hòu xiàn

部位:在头的颞部,从胆经的率谷穴向下至曲鬓穴连一直线。

主治:头痛、偏头痛、眩晕、小儿惊风、鬓发部疼痛。

刺法:从率谷穴进针,沿皮向下刺入,透曲鬓穴,行快速捻针手法。

12. MS12　枕上正中线　zhěn shàng zhèng zhōng xiàn

部位:在后头部,即督脉强间穴至脑户穴之间。

主治:头痛、头晕、目眩、颈项强痛、癫狂、痫症。

刺法:从强间穴进针,向后沿皮刺至脑户穴,行快速捻针手法。

13. MS13　枕上旁线　zhěn shàng páng xiàn(视区)

部位:在后头部,由枕外隆凸督脉脑户穴旁开 0.5 寸(1.5cm)起,向上引一直线,长 4cm。

主治:皮层性视力障碍,白内障等。

刺法:由此线的下端进针,向上沿皮刺入 1.33 寸(4cm),行快速捻针手法。

14. MS14　枕下旁线　zhěn xià páng xiàn(平衡区)

部位:在后头部,枕外隆凸即督脉脑户穴外侧 1.17 寸(3.5cm)向下引一垂直线,长 1.33 寸(4cm)。

主治:治疗小脑损害引起的平衡障碍,头顶痛,眩晕。

刺法:由此线的上端进针,向下沿皮刺入 1.33 寸(4cm),行快速捻针手法。

三、头针疗法的具体操作

一般选用 28~30 号、1.5~2 寸长的不锈钢毫针作为头针疗法的用针。

1. 体位　一般取坐位即可,年老体弱及重症患者可取卧位。

2. 取穴

(1)依不同疾病选定刺激穴区:单侧肢体疾病,选用对侧刺激区;双侧肢体疾病,选用双侧刺激区,并可选用有关刺激区配合治疗;局部或全身性疾病,选用双侧刺激区。

(2)针对不同疾病在脑部之定位,选用以该代表刺激区作为主要穴区,还可根据兼证选用其他有关刺激区来配合治疗。

3. 进针　针体与头皮呈 30°左右夹角快速将针刺入头皮下,当针达到帽状腱膜下层时,指下感到阻力减小,然后将针倾斜至与头皮平行的位置,继续捻转进针,根据不同穴区可刺入 0.5~1 寸,然后运针。

4. 运针与留针　头针之运针只捻转不提插。为使针的深度固定不变及捻针方便起见,一般以拇指掌侧面与食指桡侧面夹持针柄,以食指的掌指关节快速连续屈伸,使针身左右旋转。捻转速度每分钟可达 200 次左右。进针后持续捻转 2~3 分钟,留针 5~10 分钟,然后再重复进行捻转操作,如此反复施术 2~3 次即可起针。一般经 3~5 分钟刺激后,患者病变部位可出现热、麻、胀、凉、抽动等感应,这时疗效通常最好。偏瘫患者留针期间嘱其活动肢体,重症患者可做被动运动,以加强肢体的功能锻炼,有助于提高效率。

5. 起针　起针时,如针下无沉紧感,可快速抽拔出针,也可缓慢出针。起针后,用消毒干棉球按压针孔片刻,以防止出血。

6. 电针刺激　进针后亦可用电针治疗仪在主要穴区通电,以代替手法捻针,频率可 200~300 次/分钟,亦可选用较高频率,刺激强度根据患者的反应而定,刺激波形选用可参考电针疗法。

7. 疗程　每日或隔日针 1 次,10~15 次为 1 个疗程。休息 5~7 天后,再进行下一个疗程治疗。

四、头针疗法的适用范围

头针主要适用于治疗脑源性疾患,如瘫痪、麻木、失语、眩晕、耳鸣、耳聋、皮层性多尿、皮层性视力障碍,其他如帕金森综合征、癫痫、老年性痴呆、舞蹈病等等。此外,也可用于治疗颈椎病、腰腿痛、遗尿、肩周炎、三叉神经痛等各种神经痛,以及眼病、鼻病、失眠、脱发、皮炎等常见病、多发病。头针还可应用于外科手术的针刺麻醉等。

五、头针疗法的注意事项

1. 头针治疗时需掌握适当的刺激量,注意防止晕针,尤其取坐位时,应随时注意观察患者的面色及表情。

2. 中风患者急性期,如因脑出血引起有昏迷、发热、血压过高等体征时,暂不宜用头针治疗,待病情及血压稳定后再行针刺。对因脑血栓形成引起的偏瘫患者,宜及早采用头针及体针结合治疗。

3. 患有高热、急性炎症及心力衰竭等病症时,一般慎用头针治疗。

4. 头皮血管丰富,容易出血,起针后应用无菌干棉球按压针孔片刻。如有出血及皮下血肿出现,可轻轻揉按,促使其消散。

5. 针具及治疗部位皮肤要严格消毒。

六、头针疗法的临床应用

1. 中风

定位:①对侧运动区、对侧感觉区、足运感区、血管舒缩区。失语,加言语区。②顶颞前斜线、顶颞后斜线、顶中线、顶旁1线。

治法:头针疗法。两个定位区可轮替使用。每次留针 30~40 分钟,并做主动或被动肢体运动。每日 1 次,10 次为 1 个疗程。间隔 1 周可行第 2 个疗程。

2. 眩晕、耳鸣

定位:①双侧晕听区、平衡区;②颞后线。

治法:头针疗法。每日 1 次,留针 0.5~1 小时,10 次为 1 个疗程。

3. 面神经麻痹

定位:①对侧运动区下 2/5、对侧感觉区下 2/5;②顶中线、顶颞前斜线下 2/5、顶颞后斜线下 2/5、颞前线。

治法:每日 1 次,留针 0.5~1 小时,10 次为 1 个疗程。

4. 三叉神经痛

定位:①对侧感觉区下 2/5;②顶颞后斜线下 2/5。

治法:每日 1 次,留针 1 小时左右,10 次为 1 个疗程。

5. 舞蹈病

定位:①舞蹈震颤控制区;②枕下旁线。

治法:每日 1 次,留针 1~2 小时,10 次为 1 个疗程。

6. 震颤麻痹

定位:舞蹈震颤控制区。肌张力高亢,加运动区。

治法:每日 1 次,留针 1~2 小时,10 次为 1 个疗程。

7. 高血压

定位:①血管舒缩区、胸腔区;②顶中线、顶颞前斜线、顶颞后斜线。

治法：每日 1 次，留针 0.5~1 小时，10 次为 1 个疗程。

8. 皮层性视力障碍

定位：①视区；②枕上正中线、枕上旁线。

治法：每日 1 次，留针 0.5~1 小时，10 次为 1 个疗程。

9. 脑发育不全

定位：①运动区、言语区；②顶颞前斜线、颞前线。

治法：每日 1 次，留针 1~2 小时，10 次为 1 个疗程。

10. 坐骨神经痛

定位：①对侧感觉区与对侧运动区的上 1/5、足运动区；②顶旁 1 线、顶颞前斜线上 1/5、顶颞后斜线上 1/5。

治法：每日 1 次，留针 1~2 小时，10 次为 1 个疗程。

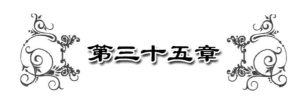

眼 针 疗 法

眼针疗法是根据中医学理论,通过辨证在眼眶周围的眼穴进行针刺,来达到治疗目的的一种方法。眼针疗法是在中医针灸学基础上研究创建的一种新的针刺治疗方法。

现在,眼针疗法已形成一套独立完整的科学理论体系,在临床上已广泛运用,并取得了显著的成效。

一、眼球经区的定位

两眼向前平视,经瞳孔中心做一水平线并延伸过内外眦,再经瞳孔中心做一垂直线并延伸过上下眼眶。这样就把眼分为 4 个象限,然后再把每个象限划分为 2 个相等区,即成为 4 个象限、8 个等区,也就是所谓的 8 个眼球经区,每个经区所占范围用时钟计算为 90 分钟,并分别命名为乾、坎、艮、震、巽、离、坤、兑。因为阴阳学说认为,左眼属阳,阳生于阴,右眼属阴,阴生于阳,所以左眼 8 区排列顺序是顺时针方向,右眼 8 区排列顺序为逆时针方向。

每个经区代表固定的脏腑,左右同名区代表的脏腑相同。

口诀为:乾一肺大肠,坎二肾膀胱,艮三属上焦,震四肝胆藏,

　　　　巽五中焦属,离六心小肠,坤七脾和胃,兑八下焦乡。

眼区定位具体归纳列表如下:

分区	卦名	左眼顺时针划区	右眼逆时针划区	对应脏腑
1	乾	自 10 时 30 分至 12 时	自 1 时 30 分至 0 时	肺、大肠
2	坎	自 0 时至 1 时 30 分	自 12 时 10 时 30 分	肾、膀胱
3	艮	自 1 时 30 分至 3 时	自 10 时 30 分至 9 时	上焦
4	震	自 3 时至 4 时 30 分	自 9 时至 7 时 30 分	肝、胆
5	巽	自 4 时 30 分至 6 时	自 7 时 30 分至 6 时	中焦

续表

分区	卦名	左眼顺时针划区	右眼逆时针划区	对应脏腑
6	离	自6时至7时30分	自6时至4时30分	心、小肠
7	坤	自7时30分至9时	自4时30分至3时	脾、胃
8	兑	自9时至10时30分	自3时至1时30分	下焦

眼诊三焦区和眼针三焦穴的含义不拘于上焦心肺、中焦脾胃、下焦肝肾膀胱的说法，而是根据《灵枢·营卫生会》《难经·三十一难》《医经精义·脏腑所属》中有关三焦的论述，把三焦的分布扩大到整个人体的内外。上焦是指膈肌以上的部位，包括头面、五官、上肢、胸背及心脏、肺脏、食管、气管等；中焦是指膈肌以下、脐水平以上的部分，包括腰背部和上腹部及其所属区的内脏等；下焦是指脐水平以下的部分，包括腰骶部、盆腔、臀部、泌尿生殖系统及下肢等。

眼针穴位把全身的361个经穴的作用归纳为13个穴，其中1区、2区、4区、6区、7区每区各2个穴，3区、5区、8区每区各1个穴。这些穴位皆分布在眼眶边缘2分许，是古代针灸医书上没有记载的。眼针穴位也不另取穴名，属于某区即命名为某区名，如上焦区，肝区等。所以眼针穴位总称为"眼周眶区十三穴"。

二、眼针疗法的功能和适应证

1. 功能　止痛消肿，安神定志，理气和血，通经活络。
2. 适应证　眼针适用于禁忌证以外的所有疾病。

三、眼针疗法中眼诊的辨证

人的眼球血管最多。华佗所说"内有大络六……中络八……外有旁支细络，莫知其数"颇符合解剖实际。眼诊察病只观球结膜上的血管即可。正常人球结膜上的血管细而不明显，发生疾病后，其血管的形状、颜色均有变化。临床实际应用中，可根据眼球结膜上的这些血管变化来诊察疾病，进而通过辨证，针刺眼穴来治疗，使其痊愈。

1. 眼球血管形状的变化

（1）血管根部变得粗大。这一现象多发生在瞳孔水平线以上，若根部在上，多属血流瘀滞。

（2）血管曲张，甚至怒张，多属血瘀证。

（3）血管变长并从某一经区延伸到邻近经区，是疾病发于一经传到另一经的现象。

（4）血管像树枝似的分出多个叉，一般发生在瞳孔水平以下，以左眼心区较多见。若根部在下，向上分流使附近的血管膨胀分叉，多属血流瘀滞。

（5）六腑病变时，血管在球结膜上有一条隆起。如左眼大肠区血管隆起，多属痔瘘或肛门病;右眼小肠区血管隆起,多属十二指肠球部溃疡。

(6)瘀血凝集成片状,肝、胆、下焦区皆易出现,多属郁证。

(7)形如垂露,即延长的血管末端像悬垂的露水珠,多见于虫积或瘀血患者。

2. 眼球血管颜色的变化

(1)色紫红:多属热盛。热壅血脉,血流不畅,故呈紫红色。

(2)颜色浅淡:多属虚证或寒证。虚证气血不足,寒证气血受阻,故血管颜色浅淡。

(3)颜色红中带黑:为新病转热。若热炽血滞,则由紫转黑色。

(4)鲜红色:多属新患实热证。因血脉郁热新成,故颜色鲜红。

(5)暗灰色:为陈旧性病灶。球结膜上的血管一旦发生变化则永留残痕,类似肺结核愈后的钙化点一样永远存在。病情隐而未见,无症状,眼球血管颜色则成暗灰。

(6)深红色:为病势加重。若病邪由表入里,则颜色转为深红,五脏热证多呈现此种颜色。球结膜上的血管有深浅两层,脏病多在深层,好像隔着一层玻璃。

(7)淡黄色:为疾病将愈。因淡黄色表示胃气之转机,故知病之将愈。若血管色红,示尚有余热未清。

(8)红中带黄:为病势减轻。黄色属脾胃之气,胃为后天之本,有胃气则生,胃气盛则病势好转。

四、眼针的取穴方法

眼针取穴有 3 种方法:

1. 循经取穴 眼针循经取穴是指经过辨证后,确诊疾病属于哪一经即取哪一经区的穴位,或同时对症取几个经区。

2. 观眼取穴 根据眼球络脉的形状、颜色变化观眼识病,选择变化最明显的经区作为治疗穴区。

3. 病位取穴 按上、中、下三焦划分的界限,针刺疾病所在三焦的经区即可。如头痛项强、不能举臂、胸痛等均应针刺上焦区;胃痛、胃脘胀满、胁痛等均应针中焦区;脐水平以下小腹、腰、臀、下肢及生殖、泌尿系统疾病均应针下焦区。

五、眼疗的手法

(一)眼针针刺手法

1. 点刺法 在选好的穴位上,一手按住眼睑,病人自然闭眼,在穴区轻轻点刺 5~7 次,以不出血为度。

2. 眶内刺法 在眶内紧靠眼眶刺入,眶内针刺是无痛的,但要手法熟练,刺入准确。眶内都用直刺,针尖向眼眶方向刺入。进针 0.5 寸。手法不熟时,切勿轻试。

3. 沿皮横刺法 沿皮横刺法是在眶外应用的刺法。在选好的经区,找准经区界限,向应刺的方向沿皮刺入,可刺入真皮达到皮下组织中,不可再深。眶外穴距眼眶边缘 2mm。每区两穴不可超越界限。

4. 双刺法 不论是眶内直刺还是眶外横刺,刺入一针之后可在针旁沿同一方向再刺入一针,能够加强疗效。

5. 表里配合刺法 表里配合刺法也叫内外配合刺法,即在选好的穴位上,眶内、眶外各刺一针,效果更好。

6. 缪刺法 一侧有病,针患侧无效时,可在对侧眼区同名穴针刺之。

（二）眼疗的其他手法

1. 压穴法 在选好的区穴上用手指指端压迫,使病人感到酸麻为度。也可用火柴棒、点眼棒、三棱针柄等代替手指压迫区穴,可达到与针刺相同的功效。

压穴法多用于儿童和畏针的患者。

2. 眼区埋针法 对疗效不巩固的患者,在眼区埋王不留行、皮内针,均可起到长效留针的作用。

3. 电针法 经用眼针刺后 5 分钟还未得气的患者,可在针柄上连接应用电针治疗仪,通以电流加强刺激,亦可达到较好的疗效。具体操作方法和一般电针一样。

眼针可以单独使用,也可配合其他疗法使用,如体针、头针、梅花针、耳针、皮内针、按摩、气功、药物、水疗、蜡疗及各种体疗等。

六、眼针疗法的具体操作

1. 取穴 根据辨证确定针刺经区的穴位和针刺方法。

2. 体位 患者取舒适体位,一般选坐位。老年体弱患者或有其他特殊情况者,也可选择仰卧位。

3. 选针 眼针疗法要求精细,所以针具应细而短。经过多年临床实际经验应用多种针具最后比较,以 28 号、直径 0.34mm、长 15mm 即 0.5 寸的不锈钢针最为合适,并作为标准眼针针具。

4. 进针 眼针疗法的进针要求做到稳、准、快。具体操作为:针刺部位用碘伏棉球消毒后,左手将眼睑紧压固定,右手拇、食二指持针迅速准确刺入。在眶外的穴位均距离眼眶 2mm,眶上四穴在眉毛下际,眶下四穴与眼睑相连。按压眼睑的力度要适中,轻或重均可导致选穴不准或皮下出血的可能发生。

5. 得气 眼针疗法在快速刺入以后,不做提插、捻转、开合等任何手法。刺入后病人感觉有酸麻胀痛或温热、清凉等感觉说明已得气。如未得气,可以把针提出 1/3 稍微改换一下方向再刺入,或用手刮针柄,或用双针刺法操作以候气。

如果患者始终未得气，或因经络麻痹，或因病程较久、病势较重，这时应多针几次，亦可生效。

6. 起针　根据病情留针 5~15 分钟后起针。起针时，左手用消毒干棉球接近针眼处，右手拇、食指捏住针柄活动几下，缓缓退针至 1/2 处，停留 3~5 秒后再慢慢将针全部提出，急用棉球压迫针孔 3~5 分钟。其间应不断询问患者有无不适，并及时处理。

七、眼针疗法的注意事项

1. 针刺眼睛，事关重大，要求医生必须具备 3 个条件：①视力正常；②手的平衡性好；③手法必须达到熟练、准确、得心应手的程度。

2. 找穴必须准确。找穴时，以瞳孔为中心，按钟表八分法的比拟，把各区分辨清楚，每个穴占据眶内、外一定的范畴。

3. 严格消毒，以防感染。不宜留针过久，至少 5 分钟，最长不可超过 15 分钟。

4. 针刺切忌损伤眼球。针左、右 8 区时，不宜过深，以防误伤内眦动脉。

5. 眼针治疗后 3 天内禁止洗澡，并不可做颜面部热敷，更不应进行桑拿等。

6. 因为眼针疗法往往易引起针后出血，血未流出而淤积在球结膜下，就会引起眼球赤红或肿胀，数日乃至十余日才能恢复，这属于正常现象。所以针刺之前，应告知患者可能发生的情况，避免不必要的惊慌。也可以先用纱布冷敷，使眼球的血管收缩后然后针刺，以减少出血的可能。

最为安全的眼针疗法是把穴位移到眶外，这样出血的情况就会大大减少。但眶下四穴，如果刺到眼睑皮下的血管，往往也可引起眼睑皮下瘀血，所以针前要与患者进行很好的沟通，征得患者同意，避免误解。再就是术者必须手法熟练，练好基本功。另外，选择合适的针具也至为重要。

八、眼针疗法的禁忌证

1. 病情较重、休克者，禁用眼针治疗。

2. 糖尿病、躁动不安者禁用。

3. 出血性疾病、甲状腺功能亢进症伴眼球震颤者禁用。

4. 眼睑肥厚、眼睑上有血管瘤者，眼周皮肤有炎症、破损者禁用。

九、眼针疗法治疗临床常见病选区、选穴应用指导

1. 目赤痛　选肝区。

2. 中风偏瘫　针上焦区。

3. 急性扭伤　针下焦区。

4. 落枕　针双上焦区。

5. 高血压　针双肝区。

6. 痛经　针双下焦区。

7. 遗尿或尿频　取下焦区、肝区、肾区。

8. 心律不齐　取双心区。

9. 膈肌痉挛　选中焦区。

10. 胃痉挛　取中焦区。

11. 头痛　用上焦区。偏头痛配胆区,后头痛配膀胱区。

12. 近视　选肝区配内睛明。

13. 眼睑下垂　取脾区、上焦区。

14. 电光性眼炎　选上焦区、肝区。

15. 鼻炎　针上焦区、肺区。

16. 音哑　取肺区、上焦区。

17. 喉痛　选肺区、上焦区。

18. 舌痛　选心区。

19. 牙痛　取上焦区、患侧翳风穴。龋齿无效。

20. 耳聋、耳鸣　选肝区、上焦区。

21. 三叉神经痛　取上焦区。第一支痛,配童子髎穴;第二支痛,配四白穴;第三支痛,配颊车穴。

22. 面肌痉挛　取双上焦区、脾区。

23. 项强　取双上焦区、膀胱区。

24. 肩周炎　选双上焦区、大肠区。

25. 慢性气管炎　取肺区、定喘穴。定喘穴针刺时,不留针,应向大椎穴方向斜刺进针,深度约5分许。

26. 胸痛　选上焦区、心区。

27. 背痛　选上焦区、膀胱区。

28. 腰痛　取下焦区、肾区。

29. 泌尿系结石疼痛　选下焦区、肾区。

30. 腰胁痛　选中焦区、肝区。

31. 坐骨神经痛　选下焦区。

32. 胃痛　取中焦区、胃区。

33. 胆囊炎　选胆区。

34. 胆道蛔虫　选肝区、胆区。

35. 胰腺炎　选中焦区、脾区。

36. 呕吐　选中焦区、胃区。

37. 纳差　选胃区,配四缝穴。

38. 便溏　选大肠区。

39. 痢疾　选下焦区、大肠区。

40. 便秘　取大肠区。

41. 膝关节痛　选下焦区,配膝眼穴。

42. 下肢痿软　选下焦区、肾区。

43. 足跟痛　选下焦区。

44. 神经衰弱　选上焦区、肾区、心区。

45. 月经不调　取下焦区、肝区、肾区。

46. 阳痿　选下焦区、大赫穴。

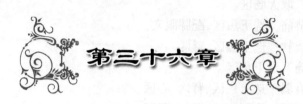

电针疗法

电针疗法是以中医针灸理论为指导,通过辨证取穴,在人体的腧穴刺入毫针,得气后,在针柄上连接电针器,同时通以接近人体生物电的微量脉冲电流,将电和针两种刺激结合起来,并经有效地控制刺激来进行治疗疾病的一种疗法。

一、电针用工具

电针用工具主要是毫针和电针器。

1. 毫针　同毫针刺法用针具。

2. 电针器　电针器的种类很多,主要有交直流可调电针机、脉动感应电针机、音频震荡电针机、晶体管电针机等等。目前蜂鸣式电针机、电子管式电针机已被半导体电针机所取代。

半导体电针机是用半导体元件制作的电针仪器,交、直流电两用,不受电源限制,且具有省电、安全、体积小、携带方便、耐震、无噪音、易调节、性能稳定、刺激量大等特点。半导体电针机采用振荡发生器,输出接近人体生物电的低频脉冲电流,既可连接毫针做电针,又可用作点状电极或板状电极直接放在穴位或患处进行治疗,在临床广泛应用。

发展到现在,电针已经有很多的种类,不仅能进行单一的治疗,还能进行诊断。

二、脉冲电流的作用原理

脉冲电是指在极短时间内出现的电压或电流的突然变化,也就是电容的突然变化构成了电的脉冲。一般电针仪输出的基本波型是交流脉冲,称之为双向尖脉冲。

人体组织是由水分、无机盐和带电生物胶体组成的复杂的电解质导体。当一种波形、频率不断变换的脉冲电流作用于人体时,组织中的离子会发生定向运动,消除细胞膜极化状态,使离子浓度和分布发生显著变化,从而影响人体组织功能。离子浓度和分布的改变,是脉冲电流治疗作用最基本的电生理基础。低频脉冲电流通过毫针刺激腧穴,具有调整人体功能,加强止痛、镇痛,促进气血循环,调整肌张力等作用。

脉冲电流的波形、频率不同,其作用亦不同。频率有每分钟几十次至每秒几百次不等。频率快的叫密波或叫高频波,一般在 50～100 次/秒;频率慢的叫疏波或叫低频波,一般 2～5 次/秒。有的电针机有连续波,亦叫可调波,可用频率旋钮任意选择疏密波形。有的电针机分别装置密波、疏波、疏密波、断续波等数种波形,临床使用时应据病情选择适当波形,可以提高疗效。

密波:能降低神经应激功能。先对感觉神经起抑制作用,接着对运动神经也产生抑制作用。常用于止痛、镇静、缓解肌肉和血管痉挛、针刺麻醉等。

疏波:其刺激作用较强,能引起肌肉收缩,提高肌肉韧带的张力,对感觉和运动神经的抑制发生较迟。常用于治疗痿证以及各种肌肉、关节、韧带、肌腱的损伤等。

疏密波:是疏波、密波自动交替出现的一种波形。疏、密交替持续的时间约各 1.5 秒,能克服单一波形易产生机体耐受适应的缺点。其动力作用较大,治疗时兴奋效应占优势,能促进代谢、促进气血循环,改善循环、改善组织营养、消除炎性水肿。常用于治疗气血运行障碍性疾病及止痛,如扭挫伤、关节周围炎、坐骨神经痛、面瘫、肌无力、局部冻伤等。

断续波:是有节律地时断、时续自动出现的一种疏波。断时,在 1.5 秒内无脉冲电输出;续时,是密波连续工作 1.5 秒。断续波形,机体不易产生适应性耐受,其动力作用颇强,能显著提高肌肉组织的兴奋性,对横纹肌有良好的刺激收缩作用。常用于治疗痿证、瘫痪,也可用做电肌体操训练。

锯齿波:是脉冲波幅按锯齿形自动改变的起伏波,每分钟 16～20 次或 20～25 次,其频率接近人体的呼吸频率,故可用于刺激膈神经(相当于天鼎穴部)做人工电动呼吸,抢救呼吸衰竭,故又称呼吸波。锯齿波还具有提高神经肌肉兴奋性,调整经络功能,改善气血循环的作用。

三、电针疗法的优点

1. 电针是针与电两种刺激相结合,可提高疗效。
2. 容易正确掌握刺激参数。
3. 代替手法运针,节省人力。

四、电针疗法的具体操作

1. 选穴　电针的处方配穴与针刺法相同。但选穴必须是选用 2 个以上的穴位。一般选用其中的主穴,配用相应的辅助穴位,选用同侧肢体的 1～3 对穴位为宜。

(1)上肢部

臂丛选穴:颈夹脊 6~7,天鼎。　　尺神经选穴:青灵、小海穴。

桡神经选穴:手五里、曲池。　　正中神经选穴:曲泽、郄门。

(2)下肢部

坐骨神经选穴:环跳、殷门。　　胫神经选穴:委中、三阴交。

腓总神经选穴:阳陵泉、悬钟。　　股神经选穴:曲泉、急脉。

(3)腰骶部

腰神经选穴:气海俞、关元俞。　　骶神经选穴:八髎穴互配。

另外,穴位的配对,一般应根据受损部位的神经支配选穴。例如:

(1)面神经麻痹:取听会或翳风为主穴,额部配阳白,颧部配颧髎,口角配地仓,眼睑配瞳子髎。

(2)上肢瘫痪:以天鼎或缺盆为主穴,三角肌配肩髎或臑上;肱三头肌配臑会;肱二头肌配天府穴。屈腕和伸指肌以曲池为主,配手五里或四渎。

(3)下肢瘫痪:股前部以冲门或外阴廉为主,加配髀关或箕门;臀、腿后部以环跳或秩边为主,小腿后面配委中;小腿外侧配阳陵泉。

在针刺主穴和配穴时,最好待针感达到疾病部位后,再接通电针器。

2. 电针方法　针刺入穴位有得气感应后,将输出电位器调至“0”位,负极接主穴,正极接配穴;也可不分正负极,将两根导线任意接在两个针柄上,然后打开电源开关,慢慢调高输出电流量。当肌肉开始收缩时,调整频率及波长旋钮,将频率调整到拟定程度,再缓慢加大输出量,观察针体周围的肌肉收缩,并询问病人感觉使其达到适应量。通电时间一般在 5~20 分钟,如患者感觉刺激强度较弱时,可适当加大输出电流量,或暂时断电 1~2 分钟后再行通电。当达到预定时间后,先将输出电位器退至“0”位,然后关闭电源开关,取下导线,最后按一般起针方法将针取出。

3. 电流的刺激强度　当电流量升到一定强度时,患者有麻、刺感,这时的电流强度称为“感觉阈”。如电流强度再稍增加,患者会突然产生刺痛感,能引起疼痛感觉的电流强度称为电流的“痛阈”。强度因人而异,在各种病理状态下其差异也较大。一般情况下在感觉阈和痛阈之间的电流强度,是治疗最适宜的刺激强度。但此间范围较小,须仔细调节。超过痛阈的电流强度,患者不宜接受,应以患者能耐受的强度为宜。

五、电针疗法的适用范围

电针可调整人体生理功能,有止痛、镇静、促进血液循环、调整肌张力等作用。电针的适用范围基本和毫针刺法相同,其治疗范围较广。临床常用于各种痛症、痹证、痿证和心、胃、肠、胆、膀胱、子宫等器官的功能失调,以及癫狂和肌肉、韧带、关节、神经的损伤性疾病等,并可用于针刺麻醉。

1. 麻痹病症　电针最适用于治疗麻痹病。如偏瘫、小儿麻痹后遗症、脑炎后遗症、面瘫及其他神经麻痹等。电针可以帮助肌肉收缩,防止萎缩,以促进神经功能恢复。

电针治疗时,对穴位的准确度不必过于刻板,主要是根据麻痹的部位,刺激穴位下肌肉内有肌梭的穴位和部位,或是靠近神经干的穴位,而对于肌腱及腱膜部位的穴位疗效并不佳。输出量以肌肉出现明显的收缩为度,刺激时间以 15 分钟左右为宜。过于强烈的收缩易于疲劳,对疗效有一定影响。使用频率在每秒 3~20 次较为理想,每秒 50 次以上的频率易使麻痹肌肉出现疲劳及适应现象,从而降低肌肉的收缩能力。

2. 疼痛病症　电针有较好的镇痛作用,针刺麻醉多数是采用电针刺激法。在治疗疼痛病症时,采用病灶附近及远距离穴位都有很好的镇痛效果。如牙痛针颊车穴、下关穴、阳冲穴有同等的疗效。使用频率为每秒 100~200 次最为理想,输出功率以肌肉有明显的收缩或患者感觉较为麻木为限,镇痛所需要的刺激时间一般为 30 分钟以上。

3. 针感迟钝病症　刺针后针感较为敏感者不需要电针刺激,单用手法足以达到治疗效果;而针感迟钝者,行针时有针感,停止操作则针感消失,为了保持较长时间的留针刺激作用,可以采用电针刺激法。这种电针刺激不需肌肉的收缩,而以加强针感为目的,使针下产生麻感或胀感。如果只是产生了肌肉收缩,而无针感的加强,则应调整针刺的位置,使针感增强,或是增强针感和肌肉收缩同时出现也可。此种刺激法,使用频率较高,通常为每秒 200~500 次。最理想的是交流波电机,增大波长可以满足针感的要求。

六、电针疗法的注意事项

1. 电针器的最大输出电压应控制在 40V 左右,最大输出电流应控制在 1mA 以内,以防止发生触电事故。

2. 电针刺激量较大,需要防止晕针发生。体质虚弱、精神过敏者,尤其要注意电流不宜过大。

3. 调节电流量时,应逐渐从小到大,切勿突然增强,以防引起肌肉强烈收缩,患者不能忍受,或造成弯针、断针、晕针等意外。

4. 毫针的针柄如经过温针火烧之后,表面氧化不导电,不宜使用。若需要使用,输出导线应挟持针体。

5. 心脏病患者,应避免电流回路通过心脏。尤其是安装心脏起搏器者,应禁止应用电针。在接近延髓、脊髓部位使用电针时,电流量宜小,切勿通电太强,以免发生意外。孕妇亦当慎用电针。

6. 应用电针要注意"针刺耐受"现象的发生。所谓"针刺耐受"就是长期多次反复应用电针,使机体对电针刺激产生耐受,而使其疗效降低的现象。

7. 电针器在使用前需检查性能是否完好,如电流输出时断时续,需注意导线接触是否良好,应检查修理后再用。干电池使用一段时间后,如输出电流微弱,需更换新电池。

附:电热针

电热针是根据电针原理发明的一种能使针体发热,当刺入机体的一定穴位后可加强刺激的用以治疗疾病的新的针刺治疗方法。相当于温针或火针与电针的结合。

一、电热针的原理

电热针是在针柄上用电阻丝加热至60℃左右进行针刺,高温可以直接影响被刺部位针感层,最高温度可烧灼针体周围的组织,起到类似火针的作用。但针体的大部分温度被循环的体液所扩散和带走,针柄及针体根部的温度却增加甚微,皮肤下层组织只增加了5℃左右。电热针对人体既无伤害,又可增加对机体穴位的刺激,进一步加强了电针疏通经络、驱寒除湿、镇静止痛的功效,使治疗效果明显提升,扩大了治疗范围。

二、电热针工具

电热针为空心针体,直径为0.4~0.6mm,最短的针体为40mm,内部安装有发热元件。由于发热元件安装的位置不同,针体发热部位也不尽相同。治疗时,根据治疗需要,可以使针尖发热,也可使针体某段发热或整个针体发热。针体温度可调节范围在5~500℃。

三、电热针的操作方法

1. 选好穴位或刺激部位后,先行碘伏棉球消毒。

2. 将选好的电热针迅速刺入皮下,再缓慢稍加捻转推针直达应至的深度,寻找针感并将针感增强至要求的程度。

3. 接通控制仪,旋开加温电钮,缓慢地调节使仪表指针上升,达到需要的温度后停止。

4. 根据需要留针15分钟至数小时。达到预定时间后,关闭输出电源,去除控制仪的连接导线。

5. 起针。起针时,左手食、中指压按住针体两侧,右手持针柄,稍加提插捻转出针。如发生起针滞涩,多因针刺局部体液减少、针体与周围组织发生粘连导致,可多捻转提插几次,待针体活动度增加后再出针,切不可用蛮力硬性提拔,以防损伤局部组织。

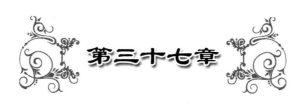

第三十七章

腹 针 疗 法

腹针疗法是以中医的理、法、方、穴为指导,在腹部特定穴位上进行针刺,以调节脏腑、经络来治疗全身疾病的一种新的针灸方法;也就是以针刺腹部局部区域来调治机体各种疾病的一种特殊有效的针刺治疗方法。

一、腹针疗法的治病原理

腹针是以中医学脏腑、经络基础理论为理论基础,结合以神阙穴为中心的腹部先天经络系统理论,在腹部寻找与全身部位相关的反应点,并对其进行针刺来治疗全身各部的疾病。

腹部不仅包括了内脏中许多的重要脏器,而且腹部还分布着大量的经脉,为气血向全身输布和内联外达提供了非常广泛的途径。全身各部的疾病都与腹部发生关联,都可在腹部找到与之相对应的反应点,这些反应点我们称为腹针新穴。

腹部与全身脏腑经络均有密切联系。手三阳经分别络于大肠、小肠、三焦;手三阴经又与手三阳经相表里;足三阳经分别络于胃、胆、膀胱;足三阴经分别络于肝、脾、肾。这些脏腑均位于腹部。此外,足少阴肾经经脉分布于胸腹第一侧线;足阳明经别"下循腹里",足阳明之筋"上腹而布";足太阴经"入腹";足厥阴经"抵小腹";足少阴胆经循行于侧腹部,与足厥阴肝经相表里;任脉"循腹里",任脉脉络"下鸠尾,散于腹";冲脉、督脉"起于小腹";带脉环行于腰腹部;阴维脉"至腹部";阴跷脉"沿腹"。从腹部通过的十二经脉,在头面部、手、足之末端与其表里经脉相交接,通过脏腑与经别使机体形成一个完整的有机整体。

所以,各脏腑病变在腹部均有一定的反应,针刺这些腹部穴位既可以通调脏腑,又可以疏通经络、行气血。近可调脏腑,远可达头面、四肢。既可调阴,又可调阳,从而可以治疗多种疾病。

二、腹针疗法的基本技术

腹针治疗前应全面了解病情,明确诊断。要对患者的腹部进行常规检查。

施术时要考虑患者病情的轻重、病程的长短、病位的深浅、疾病的虚实、形体的胖瘦、腹部脂肪的薄厚、患者年龄的大小等。同时要选择合适的针具,明确掌握针刺的深度及手法的补泻等。

1. 针具 腹针治疗应使用同一长度的毫针进行针刺,以便于观察针刺不同的深度。

腹针针具根据直径分为 A、B、C 三类,分别为:0.38mm(28 号)、0.32mm(30 号)、0.28mm(32 号)。

每类中又根据长度分为Ⅰ型、Ⅱ型、Ⅲ型,分别为:50mm(2 寸)、40mm(1.5 寸)、25mm(1 寸)。

具体选择毫针的长度应根据患者腹壁的厚度来确定。一般采用 32 号不锈钢针,即 0.28mm 直径,长度为 25mm 即 1 寸的毫针,也可选用长 40mm 即 1.5 寸的毫针。

2. 腹穴体表定位

(1)腹部分寸的标定(比例寸取穴法)

1)上腹部分寸的标定:中庭穴至神阙穴确定为 8 寸。

2)下腹部分寸的标定:神阙穴至曲骨穴确定为 5 寸。

3)侧腹部分寸的标定:从神阙经天枢穴至侧腹部确定为 6 寸。

(2)腹部分寸的测量(水平线法)

1)上腹部中庭穴至神阙穴确定为 8 寸,是指患者平卧位,中庭穴至神阙穴两个穴位点之间的水平线上的直线距离为 8 寸。

2)下腹部神阙穴至曲骨穴确定为 5 寸,是指患者平卧位,神阙穴至曲骨穴两个穴位点之间的水平线上的直线距离为 5 寸。

3)侧腹部从神阙穴经天枢穴至侧腹部确定为 6 寸,是指患者平卧位,患者侧腹部腋中线与神阙穴和天枢穴连线的交点至神阙穴两点之间的水平线上的直线距离为 6 寸。

水平线、比例寸的取穴方法是腹针排除人体因胖瘦形成的个体差异而采取的取穴方法。

(3)任脉的定位:任脉位于腹白线的下边,在人体的前正中线上,一般容易定位。对于因特殊原因如疼痛引起的体位不正、脊柱侧弯造成躯体扭曲等情况,可根据观察毛孔的走向和分辨任脉的色素沉着来对任脉给予准确的定位。

为了便于记忆,特编腹针取穴歌诀如下:

腹针取穴要认真,反复度量莫走神;

上八下五旁开六,起止摸准尺端平;

中庭曲骨需详辨,更查任脉何处寻;

色素沉着毛孔定,毫厘不差要记清。

3. 腹针取穴法　根据十二经、奇经八脉和早期经脉的分布规律,腹针取穴有循经取穴法、定位取穴法、八廓取穴法3种。其中循经取穴法和八廓取穴法目的在于调理人体的脏腑功能和疏通经络,而定位取穴法则在于治疗人体相对应部位的病症。

(1)循经取穴法:根据人体脏腑病变与病变脏腑所属经络的关系,通过中医辨证在腹部经络循行线上,按经取穴,进行针刺,用以治疗相关脏腑疾病,这种取穴方法称为循经取穴。

针刺腹部十四经穴,可以调理脏腑,疏通经络。在其基础上,再不同程度地浅刺早期经络范围内的腧穴或针刺点,完全可以调理人体相应部位的病痛,用以治疗多数疾病。

(2)定位取穴法:定位取穴是以循经取穴法为基础,准确地选用先天经络在人体腹部形成的、穴位呈点状密集分布的穴区带范围内与机体疾病相关联的腧穴及其针刺点的方法。

先天经络是妊娠期母体通过脐向胚胎组织或胎儿输布气血的通道,是以神阙穴为核心的经络系统,是人体最早的调控系统,中医理论称之为"先天经络系统"。先天经络反映在腹部便形成了穴位呈点状密集分布的穴区带,它分布于人体腹壁的浅层,与其范围内的腧穴和针刺点有着相互对应的关系。将早期经络范围内的腧穴连线成一体,其图形很像一个仰卧在腹壁的人体的形状。

腹部早期经络的分布与人整体的对应关系是:人体的头部在中脘穴上下、左右附近;躯干的颈部在下脘穴上、双石关穴、双商曲穴范围内;躯干向下延伸,经气海穴、双金河穴、关元穴、气穴,终于中极穴附近;人体的上肢由双滑肉门穴伸出,在上风湿点穴屈曲,止于上风湿外点穴及其附近;下肢由外陵穴向外下伸展,经过下风湿点穴,止于下风湿下点穴及其附近。早期经络分布的范围,与人体的头部、躯干部、肢体都有着非常密切的对应关系。

取用早期经络范围内的穴点,所用方法是腹针的定位取穴法。定位取穴法是腹针针疗法中的重要取穴方法。具体定位取穴如下:

1)头部疾病取穴:取中脘、阴都等相关的腧穴和周围的针刺点。

2)颈部疾患取穴:取下脘、商曲、石关等相关的腧穴和周围的针刺点。

3)上肢疾患取穴:取同侧滑肉门至上风湿点、上风湿外点等相关的腧穴和周围的针刺点。

4)下肢疾患取穴:取同侧外陵至下风湿点、下风湿下点等相关的腧穴和周围的针刺点。

5)腰骶部、会阴部疾患取穴:取关元、中极等相关的腧穴和周围的针刺点。

(3)八廓取穴法:八廓取穴法是根据后天八卦和五行学说的规律,选取腹部八个方位中的有效腧穴,用以加强调理脏腑功能的有效治疗。

1)八卦与五行的关系为:乾为金;坤为地(土);巽为木;离为火;艮为山(土);震为木;兑为金;坎为水。

2)八卦所取脏腑之象为:心与小肠应离;脾应坤;肺应兑;大肠应乾;肾与膀胱应坎;胃应艮;肝应震;胆应巽。这为腹部的八廓定位提供了轮廓。

3)人体内脏的生理也大致合于八卦所取脏腑之象的规律:心居上焦为火;肾居下焦为水;肝胆位于右肋下为木;脾居左肋下为土;而肺与大肠相表里,降结肠与乙状结肠位于左下腹为金。这把人体内脏的生理用粗线条清晰地表达出来。

4)腹部八廓方位与腹穴的关系为:腹部八廓定位以后天八卦与五行为基础,以神阙穴为中心把腹部分为大致相等的八个方位。

中脘穴为火,为离,主心与小肠,位于正上腹。

关元穴为水,为坎,主肾与膀胱,位于正下腹。

左上风湿点穴为地,为土,为坤,主脾胃,位于左上腹。

左大横穴为泽,为金,为兑,主下焦与呼吸,位于左中腹。

左下风湿点穴为天,为金,为乾,主肺与大肠,位于左下腹。

右上风湿点穴为风,为木,为巽,主肝与中焦,位于右上腹。

右大横穴为雷,为木,为震,主肝胆,位于右中腹。

右下风湿点穴为山,为土,为艮,主上焦与胃,位于右下腹。

5)八廓取穴法的意义:八廓中每廓的腧穴都对所主脏腑具有特效的治疗作用,为调理脏腑功能的平衡起着良好的效应。腹针八廓取穴法不仅具有增强调理脏腑的治疗效应,同时也加深了对腹穴穴性的进一步认识,明显提高了腹针治疗的效果。

人体是一个复杂的机体,患者的病症也具有复杂性。特效腹针疗法的3种取穴方法,有利于在一个有限的腹部范围,针刺少量的腧穴,就可使人体的脏腑失调逐渐得到调整,而达到疾病康复的目的。

4. 腹部常用穴位的定位和功能

腹部常用穴位的定位和功能表

序号	穴位名称	定位	功能	
			传统功能	全息图功能
1	中脘	神阙穴上4寸的任脉上	胃的募穴,主治消化系疾病及高血压、神经衰弱、精神病、虚劳吐血、气喘等病症	相当于口,可以治疗口、鼻、牙部及头面部的各种疾病

续表

序号	穴位名称	定位	功能	
			传统功能	全息图功能
2	建里	神阙穴上 3 寸的任脉上	主治:消化系统疾病	相当于第 1 颈椎,可以治疗颈椎病及其周围相应部位疾病
3	下脘	神阙穴上 2 寸的任脉上	任脉的经穴,可以治疗消化不良、胃痛、胃下垂、腹泻、恶心呕吐等疾病	相当于第 7 颈椎,可以治疗相应部位的疾病
4	水分	神阙穴上 1 寸的任脉上	主治腹水、呕吐、腹泻、肾炎、肠鸣泄痢、小便不通等疾病	相当于第 7 胸椎,治疗相应部位疾病
5	神阙	脐之正中	古代禁针穴。主要治疗肠鸣、腹胀、腹痛、泄泻、水肿、臌胀、中风脱证、妇人血冷不受胎气等疾病	相当于第 10、11 胸椎,治疗相应部位的疾病
6	阴交	脐下 1 寸的任脉上	主治月经不调、带下、产后腹痛、恶露不净、阴痒、疝痛等	相当于第 1、2 腰椎,可以治疗相应部位的疾病
7	气海	神阙穴下 1.5 寸的任脉上	主治下焦虚冷、腹胀、腹痛、泄泻、肠麻痹、遗尿、尿频、尿潴留、遗精、虚阳不足、惊恐不卧、中风脱证、四肢厥冷等疾病	相当于第 2、3 腰椎,可以治疗第 2、3 腰椎及其周围部位的疾病
8	石门	神阙穴下 2 寸的任脉上	禁针穴。治疗腹胀、水肿、尿潴留、小便赤痛不利、小腹痛、泄泻、全身寒热、咳逆上气、呕血、疝气疼痛、产后恶露不止、崩漏、闭经、乳腺炎、妇人绝孕等疾病	相当于第 3、4 腰椎,治疗第 3、4 腰椎及其周围相应部位的有关疾病

续表

序号	穴位名称	定位	功能	
			传统功能	全息图功能
9	关元别名：丹田	神阙穴下3寸的任脉上	主治诸虚百损,脐下绞痛、腹痛腹泻、月经不调、妇女不孕、痛经、血崩、子宫脱垂、遗精阳痿、遗尿、闭经、带下、产后恶露不止、疝气等疾病	相当于第4、5腰椎,可以治疗第4、5腰椎及其周围相应部位的疾病
10	中极	脐下4寸的任脉上	主治遗精、遗尿、小便不通、痛经、疝气偏坠、月经不调、尿崩、带下、阳气虚弱、阴痛、阴痒、阴挺、产后恶露不止、包衣不下、水肿等	相当于骶尾椎部分,与人体泌尿、生殖系统有关。可治疗相应部位疾病
11	阴都	中脘穴旁开0.5寸	主治肠鸣、腹胀、腹痛、便秘	可治疗耳前部位疾病
12	商曲	下脘穴旁开5分处	主治腹中切痛、食积纳差、目赤肿痛、颈肩疼痛等疾病	相当于颈肩结合部,可治疗相应部位疾病
13	气旁别名：金河	气海旁开5分处	主治腰肌劳损、腰部疼痛、酸困、下肢无力等疾病	相当于第2、3腰椎旁,可治疗相应部位疾病
14	气穴	关元穴旁开5分处	主治腰脊痛、阳痿、月经不调、带下、不孕症、尿路感染、泻痢、腹泻等疾病	相当于4、5腰椎旁,可治疗相应部位疾病
15	滑肉门	水分穴旁开2寸处	主治癫痫、呕逆吐血、舌强、肠胃炎等疾病	相当于肩,可治疗肩关节周围疾病
16	天枢	脐正中旁开2寸处	主治呕吐、泄泻、赤白痢、消化不良、水肿、腹胀肠鸣、冷气绕脐切痛、烦满便秘、赤白带下、月经不调、淋浊、不孕、癫痫等疾病	相当于侧腰,可治疗腰肌疼痛等各种疾病

序号	穴位名称	定位	功能	
			传统功能	全息图功能
17	大横	脐旁4寸	主治腹痛、便秘、惊悸、四肢乏力等疾病	可治疗肝胆及下焦的疾病
18	外陵	阴交穴旁开2寸处	主治腹痛心下如悬、下引脐痛、疝气、月经痛、髋关节疼痛、坐骨神经痛等疾病	相当于髋部,可治疗髋关节及股骨头周围疾病
19	大巨	石门穴旁开2寸处	主治膀胱炎、腹痛、疝气、痢疾、遗精等疾病	为腹部全息图之外的常用腹穴
20	水道	关元穴旁开2寸处	主治尿潴留、慢性盆腔炎、膀胱炎、疝气、痛经等	为腹部全息图之外的常用腹穴
21	上风湿点	滑肉门穴外5分、上5分处	为腹部八廓定位新穴	相当于肘部,可治疗肘关节周围疾病
22	上风湿外点	滑肉门穴外1寸(或水分穴旁开3寸)	为腹部八廓定位新穴	相当于腕部,可治疗腕关节周围疾病
23	上风湿上点	下脘穴旁开3寸处。	为腹部八廓定位新穴	相当于拇指端,可治疗手部疾病
24	下风湿点	外陵穴下5分、外5分,或气海穴旁开2.5寸处	为腹部八廓定位新穴	相当于膝部,可治疗膝关节的各种相应疾病
25	下风湿下点	下风湿点下5分、外5分,或石门旁开3寸	为腹部八廓定位新穴	相当于踝部,可治疗踝关节的各种疾病
26	下风湿内点	气海穴旁开1.5寸处	为腹部八廓定位新穴	相当于臀部,可治疗臀部相关疾病

　　5. 腹针疗法的基本处方　腹针疗法的基本处方是指在临床治疗时具有共同特定功效的处方。基本处方有固有的腧穴,并具有共同的特定功效。临床使用中,强调辨证施治,要根据每个患者的具体情况,选取相关的基本处方为主方与其他必要的治疗处方叠加使用。

（1）滋补脾肾基本处方

取穴：中脘穴、关元穴。

刺法：中脘穴中刺；关元穴深刺。

（2）调补脏腑基本处方

取穴：中脘穴、气海穴、下脘穴、关元穴。

刺法：中脘穴、下脘穴中刺；气海穴、关元穴深刺。加双气穴，可增加调补作用，用深刺法。

（3）疏通经络、活血行气基本方

取穴：双滑肉门穴、双外陵穴。

刺法：中刺法。加双上风湿点穴，可以舒肝、健脾、理气、降逆。上肢疾病加刺双商曲穴，用中刺法。

（4）清热解毒基本处方

取穴：中脘穴、下脘穴、双上风湿点穴。

刺法：中、深刺法。

（5）改善脑供血基本处方

取穴：中脘穴、下脘穴、下脘上穴、双商曲穴或双石关穴。

刺法：中、深刺法。为加强疗效，可在下脘上穴与商曲穴连线中点加针。

（6）调脾燥湿基本处方

取穴：双大横穴。

刺法：中刺或深刺。

这些基本处方是腹针疗法用以调理脏腑功能、疏通经络、清热解毒和治疗身体各部位疾病非常有效的组方。

6. 腹针的针刺操作　腹针进针时应首先避开毛孔、血管、神经，在准确定位的前提下，根据处方的要求，按照顺序进行针刺。

（1）进针：进针前首先要对治疗部位的皮肤用碘伏棉球进行消毒，然后再行针刺。腹针进针时要求刺皮时要快，进针快可以减轻病人的疼痛感，取穴准才能保证有较好的临床疗效。

进针时，为减少疼痛，应注意：选用毫针应锋利，针体无弯曲，针尖无分叉、无倒钩；针刺透过皮肤层时速度要快，针刺角度应与皮肤垂直。

腹针与传统针灸的差异是进针时对取穴的准确性有更高的要求。

（2）行针与得气：行针是为了加强针感。腹针的行针手法与传统的手法不同，要求轻、缓，一般采用以下两种方法。

1）只捻转不提插，时间为 1~2 分钟。

2）轻捻转慢提插，时间约 1~2 分钟。

施术过程中，行针一般采用三部法，即候气、行气和催气手法。进针后停留

3~5分钟候气;然后进行捻转使产生针感为行气;隔5分钟后行针1次以加强针感,使向四周或更远的部位扩散,谓之催气。也可根据患者刺针后症状的改善状况进行调针,调整针的深度和角度,用以加强针感。必要时采用加针以增加治疗效果。

由于腹壁的痛觉呈现弥散性,敏感性较差,使腹穴与其他部位腧穴表现出不同的针感反应。传统针刺可产生酸、麻、胀、痛、重等得气感,大多认为出现针刺得气感,并向病变部位循针感传时,即所谓"气至病所",疗效才会更好。而腹针的针刺,一般无酸、麻、胀、痛、重得气感,但在中、深刺时,术者可感觉有手下"沉紧""阻挡"或"如鱼吞饵"等手感,即出现"刺至病所"的现象,这样才会有疗效。因此,腹针疗法主要强调医生在中、深刺时的手下感觉。

(3)起针:腹针的起针方法与传统的针灸不同,在起针时是按照进针的顺序依序起针。操作是从原来针刺的深度缓慢捻转出针,决不允许先向深刺然后起针。

(4)留针:腹针的留针时间,一般为20~30分钟。对于病程短和体质较差的患者主张留针时间稍微短些,对于病程长、体质较好的患者主张留针时间相对长些。留针过程中,患者应避免大声讲话,不可过度改变体位,以尽可能减少腹部针体的深度改变,减小对疗效的影响。

(5)疗程:治疗的疗程为6~10次,一般疾病6次1个疗程,脑血管病后遗症等慢性病10次1个疗程。治疗的第1~3次应连续针灸,每日1次,第3次后隔日针灸1次。

(6)补泻:腹针的补泻依刺激的强弱而定。弱刺激为补,强刺激为泻。因腹针治疗以慢性病为多,而慢性病又久病则虚,故腹针治疗补多泻少。治疗前要辨证患者虚实的程度,避免强补而出现不必要的治疗反应。施补法时除手法外,可施以灸法,灸时可由上而下地对每个针刺穴位温灸,也可以艾灸架置于神阙穴,以壮元阳、温经络,提高腹针的疗效。高血压者要禁忌灸治。

补泻应适度。补若不足,不能御邪,临床表现为疗效不稳定;补之过度,则可出现过度兴奋、失眠和上火的症状,对机体不利。

(7)针刺深度:腹针疗法不仅针刺十四经腧穴,还要定位选刺早期经络范围内的腧穴及加针点。腹针将针刺腹壁的深度分为浅、中、深刺。浅刺深至皮下,可起到调节远端对应病变部位的作用;中刺深达脂肪层,能疏通经络;深刺可深入肌层,用于调节脏腑功能。

腹壁组织解剖根据腹部位置的不同具有不同的结构,从皮肤、浅筋膜、深筋膜、腹外斜肌、腹内斜肌、腹直肌、腹横肌、腹横筋膜、腹膜外组织直至腹膜壁层。

腹针治疗在针刺深度上有严格的要求和区别。腹针针刺的深度应浅在皮下浅筋膜,深至不过腹横肌,腹针施术应严禁刺入腹腔内。腹针针刺的深度,应根据治疗所达到的不同效应,而选用不同的深度。由于腹部的经络系统,及早期经络范围位于腹壁的不同层次,所以针刺同样的腧穴,针刺的深度不同可出现不同的效应。

针刺深浅应根据患者的病情轻重、病程长短、病位深浅加以选择。具体原则是:为了调理脏腑,一般采用中、深刺;为了疏通经络多采用中刺;为调治人体相对应部位的病症,应选用定位取穴,针刺早期经络范围内的腧穴或针刺点,采用浅刺。腹针针刺的深度也可视病情加以选择,如腰部的疼痛,虽病程短,采用深刺也能收到明显的疗效。因此,在临床实际应用中,针刺的深度也应灵活掌握,并加以总结。

在腹针治疗的过程中,由于腹针要求"刺至病所",所以不可把患者对针刺局部的主观感受作为针刺深浅是否适度的客观指标,而是以临床症状的改善作为针刺适度的客观指标。

(8)加针:腹针治疗常可以在针刺后使疾病的症状很快缓解,当症状的缓解与某一个穴位有明确的相关性时,可在该穴的周围各点加刺1~2针或更多针,使针刺进针点呈三角形、三点一线、梅花形等以加强该穴的治疗作用,使治疗效果更佳。

加针点应选在治疗所选的腧穴周围或痛点部位,处方中相对特效腧穴选择的正确与否直接影响治疗的效果。加针应根据病位的深浅、病变面积的大小、疾病的严重程度与病程的长短灵活运用。如加一针便可取得良好的临床效果,无需再加刺;加针后疗效欠佳,亦可再补加一针以提高疗效。总之,医生不应追求加针的形式和数量,应以患者病情的需要为原则而灵活掌握。

7. 腹穴的特点

(1)十二经的经脉和腹针新穴在腹部两侧相对称,两侧的经脉、腧穴左右同名。但是,脏腑在腹腔内虽然有一定的位置,但并不对称。因此,腹部腧穴深刺的主治作用,应根据腹腔脏器的解剖位置考虑其腹穴的特性。

根据腹部经脉、腧穴的分布,腹针针刺的不同深度,使腹穴穴性也表现出不同的效应。当中刺、深刺腹针常用腧穴时,调整的是脏腑功能,或者可以起到通经络、行气血的作用;深刺腧穴中的特定穴,如腹募穴、八会穴、交会穴,或八廓穴的穴点时,目的在于调理相关的脏腑功能;当浅刺腹部早期经络范围内的腧穴时,是用以调治人体相对应部位的病痛,治疗各类疾病。左右腹部同名的腧穴,针刺不同的深度,完全可以出现不同的效应,用以治疗不同的病症。如用腹针疗法治疗肩周炎,可以选取中脘穴、商曲穴、滑肉门穴。中脘穴深刺或中刺可调理脏腑功能;商曲穴中刺可疏通经脉经气,以上两穴针刺的深度是为了调理十四经脉;浅刺滑肉门,目的在于调理早期经络,治疗相应的肩部病变。

腹针针刺的不同深度是掌握腹针疗法的难点,掌握好不同的针刺深度,是保证腹针治疗效果的关键。这需要在实践过程中不断摸索,逐渐加深理解,积累经验。

(2)腹部左右同名的经脉与相同的腹穴有相同的穴性,其特点除与所属的经脉相关外,还和相应部位的早期经络相关。腹针常用的上腹部腧穴可以分别治疗头、面、颈、肩、肘、手和脐以上躯干部的疾病;下腹部的腧穴,可用以治疗脐以下躯干部以及腰、骶、髋、膝及足部的疾病。

(3)十二经脉通过腹部的各条经脉在头面部、四肢末端与表里经脉相连接,通过脏腑或经别等经络使全身形成一个完整的有机整体。因此,腹部经穴治疗的范围,近调脏腑,上可调头面,远可及四肢末端,为腹针治疗全身疾病提供了非常良好的理论基础。针刺在腹部循行的各条经脉,都可以治疗与其相表里经脉的病变。

(4)腹针利用早期经络治疗与人体各部相对应的病症,也存在着循经取穴的意义。如治疗肘部的病痛,必须先刺滑肉门穴;治疗足部的病痛,要先刺外陵、下风湿点穴,再刺下风湿下点穴,只有通过对沿早期经络循行路线的针刺,才能出现腹针治疗的临床疗效。

(5)腹针治疗取穴方法统一,要求严格精确,各腧穴均是唯一定位。如取穴位置不当,则疗效不佳,甚至无效。因此,腧穴定位准确是特效腹针疗法的基本要求和重要的规范,也是针刺治疗取得临床疗效的关键。

(6)腹针疗法有严格的针刺顺序。在腹针治疗时,必须先刺调理脏腑功能之腧穴,再刺疏通经脉之穴,后刺定位之穴才能调整局部之气,才能使患者机体脏腑逐渐趋于稳态而达到治疗各种疾病的效果。例如,治疗肩周炎取穴中,必须先刺中脘穴以调动脏腑之气,调理脏腑功能;再刺商曲穴疏通肺经经气,后刺滑肉门穴再调理局部之气。

三、腹针疗法的适应证、禁忌证及注意事项

1. 适应证　腹针主要用于治疗内因性疾病,即内伤性疾病或久病及里的疑难病症或慢性病。目前多用于治疗以下各种病症:

(1)病程较短,由脏腑正气不足所致的疾病:如肩周炎、颈椎病、落枕、肋间神经痛,腰椎间盘突出症、骨关节炎、腰腿痛、风湿性关节炎、类风湿关节炎、强直性脊柱炎等。

(2)病程较久,由脏腑内伤导致的全身性疾病:如动脉硬化、脑血管疾病及其后遗症、老年性痴呆、小脑萎缩、冠状动脉硬化性心脏病等。

(3)其他常见病:病毒感染引起的上呼吸道感染、带状疱疹、面瘫等;细菌感染引起的急性扁桃体炎、泌尿系感染、前列腺炎、痔疮感染等;过敏性疾病如过敏性鼻炎、支气管哮喘、荨麻疹、过敏性皮炎等;内分泌异常导致的疾病如前列腺增

生、女性乳腺增生、卵巢囊肿、性功能障碍等以及术后止痛、骨折固定后的功能恢复等。

（4）经其他疗法治疗后效果欠佳的疑难病证：如产后风、肺纤维化等。

2. 禁忌证

（1）患有肝炎、肺结核等严重传染病者、精神病患者禁用腹针。

（2）凝血功能障碍者、严重心脏病和糖尿病等禁用腹针治疗。

（3）急腹症、腹腔肿瘤、妊娠期等均应列为禁忌证。

（4）各种原因导致的肝、脾肿大和腹部静脉曲张均不宜行腹针治疗，以免造成损伤脏器或引起出血的严重后果。

（5）针刺局部皮肤有破溃、感染、严重皮肤病者，禁用腹针疗法。

（6）腹针针刺不宜过深，严格禁止刺入腹腔。

3. 注意事项

（1）针具、针刺部位、医生手部均应严格消毒，防止感染。

（2）治疗前宜排空二便，最好在进食半小时后再行腹针针刺治疗。

（3）年老体弱、病程较长的患者，施术时应谨慎操作为宜。

（4）施术中，应随时注意观察患者对腹针治疗的反应，若有不适，应及时进行调整，以防止意外事故的发生。

（5）过饥、过饱、过劳、醉酒等情况下，暂不宜使用腹针治疗。

（6）治疗过程中，要注意腹部保暖。

四、腹针疗法的临床应用

1. 上呼吸道感染

取穴：中脘、下脘、下脘下、双滑肉门。

定位：取双上风湿点。

配穴：年老体弱、迁延不愈者，加气海、关元、双气穴；咽喉肿痛者，在中脘下加针，不宜远离中脘穴；咳嗽，加左下风湿点；痰多，加双大横；鼻塞、鼻腔分泌物多，在中脘外上加针。

治则：宣肺解表，消炎解毒。

刺法：中脘、下脘、下脘下、双滑肉门、双上风湿点、气穴选用中刺；气海、关元、大横选用中刺或深刺；中脘下、中脘外上加针用浅刺。病情较重者，中脘可深刺。

2. 骨关节炎

取穴：中脘、关元。老年人或体虚者用中脘、下脘、气海、关元穴、双气穴、双滑肉门、双外陵穴。

定位：取下风湿点穴。

配穴：病变严重者，在下风湿点穴沿早期经络循行线加针，或使刺点呈三角形排列进针;膝关节上部疼痛,在沿早期经络循行路径之下风湿点上加针;膝下部不适或疼痛,在早期经络循行路径之下风湿点下加针;多发性骨关节炎加用双大横、上风湿点、下风湿点穴;关节腔内有积液,可选刺水分、双水道穴;体质虚弱者可灸神阙穴,或按针刺顺序灸各腧穴。

注意:根据疼痛的部位和范围,可在上、下风湿点附近选取针刺点加针。

治则:补益脾肾,通经活络。治疗以刺中脘、关元补脾肾,或选用中脘、下脘、气海、关元、气穴通调脏腑,调理脏腑之气,关元穴是足三阴经交会穴,气穴在肾经循行线上,都能加强调补肾气,以助元阳;刺胃经滑肉门、外陵穴以通经络、行气血。下风湿点穴及其周围加针点属早期经络范围之膝部定位部位。

刺法:中脘、下脘、气海、关元、水分用深刺或中刺;滑肉门、外陵、水道穴用中刺;风湿点及周围进针点,用较深的浅刺或中刺。

3. 围绝经期综合征

取穴:中脘、下脘、气海、关元、关元下5分、双商曲穴、双气穴、双滑肉门、双外陵、双大横穴。

配穴:头痛选中脘周围加针;失眠中脘用深刺;情绪改变深刺右上风湿点;潮热、出汗加刺左气旁穴;有泌尿系统症状如尿失禁、尿频、尿痛、尿急用中极穴、双大巨穴;体质虚弱者可在关元下、双气穴下5分加针。

刺法:中脘、下脘、气海、关元、关元下5分选中刺或深刺;商曲穴、气穴、滑肉门、外陵、大横、气旁、大巨穴用中刺;右上风湿点、中极用深刺;关元下、气穴下5分加针时选用中刺或深刺。

4. 急性结膜炎

取穴:中脘、下脘、双上风湿点下(滑肉门穴旁开5分上3分处)、中脘上5分旁开3分处的针刺点。

刺法:中脘、下脘、双上风湿点下用中刺;中脘上5分旁开3分处的针刺点选用浅刺。

5. 过敏性鼻炎

取穴:中脘、下脘、双上风湿点下、中脘上4分旁开2分处。

配穴:年老体弱患者,加刺气海、关元穴;反复发作者,加刺双气穴。

刺法:中脘、下脘、关元、气海用中刺或深刺;双上风湿点下用中刺;中脘上4分旁开2分处选用不同程度的浅刺。

6. 脑卒中后遗症

取穴:中脘、下脘、气海、关元、双商曲穴、双气穴、下脘上5分、双滑肉门。

配穴:患侧上风湿点、外陵、下风湿点。伴手功能障碍者,配患侧上风湿外点;踝关节不利者,配患侧下风湿下点;有足内翻时,配用下风湿内点;为改善头部供血,可在下脘上与商曲穴的中点处进针;伴语言不利者,可在中脘上、下各1分处加针;体质虚弱者,在关元和双气穴下加针,或灸神阙穴。

注意:高血压患者,禁灸神阙穴。

刺法:中脘、下脘、气海、关元穴、下脘上选用中刺或深刺;商曲穴、气穴、滑肉门、外陵、上风湿点、下风湿下点用中刺或不同程度的浅刺;上风湿外点、下风湿下点、下风湿内点用不同程度的浅刺;下脘下与商曲穴中点处加针及关元穴、双气穴下加针用中刺;中脘上、下各1分处选用不同程度的浅刺。

7. 痛经

取穴:气海、关元、双气穴、双下风湿点、痛点。

配穴:疼痛减轻后检查仍有腹部痛点时,可在痛点处加刺1针;伴有恶心呕吐者,加刺中脘穴;伴有头痛者,可在中脘穴周围加刺1针;寒凝痛经、少腹疼痛者,加刺双天枢穴,亦可温灸关元穴,以散寒通经;肝气郁结者,改用中脘、下脘、气海、关元、双滑肉门、双外陵、双上风湿点;经后仍有腹痛者,改用中脘、下脘、气海、关元。

刺法:中脘、下脘、气海、关元、上风湿点、下风湿点选用中刺或深刺;滑肉门、天枢、外陵、气穴用中刺;痛点处进针选用不同程度的浅刺。

8. 失眠

取穴:中脘、下脘、气海、关元、双滑肉门、双上风湿点,痛点。

配穴:病属实证的失眠,由肝郁化火引起的,加用双下风湿点;由痰热内扰引起的,加用双商曲穴、双气穴。病属虚证的失眠,由肾阴不足引起的加用左侧商曲穴和左侧气穴;由心脾两虚引起的,加用双商曲穴、双气穴。

刺法:中脘、下脘、气海、关元、双滑肉门、双上风湿点选用中刺或深刺;双下风湿点、双商曲穴、双气穴等均用中刺法;痛点处进针选用不同程度的浅刺。

9. 颈椎病

取穴:中脘、关元、下脘、下脘上、双商曲穴、双滑肉门。

配穴:神经根型颈痛明显者,在双商曲穴内、患侧滑肉门内加针;椎动脉型颈椎病,加下脘上,亦可在下脘上与商曲穴连线的中点加针;交感神经型心悸、出汗者,加刺左气旁穴;各型的颈痛剧烈者,加刺水分穴;年老体弱者,加刺气海穴,也可艾灸神阙穴,或按针刺顺序灸各腧穴。

刺法:中脘、关元、水分穴、下脘、下脘上用中刺或深刺;商曲穴、滑肉门、气旁及各加针点均应中刺。

10. 腰椎病

腰椎病包括腰椎骨质增生症、腰椎间盘突出症、坐骨神经痛等。

取穴:中脘、关元、气海。

配穴:年老体弱者,加刺下脘穴,亦可艾灸神阙穴,或按针刺顺序灸各腧穴;

疼痛剧烈者,加刺水分穴;第4、5腰椎病变,选用双气穴;第2、3腰椎病变,选用双气旁穴;如病变定位不能确定,可选用双气穴、双气旁穴;为缓和腰部肌肉紧张或疼痛,可用双外陵穴、双大横穴;腰肌劳损所致的腰部疼痛者,可选用双天枢穴中刺;腰痛症状缓解后,经过检查腰部仍有压痛点的,可根据痛点的高度沿气海至关元穴之间的相应高度,在任脉循行线上旁开1分许选择针刺点进行加针针刺治疗,或选择其痛点进行加刺。

刺法:中脘、下脘、气海、关元、水分穴均应中刺或深刺;其余配穴及加针点应中刺。

11. 落枕

取穴:中脘、患侧商曲穴、患侧滑肉门。

配穴:根据颈部疼痛的不同部位,可以再选刺石关穴、健侧商曲穴及其周围针刺点,或者选刺下脘上。

刺法:中脘穴用中刺;其余各穴均以浅刺为宜。

解析:滑肉门是疏通经络、行运气血的要穴,具有滑利关节、肌肉、筋脉的作用,是治疗颈肩、肘、手腕部等疾病的必选之穴;中脘补助脾肾,用以调理脏腑之气;商曲在腹部早期经络范围内定位颈部,又是足少阴肾经的经穴,肾与膀胱相表里,足太阳膀胱经又循行于颈部而至背部,临床研究,针刺患侧商曲穴,其针感可上传至面颊部。所以,三穴相配治疗落枕疗效确切。落枕是伤及筋脉的疾病,所以以中刺和浅刺为宜。

12. 肩周炎

取穴:中脘、健侧商曲穴、患侧滑肉门。

配穴:体虚气弱的患者,可加刺气海、关元穴以加强调补,也可艾灸神阙穴,或按针刺顺序灸各腧穴;根据不同的疼痛表现,可依据腹部早期经络循行路线方向在滑肉门穴周围加针,加针间距视肩部疼痛放散的远近及范围的大小而定,其加针点不宜远离滑肉门穴;颈部疼痛除在滑肉门穴周围加针外,可加刺患侧商曲穴。

刺法:中脘中刺或深刺;商曲穴用中刺。滑肉门及周围加针可根据病情选用不同程度的浅刺,如发病早期,可浅刺肩部定位的患侧滑肉门穴;病情较重时,可在滑肉门穴周围加针浅刺;若疼痛呈片状时,可在滑肉门穴周围加刺三角形针,用浅刺法。

解析:中脘穴是任脉上的腧穴,是肺经的起点,刺之可调理肺脏之气;商曲穴位于肺经的循行线上,是肺肾两经的交会穴,刺之可疏通肺经的经气;滑肉门是腹部早期经络范围内肩部的定位对应点,刺之可调整肩部局部之气。

13. 网球肘

取穴:中脘穴、健侧商曲穴、患侧滑肉门、患侧上风湿点。

　　配穴：肘上、下部疼痛，或疼痛向前臂放散，可沿早期经络循行路线的周围加针，加针距离可依据疼痛放散的远近而定；肘部疼痛较剧烈时，加刺患侧上风湿点周围，使针刺点呈三角形排列。

　　刺法：中脘穴、商曲穴用中刺；滑肉门穴、上风湿点及其周围加针均宜浅刺。

　　解析：先刺中脘穴调理脏腑，调动脏腑之气；再刺商曲穴、滑肉门穴以疏通经气和经络，起到活血行气的功效；后刺上风湿点活血化瘀，消除局部炎症。

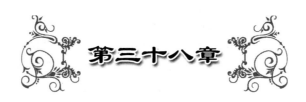

浮 针 疗 法

浮针疗法是用一次性浮针等针具,在局限性病痛区域的皮下疏松结缔组织通过扫散手法来治疗疾病的一种针刺疗法。

一、浮针疗法的治病原理

浮针疗法是皮下进针,针体在水平方向运动,扫散部位为皮下浅筋膜,也就是皮下疏松结缔组织。

现代研究:经络的现象与疏松结缔组织有着密切的关系。经络皮部理论认为,十二皮部都是十二经脉功能活动反映于体表的部位,也是经脉之气散布之所在。所以,浮针疗法是通过对皮部经络的刺激来治疗疾病的。

浮针疗法把病痛附近部位作为进针点,针刺方向直对病灶,是符合"以痛为输"的基本治疗法则的。

浮针疗法的留针时间相对较长,与埋针疗法有相同的治疗原理,可以延长刺激经络的时间,从而加强和巩固疗效。

二、浮针疗法的操作流程

(一)针刺前的准备

1. 针具 浮针疗法的针具应选择浮针,即软套管针。

浮针由软套管和其中的不锈钢针芯组成。软套管有较好的柔软度;针芯有足够的刚性和硬度。

根据浮针的长短分为:短号,24mm;中号,32mm;长号,40mm。

根据浮针的直径分为:粗号,0.9mm;中号,0.6mm;细号,0.3mm。

在选择针具时,应根据患者的性别、年龄的长幼、形体的肥瘦、体质的强弱、病变部位的深浅、治疗的具体位置、病变的性质等情况选择长短、粗细适宜的针具。如男性、体壮、形肥且病变部位较深者,可选用稍长、稍粗的浮针。反之,若为女性、体弱、形瘦且病变部位较浅者,就应选用较短、较细的针具。在根据治疗的具体位置和病变性质选择针具时,一般皮薄肉少之处,病变较为轻浅,如肌纤维组织炎等病症,宜选用较短、较细的浮针;皮厚肉多之处,病变复杂难治,如椎间盘突出症等,宜选用较长、较粗的浮针。

2. 体位　浮针治疗时宜选择舒适、恰当的体位。如体位选择不当,在施术过程中可因患者紧张或医生操作空间狭小,给医生进针、行针带来不便,给患者造成不必要的痛苦。所以,治疗时必须根据选用进针点的具体部位,选择适当的体位,使患者放松,同时便于医生施术操作。临床上常用体位有以下几种:

(1)仰卧位:适宜于取头、面、胸、腹部进针点和上下肢部分的进针点。

(2)侧卧位:适宜于在身体侧面和上下肢的部分部位进行治疗。

(3)俯卧位:适宜于在头、项、脊背、腰臀部和下肢背侧及上肢的一部分进针。

(4)仰靠坐位:适宜于颜面和颈前的进针点操作。

(5)俯伏坐位:适宜于项、背部的进针。颈椎病常用该体位治疗。

(6)侧伏坐位:适宜于面颊部及耳前后部位的操作。

对初诊、精神紧张或年老、体弱、病重的患者,应尽量采取卧位。

3. 确定病痛点　仔细诊查,在病痛所在部位寻找、确定病痛点。病痛点有明显的特征:

(1)病痛部位上有明显的结节或条索状触及物。

(2)在结节上或条索状物上有定位明确的压痛点。

(3)按压压痛点时,可产生远隔部位的疼痛。

(4)通过按压压痛点,疾病疼痛可有减轻或消失。

多数情况下,病痛点容易确定,但有以下几点应注意:

(1)病痛范围大时,医生必须找出最痛点;患者表达不清时,应选中央。

(2)病痛范围小,尤其是在关节附近或关节内部时,要让患者多次改变关节姿势,以使痛点明确。

(3)在颈项躯干部,人体的位置觉迟钝,较难分辨疼痛的位置。这更需要医生耐心检查,仔细体会指下的感觉,查看是否有条索样物、硬结等异常感觉。在查找痛点的过程中,用力要由轻而重,搜寻范围由大到小,一定要找到痛点所在,然后才能治疗。

(4)正常体位时,患者不感觉疼痛,检查也不易找到痛点,但当患者改变姿势到一定特定位置时,才会有疼痛出现,这种情况只有在让患者保持这一特定位置的状态下进行浮针操作治疗,才能取得较好的疗效。

明确病痛点,不仅要确定其位置和范围,更需要判断的是何种组织损伤,从而判断预后,这是浮针疗法最重要的环节。确定了病痛点后,还应需要按压痛点,观察患者的反应和按压后的效果,从而决定是否采取扫散治疗和扫散的时间。

4. 标定进针点　进针点的选择,关系到治疗进针的顺利与否和疗效的好坏。选择进针点要遵循以下原则:

（1）在病痛点周围选择进针点时,进针点必须便于进针和运针。若病痛点在肋间,可选择进针点与病痛点在同一肋间隙。

（2）病痛范围较小时,选择进针点可距病痛点近一些;病痛范围较大或多病痛点的疾病,可选远一些的部位作为进针点。

（3）进针点应避开皮肤上的瘢痕、结节、破损、凹陷、突起等部位,并尽量避开浅表血管,以免进针困难,影响操作,造成疗效不佳,引起感染等并发症,或针刺时出血。

（4）进针点与病痛部位之间最好不要有关节。因为关节处皮下疏松结缔组织少,治疗效果相对较差,再就是关节活动影响留针。

一旦确定了进针点后,就要进行及时的标记。甚至要固定保持必要的姿势不变。

5. 消毒　进针点部位用碘伏棉球消毒;医生手部要用75%酒精棉球擦拭。

（二）针刺操作

1. 进针　左手固定皮肤,保持松紧适度;右手执笔状持针。针尖与皮肤呈15°~25°角,适中用力快速刺入皮下,不可刺入太深,略达肌层即可。一般5mm深度即可,临床应根据针刺部位、患者体型等情况灵活掌握。然后松左手,右手轻轻提拉使针身离开肌层退于皮下,其标志是:医生在提拉浮针的过程中,有突然轻松的感觉,或者是对浮针不扶持时,针身有随即倾倒现象。在确保浮针针尖在浅筋膜层时,即可放倒针身,准备运针。

2. 运针　运针时,单用右手沿皮下向前推进。推进时稍微提起针尖,勿使深入,以运针时可见皮肤呈线状隆起为宜。在整个运针过程中,右手感觉轻松易进,患者无酸、胀、麻等感觉最好,不然就是针刺太深或太浅。运针深度一般掌握在25~35mm,对病变范围大、病程长的病症,运针深度可适当延长,反之则易短。

3. 扫散　进针达到预定的深度即可开始做扫散动作。扫散动作是浮针疗法独有的特点,对临床疗效有着重要的影响。

具体操作:左手固定针刺部位的周围皮肤,以右手中指抵住进针点附近的皮肤,使针座微微脱离皮肤,拇、食指持针柄前端,使针座末端抵于掌心,手握针座平抬浮针,使埋藏于皮下的针体微微隆起于皮肤,然后以进针点为支点左右摇摆,使针尖做扇形运动。操作时要柔和有节奏,保持稳定,避免忽上忽下,操作时间和次数视病情而定。如果疼痛已经消失或不再减轻,则应立即停止扫散动作。

扫散是浮针疗法的核心,每一个动作都必须用心去完成,并细心体会针下的感觉和患者的反应。同时两手一定要密切配合,使进针点和病痛处之间扫散范围内的肌肉、皮肤完全放松。扫散时间一般为2分钟左右,扫散次数为200次左右。如果扫散后,疼痛依然存在,可再选更靠近病痛点的部位作为进针点重新进针施术。

4. 针刺的方向　浮针疗法对针刺的方向要求较为严格。针刺方向必须直对病灶,如果针刺方向偏离进针点与病痛点的连线超过 20°,疗效将会明显降低,甚而无效。

5. 留针　运针结束后,抽出针芯,用无菌胶贴固定针座和留于皮下的软套管。一般情况下,留针时间以一天为宜。当然,留针时间的长短还要根据天气情况、患者的反应和病情的性质决定。若气候炎热、患者易出汗或因患者对胶布过敏等因素造成针口或局部皮肤瘙痒,留针时间不宜过长;若气候凉爽,患者无不适感,留针时间可适当延长。若病情复杂或缠绵难愈,如癌性疼痛,留针时间要相对长一些;若病情轻浅、病程较短,留针时间可适当短一些。

6. 出针　在留针达到既定的时间后即可出针。出针时,应先揭去胶贴,以左手拇、食指按于针孔周围的皮肤上,右手拇、食指拿捏浮针针座将软套管缓缓抽出,不可捻转提插。然后用无菌干棉球按压针孔 3~5 分钟,最后用创可贴固定。出针后,可让患者休息留观半小时。

7. 针刺间隔时间　浮针疗法的间隔时间是指从上一次起针到下一次进针之间的一段时间,一般以一天为最佳。

8. 疗程　针刺次数取决于病痛的治疗进展情况。一般以患者的症状消失为原则。也可待症状消失后,再续针一两次,以巩固疗效。浮针疗法相对无耐受性,治疗效果不因针刺次数增加而降低。所以,浮针疗法在临床中可连续施术,直至痊愈,不讲疗程。

三、浮针治疗中异常情况的处理与预防

浮针疗法常见异常情况为皮下瘀血和晕针。

1. 皮下瘀血

(1)原因:在疏松结缔组织中,富含小血管。皮下脂肪组织少的部位、偏瘦的患者,较粗的、显露明显的血管可以在针刺时刻意避开。但皮下脂肪较厚处,血管不易辨认,以致难免针刺时损伤而导致皮下出血。

(2)处理:微量皮下出血,可见针刺局部有小块青紫,一般不必处理,可自行吸收消退,应继续留针治疗,只需告知患者消除其顾虑及恐惧心理即可。若皮下出血较多,局部肿胀明显,疼痛较剧烈,瘀血面积大,影响到患者的功能活动时,可立即起针,做压迫、冷敷止血;24 小时后再做热敷或局部按摩,以促使局部瘀血的消散吸收。

(3)预防:施术时要注意尽可能预防皮下瘀血的发生。在操作时,动作要轻柔、缓慢、有节律,避免动作粗暴;神情要专注,切莫粗心大意;要熟练掌握进针、运针手法。

2. 晕针

（1）表现：晕针是在针刺过程中，患者发生晕厥的现象。晕针时，患者可出现精神疲倦、头晕目眩、面色苍白、恶心欲吐、多汗、心慌、四肢发冷、血压下降，严重时甚至出现神志昏迷、仆倒在地、唇甲青紫、二便失禁。

（2）原因：浮针疗法发生晕针相对较少，一般以青年女性多见，尤其是在体质虚弱、精神紧张或疲劳、饥饿等情况下更易发生。

（3）处理：一旦发生晕针，应立即停止进针，观察情况，给予饮热水等简单处理后，多数可缓解；对于症状严重者，应立即出针，平卧，必要时针刺人中、涌泉穴，同时给予对症治疗。

（4）预防：对于晕针应着重预防。如初次接受浮针治疗或精神紧张、身体虚弱者，应做好解释工作，消除患者对针刺的顾虑和紧张心理；同时选择适合的体位，手法要轻柔、熟练；若饥饿、疲劳时，应令进食、饮水、休息后再予针刺；医生在针刺治疗过程中，要神情专一，随时注意观察患者的神色，询问患者的感觉，一旦有紧张不适等晕针先兆，可及早采取处理措施，防患于未然。

四、浮针疗法的适应证

浮针疗法适用于治疗临床中医内科的大多数疾病。尤其对于慢性疼痛性疾病有着显著疗效。如慢性头痛、颈椎病、肩周炎、网球肘、腱鞘炎、腰肌劳损、关节炎等。

五、浮针疗法的注意事项

1. 患者在过饥、过饱、过劳、经期、精神紧张、醉酒等情况下，不宜立即行浮针治疗。

2. 常有自发性出血或损伤后出血不止者，不宜针刺。

3. 皮肤有感染、溃疡、瘢痕或肿瘤的部位，不宜行浮针治疗。

4. 孕妇、儿童、有传染病、发热、有急性炎症的患者，禁用浮针治疗。

5. 严格消毒，慎防感染。浮针疗法留针时间长，较易感染，特别是对如糖尿病患者等特殊人群，更应当加倍小心。留针期间，应注意针孔密封和针体固定，嘱患者避免剧烈活动和洗澡，以免汗液和水渍进入针孔引起感染。

6. 局部活动范围不可过大，以防软管脱出、移位，影响疗效。一旦发生移位，应及时予以调整纠正。

7. 当肢体发生浮肿时，治疗效果一般不佳，应改用其他方法治疗。

六、浮针疗法的临床应用

1. 网球肘

痛点：在疼痛局部摸到的卵圆形痛点。

操作：根据痛点与肘关节的关系选择进针点，尽量不跨关节。有3种情况，即痛点在肘关节的上方、下方和肘关节上。进针点应分别选在痛点的上方、下方和内侧。

2. 桡骨茎突狭窄性腱鞘炎

痛点：压痛明显的位置。

操作：进针点一般选在痛点的上方，从上向下进针。

3. 屈指肌腱腱鞘炎

痛点：压痛明显的点。

操作：选前臂内侧前缘桡动脉上方为进针点，从上方向下方进针；也可选择第1掌骨赤白肉际处为进针点，从下方向上方进针。

4. 肩周炎

痛点1：肩前喙突周围或结节间沟处的压痛点。

痛点2：肩侧肩峰下凹陷处附近压痛点或肌紧张处。

痛点3：肩后肩胛外侧角外下方"肩贞"穴周围肌肉硬紧感觉处。

操作：①在患侧前臂痛点1的上方、下方或内侧选一进针点向痛点1方向进针；②在痛点2的前方、后方或桡侧下方选一进针点，向痛点2方向进针；③在痛点3的内下方选进针点，向痛点3方向进针。

5. 腕管综合征

痛点：在手腕中央压痛明显的地方。

操作：在痛点上方前臂中央部位选进针点，由上向下进针。

6. 股骨头坏死

痛点：在股外侧髋关节处的压痛点或肌肉紧张处。

操作：在痛点下方选进针点，由下向上进针，施1~2针，留针5~8小时。

7. 早期类风湿手关节炎

痛点：腕关节背侧压痛点。

操作：选前臂背侧中央痛点上方为进针点，由上向下进针。

8. 膝关节痛

痛点：一般有6个痛点，前5个分别在：髌骨下内、外侧各1个；髌骨上内、外侧各1个；髌韧带下方1个。均为压痛明显处。最后一个在腘窝中下方，触诊为较大条索状微痛处。

操作：髌下内侧痛点：选痛点下方或内侧为进针点。

髌下外侧痛点：选痛点下方或外侧为进针点。

髌上内侧痛点：选痛点上方或内侧为进针点。

髌上外侧痛点：选痛点上方或外侧为进针点。

髌韧带下痛点：选痛点内下方或外下方为进针点。

腘窝处痛点：选痛点下方为进针点。

注意:①以上操作均由进针点向痛点方向进针;②膝关节有化脓性感染者,不可浮针治疗;③韧带下痛点,不在痛点正下方选进针点;④因髌下内、外侧痛点与髌韧带下痛点相距较近,所以髌韧带下痛点一般不与髌下内、外侧痛点同时进行浮针治疗,应轮替应用。

9. 足跟痛

痛点:足跟压痛处。

操作:在痛点的上方跟腱前内侧、外侧选进针点,由上向下进针。

注意:浮针治疗足跟痛,一般一次施刺 2 针,且不可在跟腱正后方选进针点。

10. 颈椎病

痛点 1:在 C_3、C_4、C_5 棘突凹陷中,放松状态下触诊呈结节状,手下有紧涩感,范围较小,按压时引发局部颤搐明显,同时可产生远隔部位的牵涉痛。

痛点 2:在同侧斜方肌上缘相当于肩井穴附近,范围较大,呈圆盘状,手下有紧涩硬的感觉。

痛点 3:由菱形肌损伤综合征引起的痛点在同侧肩胛骨内侧缘与棘突之间;由肩胛上神经嵌压综合征引起的痛点,在同侧肩胛骨内侧角上缘,多为比较硬紧的粗大条索状触及物。

痛点 4:在同侧腋下大圆肌、小圆肌重叠处上下,范围较大,有紧涩感。

痛点 5:在同侧肘关节桡侧下方,范围中等,条索状,快速触按可引发局部颤搐。

操作:①在痛点 1 下方取进针点,向上进针;也可以在痛点 1 上方选取进针点向下进针,或者选角孙穴的后方 2 寸处为进针点,向后方的痛点 1 进针。②由肩峰内向痛点 2 进针。③选痛点 3 的外下方或正下方为进针点,向痛点 3 进针。④由前臂外侧中央向痛点 4 进针。⑤选痛点 5 的下方为进针点,向痛点 5 方向进针。

注意:①单纯性颈痛,因为痛点少,浮针治疗效果较差,一般不作为首选;②痛点在痛点 5 时,应注意与网球肘鉴别,防止误诊;③治疗时,要和缓地活动颈椎,且应尽量早期治疗;④平时要注意颈部肌肉的锻炼,避免长时间的低头姿势。

11. 落枕 根据落枕后颈部疼痛的位置,选择痛点,具体操作参考颈椎病。

12. 泌尿系结石的止痛

痛点:在同侧股内侧寻找压痛点。

操作:选痛点下方为进针点,由下向上进针。

13. 腰椎间盘突出症

痛点 1:在 L_4、L_5 和 L_5、S_1 棘突的凹陷中。范围小,放松状态下,触诊手下紧涩感,并明显引发局部颤搐。

痛点 2:在梨状肌投影处。范围较大,触诊有粗大条索,手下明显紧涩感,按压有远隔部位的牵涉痛。

痛点3:在患侧小腿腓肠肌中央上下或外侧处。触诊条索状,有紧涩感。

操作:①由痛点1的下方或外侧方向痛点1进针;②由痛点2的下方或前下方向痛点2进针;③由痛点3的下方向痛点3进针。

注意:①注意与盆腔疾病牵涉腿痛、强直性脊柱炎、腰椎结核、股骨头坏死、腰椎骨质增生、腰椎肿瘤等疾病相鉴别;②早期治疗先远后近,治疗时配合腰部柔和活动,效果更好;③以麻木为主要症状者,应在麻木部位的上方确定进针点;④肥胖体型伴椎管狭窄的患者,不推荐选用浮针治疗。

14. 胃痛

痛点1:在中脘穴附近偏左侧。

痛点2:在左前臂内侧中央。

操作:取痛点1的左外下方为进针点,向痛点1方向进针。痛点2进针时,应由下方进针,向上施术。

15. 胆囊炎

痛点1:在剑突下偏右侧。

痛点2:应在右侧前臂桡侧寻找压痛点。

操作:①选痛点1的外下方为进针点,向痛点1方向进针;②取痛点2的下方为进针点,向上进针操作。

16. 久咳、干咳、梅核气

痛点:在甲状软骨下方可触及一个柔软的条索状物,定为病痛点。

操作:由胸骨切迹上缘进针,越过天突穴向上操作。

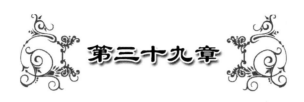

水针疗法

水针疗法是中西医结合的一种新疗法,是指在经络、腧穴、压痛点、体表触诊阳性反应点等部位注射适量的药液,充分发挥穴位和药物对机体的综合作用,用以治疗疾病的一种方法,又称腧穴注射疗法、穴位注射疗法。由于应用药液剂量较常规小,故又称小剂量药物穴位注射。如采用麻醉性药物、非甾体激素者,则称穴位封闭疗法。

水针疗法是在中医针刺疗法和西医封闭疗法的基础上形成的,将二者结合起来运用于临床,其疗效较单独应用有明显提高。水针疗法形成于 20 世纪 50 年代初期,广泛运用于临床是在 20 世纪 50 年代中期,当时也称"孔穴封闭"。

随着临床的逐渐发展,水针疗法所用药物亦呈多样化,把中药和西药中适宜肌内注射的大部分药物均用于水针疗法中,且注射的部位及临床适合治疗的病症也逐渐增多,其使用范围涉及内、外、妇、儿、五官等多个临床科室。

一、水针疗法的治病机制及作用特点

(一) 治病机制

水针疗法是以中医理论为指导,来激发经络、穴位的治疗作用,结合近代医药学中的药物药理作用和注射方法而形成的一种独特疗法。使用时,注射器刺入穴位后,行提插手法使得气,回抽无回血时再将药液缓缓注入穴位,从而起到了穴位、针刺和药物三效合一的功效。

1. 针刺和药物直接刺激经络线上的穴位,产生治疗作用。

2. 穴位注射后,药物在穴位处存留时间较长,故可增强与延长穴位的治疗效能,并使之沿经络循行以疏通经气,使病理组织器官的功能恢复正常,同时也使药物的治疗作用保持较长的时间。

3. 药物对穴位的作用亦可通过神经系统和神经体液系统作用于机体,激发人体的免疫能力,产生出更大的疗效。

因此,水针疗法不仅为针刺治疗提供了多种有效的特异性穴位刺激物,也为药物提供了相对特异性的给药途径,能减少药物用量,充分发挥药理作用,提高疗效。

(二) 作用特点

1. 既有针刺对穴位的机械性刺激,又有药物等化学性刺激,二者协同作用,有利于更好地调整机体的功能。

2. 水针疗法操作简单,易于掌握。

3. 水针疗法用极小剂量的药物,即可取得与大剂量药物肌内注射相同的效果,不仅可以提高疗效,且可以减少用药量,从而减少药物的许多副作用。

4. 患者穴位注射后,即可随意活动,较针刺留针法治疗时间短。

5. 注入的药液刺激范围大,吸收时间长,可明显增强疗效,延长治疗时间。

二、水针疗法常用针具与药液

(一) 针具

根据使用药物的剂量大小及针刺的深浅,选用不同规格的一次性注射器和针头。一般可使用 1ml、2ml、5ml 注射器,若肌肉肥厚部位可使用 10ml、20ml 注射器。针头可使用 5~7 号普通注射针头、牙科用 5 号长针头,以及封闭用的长针头。

(二) 药液

1. 中草药制剂　如丹参注射液、川芎嗪注射液、参麦注射液、生脉注射液、复方当归注射液、人参注射液、黄芪注射液、银杏达莫注射液、银黄注射液、鱼腥草注射液、板蓝根注射液、柴胡注射液、徐长卿注射液、清开灵注射液、威灵仙注射液、红花注射液、血塞通注射液、血栓通注射液、舒血宁注射液等。

2. 维生素类制剂　维生素 B_1 注射液、维生素 B_6 注射液、维生素 B_{12} 注射液、维生素 C 注射液、维生素 D_2 注射液、维生素 D_3 注射液等。

3. 其他注射液　5% 葡萄糖注射液、10% 葡萄糖注射液、0.9% 氯化钠注射液、胎盘注射液、缩宫素注射液、辅酶 A 注射液、三磷酸腺苷注射液、神经生长因子注射液、硫酸阿托品注射液、泼尼松龙注射液、利多卡因注射液、氯丙嗪注射液等等,许多供肌内注射的药物均可考虑用于穴位注射。

三、水针疗法分类

水针疗法按注射的内容分为:

1. 穴位注药　注射中药、西药及中西药混合制成的针剂。

2. 穴位注水　注射生理盐水、注射用水、低浓度葡萄糖注射液等。

3. 穴位注液　注射胎盘组织液等。

4. 穴位注气　亦称穴位充气疗法,常用氧气、空气等。

5. 穴位注血　即穴位注射患者自身血。

6. 穴位注油　一般注射灭菌植物油,如花生油、生姜油等。

四、水针疗法的适应证

水针疗法的应用范围较广,凡针灸的适应证大部分可应用水针疗法治疗。

1. 运动系统疾病　肩周炎、风湿性关节炎等痹证;腰肌劳损、纤维组织炎、骨质增生、椎间盘突出等腰腿痛疾病;软组织损伤等。

2. 神经系统疾病　头痛、不寐、痿证、脑卒中后遗症、面神经麻痹、三叉神经痛、坐骨神经痛、肋间神经痛、癫狂痫证等。

3. 消化系统疾病　胃下垂、胃溃疡、胃神经症等引起的胃痛;腹泻、肝炎、胆绞痛等。

4. 呼吸系统疾病　急慢性支气管炎、上呼吸道感染等所致的咳嗽;哮喘、肺痨等。

5. 循环系统疾病　心悸、冠心病、高血压等。

6. 外科、皮肤科疾病　胆石症、胆道感染、尿路结石、风疹、痤疮、银癣病等。

7. 五官科疾病　咽喉肿痛、目赤肿痛、中耳炎、鼻炎等。

8. 妇儿科疾病　小儿肺炎、小儿遗尿、子宫脱垂、宫缩不良等。

五、水针疗法的操作

(一)穴位选择

1. 一般根据针灸治疗时的处方原则进行辨证选穴。

2. 结合经络、经穴的触诊法选取阳性反应点进行治疗。用拇指或食指以均匀的力量在患者的体表进行按压、触摸、滑动,检查压痛点、条索状或结节样等阳性反应物,以及皮肤的凹陷、隆起、色泽变化等部位,作为水针疗法的进针点或治疗点。重点触诊腰背部的背俞穴,四肢经络循行线上的原穴、郄穴、合穴等特定穴部位及一些经验穴。也可选用有关俞穴、募穴等进行治疗。选穴要少而精,尽量选择肌肉较丰满部位的穴位。

3. 软组织损伤者,可选取最明显的压痛点;较长肌肉的肌腹或肌腱损伤时,多选择肌肉的起止点;腰椎间盘突出症,可将药液注射到神经根附近。

4. 耳部取穴应根据耳针疗法中耳穴的探查方法选取有关穴位。

(二)具体操作

1. 操作程序

(1)患者取舒适体位,暴露选定穴位的部位。

(2)根据用药量的不同及选定的治疗部位的肌肉丰满程度选择合适的注射器和针头;抽取药液,排尽空气。

(3)治疗局部皮肤常规消毒后,右手持针,对准注射部位用无痛注射法快速进针至皮下组织,然后缓慢推进或上下提插,探得紧涩或酸胀等得气感应后,回抽无回血,将药物推入体内。

2. 推注速度 一般疾病用中等速度推入药液;慢性疾病、体弱者缓慢推注;急性病、身体强壮者,可用强刺激,快速将药液推入。如推注药液较多时,可将注射针由深部逐步退出到浅层,边退边推药,或将注射针退到浅层后改变几个进针方向再进行药液推注。

3. 注射角度与深浅 根据穴位所在位置与病变组织的不同要求,决定针刺角度及进针的深浅。同一穴位可从不同角度刺入。也可按病情需要决定进针深浅度,如三叉神经痛,可于面部触诊点皮内注射少量药液,使成一"皮丘"即可;治疗腰肌劳损时,注射宜适当深刺,推注药液相对较多。

4. 药物剂量 穴位注射的用药剂量取决于疾病的性质、证候、患者的体质、注射部位和药物的性质与浓度。

(1)头面部和耳穴等处用药量较小,每个穴位一次注射药量为 0.1~0.5ml 即可。

(2)四肢及腰背部肌肉丰厚处用药量宜大,每个穴位一次注入药量可达 2~15ml。

(3)刺激性较小的药物,如葡萄糖注射液、生理盐水、注射用水等药量较大,例如软组织劳损时,局部注射葡萄糖注射液可达 10~20ml 以上。

(4)刺激性较大的药液如乙醇溶液等,以及特异性药物如阿托品、抗生素等,一般用量较小,即所谓小剂量穴位注射,每次用量多为常规用量的 1/10~1/3。

(5)中药注射液的常用量为 1~2ml。

5. 疗程 一般每日或隔日注射 1 次,反应强烈者亦可隔 2~3 日 1 次。左右侧穴位交替使用。10 次为 1 个疗程,休息 5~7 天再进行下一个疗程的治疗。

六、水针疗法的注意事项

1. 治疗时应对患者告知治疗的特点和注射后的正常反应。

2. 严格遵守无菌操作,防止感染。应每注射一个穴位更换一个针头。使用前应核对药物的有效期,并检查药液有无沉淀、杂质等情况。

3. 注意药物的性能、药理作用、剂量、配伍禁忌、副作用和过敏反应;凡能引起过敏反应的药物,使用前必须先做皮试,试验阳性者禁用;副作用较严重的药物禁用;刺激性较强的药物应慎用。

4. 一般药液不宜注入关节腔、脊髓腔和血管内,注射时必须回抽无回血方可推注。药液误入关节腔易至关节红肿热痛等反应,误入脊髓腔会损伤脊髓,误入血管可引起相关反应或使疗效降低,操作时必须谨慎。另外,高渗葡萄糖溶液不可注入皮下,一定要注入肌肉深部,以免引起组织坏死。

5. 注射部位有神经干时,必须避开神经干,或浅刺以不达到神经干所在位置为宜。若神经干所在位置较浅,可深刺以超过神经干之深度再推注药液。若针刺触及神经干,可出现触电感,这时应退针至皮下改换角度重新进针,待避开神经干后方可进针推注药液。

6. 颈部、躯干部穴位进针不宜过深,以防伤及内脏;背部脊柱两侧穴位进针时,针尖宜斜向脊柱刺入,避免直刺而引起气胸,同时必须控制剂量,缓慢注射。

7. 年老体弱者,注射部位不宜过多,用药剂量应酌情减少,以免发生晕针现象;孕妇的下腹部、腰骶部和三阴交、合谷等强反应穴位属孕妇的禁针部位,不宜水针治疗,以免引起流产。

七、水针疗法的临床应用

1. 十二指肠溃疡

取穴:脾俞穴、左右梁门穴或上脘穴、鸠尾穴。

用药:三磷酸腺苷注射液、维生素 B_1 注射液、当归注射液、黄芪注射液、阿托品注射液。

操作:脾俞穴区压痛点注射三磷酸腺苷注射液或维生素 B_1 注射液 0.5ml;左右梁门穴或上脘穴、鸠尾穴注射当归注射液或黄芪注射液 1ml。每日 1 次,每次 1 穴,10 日为 1 个疗程。止痛可在脾俞穴区压痛点注射阿托品注射液 0.3ml。

2. 胆囊病症

取穴:胆囊穴(阳陵泉下一横指处)、背部阿是穴、外丘穴。

用药:柴胡注射液、丹参注射液、阿托品注射液、三磷酸腺苷注射液。

操作:胆囊穴、阿是穴、外丘穴区压痛点各注射柴胡注射液或丹参注射液 0.5ml;止痛可在阿是穴注射阿托品 0.3ml 或三磷酸腺苷注射液 0.5~1ml。每日 1 次,每次 1 穴,10 日为 1 个疗程。

3. 慢性支气管炎

取穴:肺俞穴、风门穴、大杼穴、哮喘穴、膻中穴、华盖穴。

用药:三磷酸腺苷注射液、维生素 B_1 注射液。

操作:每次 2~3 穴,轮替注射三磷酸腺苷注射液或维生素 B_1 注射液 1ml,每日 1 次,10 日为 1 个疗程。

4. 肩周炎

取穴:肩贞穴、肩髎穴、臂臑穴、三角肌压痛点、肩胛冈肌区压痛点、肱二头肌长头和短头肩前区压痛点。

用药:利多卡因注射液、泼尼松龙混悬液、当归注射液。

操作:在肩贞穴、肩髎穴、臂臑穴、三角肌压痛点、肩胛冈肌区压痛点、肱二头肌长头和短头肩前区压痛点部位,每点注射利多卡因注射液 1ml、泼尼松龙混悬液 1ml 和当归注射液 1ml 的混合液,每隔 4 日施术 1 次。

5. 肱骨外上髁炎

取穴：阿是穴。

用药：利多卡因注射液、泼尼松龙混悬液、当归注射液。

操作：在阿是穴注射利多卡因注射液 0.5ml、泼尼松龙混悬液 0.2ml 和当归注射液 0.5ml 的混合液，要注射在肌肉附着点上，并采用多点注射法，1 周 1 次。

6. 腰部急性扭伤、腰部肌肉及韧带陈旧性损伤疼痛

取穴：阿是穴或阳性反应点。

用药：利多卡因注射液、泼尼松龙混悬液、当归注射液。

操作：在阿是穴或硬结组织阳性反应点注射利多卡因注射液 2ml、泼尼松龙混悬液 2ml 和当归注射液 2ml 的混合液，1 周 1 次。

7. 神经损伤

尺神经损伤取穴：少海穴、小海穴、后溪穴。

桡神经损伤取穴：尺泽穴、手三里、合谷穴。

正中神经损伤取穴：内关、外关、曲泽穴。

坐骨神经损伤取穴：环跳穴、秩边穴、殷门穴。

腓总神经损伤取穴：阳陵泉、丰隆穴、足三里。

胫神经损伤取穴：承山穴、太溪穴、阴陵泉。

用药：三磷酸腺苷注射液、维生素 B_{12} 注射液、红花注射液。

操作：注射三磷酸腺苷注射液 1.5ml、维生素 B_{12} 注射液 1ml、红花注射液 2ml 的混合液，每穴注射 1.5ml，隔日 1 次，5 次为 1 个疗程。

8. 痿证

取穴：髀关穴、足三里、伏兔穴。

用药：三磷酸腺苷注射液、红花注射液、当归注射液。

操作：三磷酸腺苷注射液、红花注射液、当归注射液各 1ml，分别注射到 3 个穴位内，1 日 1 次，次日药物互换注射，3 次 1 个循环，3 个循环为 1 个疗程。

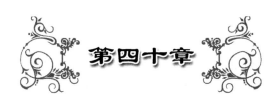

锋勾针疗法

锋勾针疗法是在中医理论指导下,通过使用锋勾针点刺或勾割人体腧穴或特定部位的特殊手法操作,从而达到防治疾病的一种独特的针刺方法。它是新九针的一个组成部分。

锋勾针是新九针重要针具之一,是根据古九针之一的锋针与民间流传的勾针,综合二者之特点,取其所长,融为一体而制成,故名曰锋勾针。

当临床上遇到"筋痹""骨痹"等一些痼疾时,可用锋勾针来治疗,它属于"深内之至骨"以及"致针骨所,以上下摩骨也"的深刺法。

一、锋勾针疗法的治疗作用

临床治疗根据不同部位及病情选择施用锋勾针,可起到刺脉络放瘀血的锋针作用,又可转动针身,割断皮下一些脂肪及肌纤维,疏通局部之壅滞,二者合一,可达直通脉络、疏导气血、泻热散滞的功效。

1. 直通脉络　包括蠲痹通络、解痉缓急、祛瘀散结。
2. 疏导气血　包括行气止痛、宣肺定喘、调经摄血。
3. 泻热散滞　包括清热泻火、醒神开窍、清热通淋。

二、锋勾针疗法的治则与选穴、配穴

(一)治则

1. 补虚泻实　就是扶正祛邪。"邪气盛则实,精气夺则虚。""盛则泻之,虚则补之……不盛不虚以经取之。"虚则补,实则泻,属于正治法则,是锋勾针疗法的重要治则。

2. 清热散寒　"热则疾之,寒则留之。"这是针对热性病症和寒性病症制定的清热、散寒的治疗原则。

3. 经、穴并重　腧穴是脏腑经络之气输注聚集之处,也是反映病变和进行诊断治疗的重要部位;经络则是人体气血运行的通道,联络五脏六腑、四肢百骸,调节全身功能。现代治疗注重腧穴,古代针灸重视经络,而锋勾针治疗应做到经、穴并重,才能真正达到激发经气、宣通气血、保持机体阴阳协调和相对平衡的功效。

4. 注重手法 锋勾针疗法必须注重临床操作手法。实证、热证当施以泻法;虚证当施以补法;不实不虚当施以平补平泻法。病位在表当浅刺;病位在里当深刺;粘连不甚当勾拉松解;严重痉挛当切割松解。只有通过娴熟的手法,有效的操作,最佳的治疗方案,才能真正达到补虚泻实、清热散寒、经穴并调的目的。

(二) 选穴、配穴

1. 选穴 锋勾针治疗选穴有近部选穴、远部选穴、辨证选穴和对症选穴四大原则。

(1)近部选穴:近部选穴即选取病变局部及其邻近周围的腧穴。如膝痛取犊鼻、梁丘;胃痛取中脘、建中;头痛取太阳、头维;眼疾取睛明、承泣。

(2)远部选穴:远部选穴即选取与病变部位所属或相关的经络上的距病位较远的腧穴。如胃痛取足三里、梁丘;牙痛取合谷、内庭;头痛取太冲、阳陵泉。

(3)辨证选穴:辨证选穴即据疾病证候特点,分析病因病机选取有效腧穴。如风火牙痛选风池、外关;胃火牙痛选内庭、二间;肾虚牙痛选太溪、行间。

(4)对症选穴:对症选穴即根据疾病的特殊症状选取特效腧穴。如哮喘取定喘穴,虫症取百虫窝,落枕选外劳宫等。

2. 配穴 锋勾针疗法配穴方法分本经配穴法、表里经配穴法、同名经配穴法、前后配穴法、上下配穴法、左右配穴法6种。

(1)本经配穴:本经配穴是指针对某一脏腑经脉病变选取该脏腑经脉的腧穴配成处方,如治疗胃火牙痛,近取足阳明胃经颊车,远取本经荥穴内庭。

(2)表里经配穴:表里经配穴是以脏腑经脉的阴阳表里配合关系为依据组成处方,如治疗风热咳嗽,取手太阴肺经的尺泽和手阳明大肠经的曲池、合谷。原络配穴是表里经配穴的特例。

(3)同名经配穴:同名经配穴是基于同名经"同气相通"的理论,将手足同名经的腧穴组成处方,如阳明头痛取手阳明大肠经的合谷,配足阳明胃经的内庭穴。

(4)前后配穴:前后配穴是指将人体前部和后部的腧穴相配成方,主要是将胸腹部和腰背部的腧穴相配,用以治疗脏腑疾病。如肺病,前取中府,后取肺俞。俞募配穴为前后配穴法的特例。

(5)上下配穴:上下配穴是指将腰部以上或上肢的腧穴和腰部以下或下肢的腧穴配合成方,如胃痛,上取内关,下取足三里。八脉交会穴配伍属于上下配穴法的特例。

(6)左右配穴:左右配穴是指将人体左侧和右侧的腧穴配合成方。本法基于人体十二经脉左右对称分布和部分经脉左右交叉的特点而组穴。如左侧偏头痛取同侧太阳穴、头维和对侧的外关、足临泣。

三、锋勾针疗法的具体操作

（一）施术前准备

1. 针具选择　根据病情需要和操作部位,选择不同型号的锋勾针。要求针身光滑、无锈蚀,针尖锐利。

2. 部位选择　根据病情选取适当的施术部位。

3. 体位选择　选取患者舒适、医生便于操作的施术体位。如在颈部施术,可选俯坐位、仰坐位或端坐位;四肢部施术多选坐位,对惧针或体弱的患者也可选用仰卧位。

4. 环境及消毒　要求环境清洁卫生。针具严格消毒。施术部位用碘伏棉球消毒,医生手部用75%酒精棉球擦拭。

（二）施术方法

1. 左手拇指、食指固定施术部位皮肤,右手执笔式持针与皮肤呈75°角迅速将针头刺入皮下。

2. 将针体扭正与皮肤垂直,将皮下纤维挑起。

3. 上下提插针柄进行勾割,感觉有纤维断裂为止,一般操作3~4针即可。

4. 施术结束后,将针体恢复到进针时的角度,缓慢将针体顺针孔按进针时的顺序退出。

5. 出针后,迅速用无菌干棉球按压针孔数分钟。待无出血时,用碘伏棉球对针孔进行再次消毒,然后用无菌敷贴固定。让患者休息留观半小时。

四、锋勾针疗法的适应证

锋勾针疗法对急性炎症、实证性疾病的治疗作用显著,其适用范围为:

1. 急性、痉挛性或某些慢性疾患所致的局部功能障碍,或久而不愈的顽固性疼痛,如肩关节周围炎、神经性头痛、腰背肌劳损、腱鞘炎、中风后遗症、支气管炎、哮喘、胃痉挛等。

2. 某些急性感染性疾病,如急性结膜炎、急性扁桃体炎、急慢性咽炎、高热、休克、暗哑等。

五、锋勾针疗法的禁忌证

1. 严重的感染、溃疡和创伤部位禁用锋勾针治疗。

2. 尚未愈合的伤口、手术部位、瘢痕处、恶性肿瘤部位、严重的静脉曲张部位、重要脏器、较大血管部位,均禁用锋勾针疗法。

3. 对患有出血性疾病的患者、小儿囟门未闭合者、妊娠期妇女当禁刺。

4. 对于有过饥、过饱、过劳、醉酒、大惊、大恐等情况的患者,暂不予进行锋勾针治疗,待上述情况解除后,方可再进行施术。

六、锋勾针疗法的注意事项

1. 操作部位应严格消毒,防止感染。

2. 随时观察患者的反应,应积极与患者沟通,尤其要注意血压、心率等变化,防止晕针、晕血等情况的发生。

3. 切勿伤及大动脉及重要的神经、肌腱、关节囊等组织。

4. 出血较多时,应积极止血,必要时给予药物对症治疗。

5. 治疗结束后,要休息留观半小时,1周内禁止洗澡。

七、锋勾针疗法的临床应用

1. 急性腰扭伤

取穴:阿是穴。

治法:锋勾针治疗。深斜刺入后,勾割1~2次后即出针。

2. 头痛

取穴:合谷、内庭。

治法:锋勾针疗法。每穴刺入后勾拉1次即出针。

3. 胃痉挛

取穴:足三里、梁丘穴。

治法:锋勾针疗法。每穴刺入后勾拉1次即出针。

4. 牙痛

取穴:外关、内庭、合谷、二间穴。

治法:锋勾针疗法。每穴刺入后勾拉1次即出针。

5. 落枕

取穴:外劳宫、阿是穴。

治法:锋勾针疗法。外劳宫穴勾刺1次即可;阿是穴根据情况,刺入后勾割2~3次再出针。

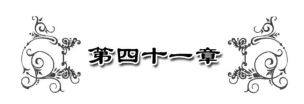

火 针 疗 法

火针疗法古称"焠刺""烧针"等,是用火将针烧红后迅速刺入穴位内,给人以一定的热性刺激,然后又快速将针拔出,从而达到祛病、防病目的的一种针刺方法。

《灵枢·寿夭刚柔》云:"刺布衣者,以火焠之。"《灵枢·官针》云:"焠刺者,刺燔针则取痹也。"张仲景《伤寒论》中有"烧针令其汗……""火逆下之,因烧针烦躁者……""表里俱虚,阴阳气并竭,无阳则阴独,复加烧针……"等记载。直到唐代孙思邈《备急千金要方》中才正式定名为"火针"。明代杨继洲的《针灸大成》记述最详:"……频以麻油蘸其针,灯上烧令通红,用方有功。若不红,不能去病,反损于人。"明代高武《针灸聚英》云:"人身诸处皆可行针,面上忌之。凡季夏,大经血盛皆下流两脚,切记妄行火针于两脚内及足……火针者,宜破痈毒发背,溃脓在内,外皮无头者,但按肿软不坚者以溃脓。"说明火针在明代已广泛应用于临床。

一、火针疗法的作用

火针疗法具有针和灸的双重作用,即温热作用。通过火针刺激腧穴,增加人体阳气,激发经气,调节脏腑功能,使经络通、气血行。火针疗法具有祛寒除湿、散结解毒、去腐排脓、生肌敛疮、益肾壮阳、升阳举陷、除麻止痒、息风定惊等作用。

二、火针疗法所用针具

1. 细火针　细火针直径为0.5mm,主要用于面部的穴位。由于面部血管、神经比较丰富,感觉敏感,使用细火针可以减少痛苦。

2. 中粗火针　直径约为1.0mm,适用范围比较广泛,除面部穴位和肌肉浅薄的部位外,其他的穴位或部位都可用中粗火针施术,包括四肢、躯干部的穴位、压痛点和病灶周围等。

3. 粗火针　直径约为2.0~2.5mm,主要用于针刺病灶部位,如窦道、痔漏、瘰疬、痈疽、乳腺炎、腱鞘囊肿、神经性皮炎、各种结节、皮肤肿瘤等。

三、火针疗法的针刺方法

（一）按针刺部位分为经穴刺法和痛点刺法

1. 经穴刺法　经穴刺法是根据临床症状表现辨证、辨经，按经取穴，在经络穴位上施行火针的方法。通过火针对经穴的刺激来温经通络、行气活血，从而达到扶正祛邪、平衡阴阳、调整脏腑的功能，多用于治疗内科疾病。

2. 痛点刺法　痛点刺法是在病灶局部或有关穴位处寻找最明显的压痛点，再在痛点上施以火针治疗。中医认为，压痛点是局部经气不通、气血阻滞的反应点。以火针刺激压痛点，可使局部经气畅通、气血运行，从而达到止痛的目的，主要用于肌肉、关节病变和各种神经痛。

（二）按针刺方法分密刺法、围刺法和散刺法 3 种

1. 密刺法　密刺法是用中粗火针密集地刺激病灶局部的一种火针刺法。密集程度取决于病变的轻重，病情严重者，针刺要密集一点，以每针相隔 1cm 为度。密刺疗法以足够的热力，改变局部气血的运行，从而促进病损组织的新陈代谢，使组织功能恢复正常，最终达到治愈疾病的目的。主要适用于增生性、角化性皮肤病，如神经性皮炎等。

2. 围刺法　围刺法是用火针围绕病灶周围行针刺的一种刺法。进针点多选用病灶与正常组织交界之处。在病灶周围施以火针治疗，可以温通经脉，改善局部气血循环，促进组织再生，从而使组织结构恢复正常形态和功能。围刺法主要适用于皮肤科、外科的疾患。

3. 散刺法　散刺法是以火针疏散地刺在病灶部位上的一种火针治疗法。它具有温阳益气、改善局部气血运行的作用，可以治麻、止痒、定惊、解痉、止痛。一般针刺间隔距离为 1.5cm。针具以细火针为宜。针刺方法多选用浅刺法。

（三）按出针的快慢分为快针法和慢针法

1. 快针法　快针法是进针后迅速出针的一种针刺方法，是火针最常用的针刺法之一。火针疗法多以快针治疗为主，整个进出针的过程只需 1/10 秒的时间。因为火针疗法是借助经过烧红的针体所带的热量来刺激穴位或病变部位的，只要针体红透，热力充足，一经针刺就可达到激发经气、推动气血、温通经络的目的，所以说留针时间加长并不能增加疗效，对治疗也无太大的临床意义。

2. 慢针法　慢针法与快针法相反，其特点是针体刺入穴位或病变部位后，要在机体内停留较短的一段时间，留针时间一般为 1~3 分钟，然后再出针。慢针法有其特殊的用途和适用范围，主要适用于治疗瘰疬、肿物、囊肿等各类组织坏死或异常增生的疾病。

四、火针疗法的具体操作

1. 材料准备　碘伏棉球、镊子、针具、酒精灯、打火机、无菌敷料、胶布、弯

盘等。

2. 施术 火针疗法的施术可简单归纳为揣、爪、烧、刺、退。

揣:揣即定位。是根据病情,沿一定的经络走行进行揣摸,寻找压痛点,"以痛为输",在揣的过程中要遵循"宁失其穴,勿失其经"的原则。

爪:爪即标记。是以爪甲在所取穴位上按压出切痕,然后用甲紫溶液进行标记。再用碘伏棉球对施术部位进行常规消毒,以待针刺。

烧:烧即烧针。根据病变情况,选择粗细、长短适宜的针具,然后点燃酒精灯,加热针具使通红,以达到治疗所需的温度。

刺:刺即进针。左手固定施术部位,右手持针将火针迅速准确刺入所标记的腧穴或痛点。

退:退即出针。要求速进速出。避免因留之过久导致筋焦骨伤,给患者造成额外的痛苦。

3. 包扎 用无菌敷料包扎针孔。对痈疽等化脓性疾病的治疗,要将脓液引流到弯盘中,并确认排尽后,应再次用碘伏棉球消毒,然后再用无菌敷料包扎。

4. 留观 火针治疗后,应让患者休息、留观最少半小时。

五、火针疗法的适应证

火针疗法具有温经散寒、通经活络的作用,以往临床上多用于治疗虚寒性的痈肿,近来火针使用扩展了治疗范围。

1. 长针深刺可用于治疗象皮腿和瘰疬、痈疽的排脓等。

2. 短针浅刺可用于治疗扁平疣、痣、风湿痛、肌肤冷麻等病症。

六、火针疗法的禁忌证

1. 火针刺激强烈,孕妇及年老体弱者禁用火针治疗。

2. 热病及局部红肿、破溃者,一般不宜用火针治疗。

3. 高血压、心脏病、恶性肿瘤、糖尿病等患者禁用火针。

七、火针治疗的注意事项

1. 火针治疗前,要做好与患者的沟通工作,解除思想顾虑,消除紧张心理,取得患者的配合,然后方可进行治疗。

2. 施用火针时,应注意安全,防止火针灼伤患者其他部位或损坏衣物,用后及时熄灭酒精灯。

3. 应用火针时,必须把针烧红烧透,速刺速起,不能停留,深浅适度。

4. 过度紧张、饥饿、劳累的患者不宜使用火针,体质虚弱的患者应取卧位。

5. 火针针刺必须细心、慎重,要求动作敏捷、操作准确,应避开血管、肌腱、神经干及重要脏器,以防损伤造成意外。针刺的深度应视病变的深浅而定,针刺数量的多少,应根据病变局部的面积大小而定,一般每次1~3针,针刺间隔时间以 1~2 周为宜。

6. 面部、足部一般尽量点灸,不针刺,以免留有瘢痕。

7. 火针治疗后,针孔要用消毒纱布包覆。最少 3 天内不可洗浴,以免感染。针后勤换内衣,针尖处不可用手搔抓,防止感染的发生。

8. 火针治疗后,腧穴处皮肤可出现微红、灼热、轻度肿痛、瘙痒等症状,这属于正常现象,不必进行处理,约 1 周后会自行消失;若红肿处出现脓点或红肿加重,出现分泌物增多,可外敷金黄膏或进行清创换药,几日后即可愈合;若针刺损伤血管导致出血不止,可立即应用无菌干棉球压迫止血。

八、火针的临床应用

1. 中风

(1)脏腑中风

闭证取穴:水沟、十二井穴、太冲、丰隆、劳宫。

闭证配穴:牙关紧闭者,配颊车、下关、合谷;两手紧握者,配内关、后溪穴。

脱证取穴:关元穴为主。

脱证加穴:汗出不止者,加足三里;虚阳浮越者,加肾俞、涌泉穴。

治法:细号火针针刺,行快针法。火针温度以白炽为度,右手执笔式持针直刺。针刺深度 2~5 分许。

(2)经络中风

取穴:内关、极泉、尺泽、委中、三阴交、足三里。

加穴:口角歪斜,加颊车、地仓;语言謇涩,加廉泉;手指拘挛,加八邪;上肢不遂,加曲池、肩髃、手三里、合谷;下肢不遂,加环跳、阳陵泉、阴陵泉、风市;头痛、眩晕,加风池、太冲、完骨、天柱;足内翻,加绝骨、丘墟透照海;足外翻,加中封、太溪;足下垂,加解溪、胫上;便秘,加丰隆、支沟;尿失禁、尿潴留,加中极、曲骨、关元。

配穴:肝阳暴亢,配太冲、太溪,镇肝潜阳;风痰阻络,配丰隆、合谷,化痰息风;痰热腑实,配曲池、内庭、丰隆,清热豁痰;气虚血瘀,配气海、血海,益气活血;阴虚风动,配太溪、风池,滋阴潜阳。

治法:细号火针针刺,行快针法。火针温度以白炽为度,右手执笔式持针直刺。针刺深度 2~5 分许。隔日 1 次,15 天为 1 个疗程。

2. 面神经麻痹

取穴:风池、鱼腰、合谷、翳风。

治法:细号火针针刺,行快针法。火针温度以白炽为度,右手执笔式持针直刺。针刺深度鱼腰、翳风为 1 分许,合谷、风池约为 5 分。隔日 1 次,15 天为 1 个疗程。

3. 痹证

痹证多按疼痛部位取穴。

肩部取穴:肩髃、肩髎、合谷、外关、后溪。

肘部取穴:曲池、尺泽、外关、合谷。

腕部取穴:阳池、外关、阳溪、腕骨。

背脊取穴:水沟、身柱、命门、腰阳关。

踝部取穴:申脉、照海、昆仑、解溪。

行痹取穴:肾俞、命门、关元。

着痹取穴:足三里、阳陵泉、商丘。

热痹取穴:大椎、曲池。

治法:细号火针针刺,行快针法。火针温度以白炽为度,右手执笔式持针直刺。针刺深度根据穴位的不同在 0.1~1 寸之间选择。隔日 1 次,7 天为 1 个疗程。

4. 郁证

取穴:内关、太冲、三阴交。

治法:细号火针针刺,行快针法。火针温度以白炽为度,右手执笔式持针直刺。针刺深度 2~5 分许。

5. 感冒

风寒感冒取穴:列缺、合谷、风门、风池。

风热感冒取穴:鱼际、曲池、大椎、外关。

治法:细号火针针刺,行快针法。火针温度以白炽为度,右手执笔式持针,根据穴位行斜刺或直刺。针刺深度 1~5 分许。

6. 泄泻

取穴:合谷、天枢、上巨虚、大肠俞。

加穴:有热,加大椎、曲池;毒痢,加十宣,以泄热。

治法:细号火针针刺,行快针法。火针温度以白炽为度,右手执笔式持针直刺。针刺深度 1~5 分许。

7. 带状疱疹

取穴:疱疹周围阿是穴,病变侧对应夹脊穴。

治法:细号火针针刺,火针温度以白炽为度,右手执笔式持针直刺,针刺深度 0.2~0.5cm,以皮损面积的大小决定针刺次数。前 3 天每日 1 次,以后改为隔日 1 次,7 天为 1 个疗程。

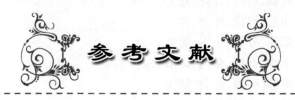

参考文献

1. 柴可夫.中医基础理论[M].北京:人民卫生出版社,1998.

2. 邓铁涛.中医诊断学[M].修订版.上海:上海科学技术出版社,2013.

3. 赵国东.新编中医疗法大全[M].武汉:湖北科学技术出版社,2014.

4. 魏汉林,王成祥.实用中医疗法[M].北京:人民卫生出版社,2000.

5. 秦丽娜.贴贴肚脐能治病[M].北京:中国纺织出版社,2015.

6. 高汉森,林昌松.甲亢中医疗法[M].广州:华南理工大学出版社,2004.

7. 京城岐黄国医馆.经络祛病活学活用[M].呼和浩特:内蒙古人民出版社,2010.

8. 何燕南.从生活学中医:中医入门一本就会[M].天津:天津科学技术出版社,2014.

9. 刘星,王欢.百病放血疗法[M].太原:山西科学技术出版社,1995.

10. 高忻洙,胡玲.中国针灸学词典[M].南京:江苏科学技术出版社,2010.

11. 张运生.拔火罐疗法[M].徐州:徐州市中医院推拿科,2013.

12. 郝玉娟.中医拔火罐疗法的操作及护理[J].护理研究,2010,24(36):3354-3355.

13. 石学敏.针灸学[M].修订版.天津:天津中医药大学,1998.

14. 内蒙古包头市卫生局.家庭中医药养生保健手册[M].包头:包头市卫生局,2010.

15. 张春萍,张议文,王俐钧,等.自血穴注疗法现代临床文献研究[J].针灸临床杂志,2015,31(11):56-58.

16. 徐佳,曲惠卿.针灸加自血穴注治疗慢性荨麻疹30例临床观察[J].江苏中医药,2005,26(7):34-35.

17. 高汉森.乙肝中医疗法[M].广州:华南理工大学出版社,1998.

18. 汪振宇.脑干卒中的中医疗法[M].沈阳:辽宁科学技术出版社,2012.

19. 杨智孚,张峰.常见病简易中医疗法[M].北京:金盾出版社,2000.

20. 许丽绵.生殖系统炎症中医疗法[M].广州:华南理工大学出版社,2004.

21. 杨明会,窦永起.不孕不育症中医疗法[M].北京:金盾出版社,1999.

22. 古安武.社区筋骨伤病的中医疗法[M].北京:中国中医药出版社,2015.

23. 周济民,肖永成.痔疮痔瘘中医疗法手册[M].北京:科学技术出版社,1959.

24. 徐潜.传统中医疗法[M].长春:吉林文史出版社,2014.

25. 张朝阁,张茂文.中医疗法的活化石——砭医治疗血液病[M].北京:军事医学科学出版社,2011.

26. 雷子.家庭医生中医疗法[M].北京:中医古籍出版社,2007.

27. 孙喜才.面神经麻痹中医疗法[M].西安:陕西科学技术出版社,1992.

28. 潘岳民,李世祥.实用常见运动伤病中医疗法[M].北京:人民体育出版社,2008.

29. 贺永清.慢性肾功能衰竭的中医疗法[M].西安:陕西科学技术出版社,1990.

30. 卢芳.三叉神经痛与中医疗法[M].哈尔滨:黑龙江科学技术出版社,1987.

31. 李林.银屑病彩色图谱与李林中医疗法[M].北京:人民卫生出版社,2015.

32. 姜良铎.社区中医实用技术[M].北京:中国中医药出版社,2007.

33. 马艳春.家庭常见病简易中医疗法[M].北京:科学出版社,2012.

34. 秩新.优选中医疗法[M].大连:大连出版社,2008.

35. 周美启,周逸平,汪克明,等.电针心经、小肠经干预心肌缺血作用及机制探讨[J].中国中医急症,2004,13(1):37-38.

36. 金素萍,伍鸿基.针刺为主治疗小儿高热惊厥49例[J].浙江中医杂志,2004,39(8):357-357.

37. 喻灿,李旭成,王凌.穴位按压法在抽搐院前急救中的应用[J].光明中医,2013,28(3):556-557.

38. 师军华.生脉注射液治疗慢性充血性心力衰竭疗效观察[J].中成药,2001,23(1):39-40.

39. 臧俊岐.中医疗法全书[M].典藏精品版.哈尔滨:黑龙江科学技术出版社,2013.

40. 王风.糖尿病中医辨证治疗全书[M].南宁:广西科学技术出版社,2004.

41. 黄慧芹,马一兵.常见皮肤病中医疗法[M].北京:金盾出版社,2001.

42. 刘炳权.针灸疗法[M].广州:广东科技出版社,2007.

43. 陈德成,张民庆.手足针灸疗法[M].上海:上海科学技术出版社,2000.

44. 鞠传军.实用针灸疗法[M].北京:金盾出版社,1999.

45. 刘强.常见病简易针灸疗法[M].北京:金盾出版社,2007.

46. 刘敏,宋小亚,党建军.拔罐[M].上海:上海中医药大学出版社,2001.

47. 杨克新.刮痧拔罐指南[M].天津:天津科学技术出版社,2014.

48. 柏立群.刮痧 拔罐 艾灸[M].太原:山西科学技术出版社,2014.

49. 李瑞安,郑思思.图说拔罐疗法[M].长沙:湖南科学技术出版社,2016.

50. 谢华,黄洁.拔罐疗法[M].北京:中国医药科技出版社,2012.

51. 吉雷,李世韵.简易拔罐疗法[M].上海:上海科学出版社,2012.

52. 邹克扬,贾敏.推拿与按摩[M].北京:北京师范大学出版社,2009.

53. 李帅星,常健,李经选,等.实用伤病推拿按摩[M].北京:人民体育出版社,1994.

54. 段晓猛.图解穴位推拿按摩大全[M].呼和浩特:内蒙古人民出版社,2009.

55. 赵五辈.推拿按摩治疗疾病集萃[M].北京:新时代出版社,1992.

56. 邱李华.捏脊疗法[M].北京:中国中医药出版社,1994.

57. 王艳逊,秦建国,田丽苹.捏脊疗法治百病[M].北京:人民军医出版社,2006.

58. 孙瑜,高碧霄.捏脊[M].上海:上海中医药大学出版社,2001.

59. 周荣,刘硕,奇强.实用图示捏脊疗法[M].北京:学苑出版社,2006.

60. 易鸿奇.易鸿奇传统刮痧疗法[M].郑州:河南科学技术出版社,2016.

61. 郭长青,刘平,车睿,等.图解刮痧疗法[M].北京:中国医药科技出版社,2012.

62. 杨舟,何亚敏.刮痧疗法[M].北京:中国医药科技出版社,2012.

63. 中医药学名词审定委员会.中医药基本名词(2004)[M].北京:科学出版社,2005.

64. 李经纬,余瀛鳌,蔡景峰,等.中医大词典[M].2版,北京:人民卫生出版社,2004.

65. 李琳,穆腊梅.刮痧疗法[M].北京:中国中医药出版社,1994.

66. 郭长青.外治验法——民间简便治病妙法[M].北京:北京体育大学出版社,2000.

67. 范止祥.中华传统疗法大全:百病不求人[M].北京:中国人口出版社,2003.

68. 孙艺军.点穴疗法[M].北京:中国中医药出版社,2001.

69. 马秀棠.点穴疗法[M].西安:陕西科学技术出版社,1998.

70. 蔡洪光.实用经络点穴疗法[M].广州:广东科技出版社,1994.

71. 罗振宇.任督流注点穴疗法[M].太原:山西科学技术出版社,1997.

72. 沈钦荣.灸疗法[M].北京:中国中医药出版社,2002.

73. 谭支绍.中医天灸疗法[M].南宁:广西科学技术出版社,1991.

74. 马玉侠,韩兴军,姜硕.中医天灸疗法大全[M].济南:济南出版社,2011.

75. 梅全喜.中药熏蒸疗法[M].北京:中国中医药出版社,2012.

76. 双福,张伟,杨一丁.中药外用常识[M].北京:农村读物出版社,2014.

77. 岳增辉.埋线疗法[M].北京:中国医药科技出版社,2012.

78. 马立昌,单顺.微创穴位埋线疗法[M].石家庄:河北科学技术出版社,2008.

79. 任树森.中医穴位埋线疗法[M].北京:中国中医药出版社,2011.

80. 郝玛琍.带下病千家妙方[M].北京:人民军医出版社,2012.

81. 黄芳,王惟恒.胃肠病千家妙方[M].北京:人民军医出版社,2011.

82. 吴秋玲.灌肠[M].北京:科学出版社,2014.

83. 陈志农.中药灌肠治疗灵效方集编[M].上海:上海交通大学出版社,2015.

84. 智世宏,智振宇,智宪宏.百病灌肠疗法[M].太原:山西科学技术出版社,1998.

85. 潘奔前.延年益寿民间疗法[M].广州:广州出版社,2003.

86. 夏翔.手到病除:家庭简易中医外治法[M].上海:三联书店上海分店,1991.

87. 赵能江.洗浴疗法治百病[M].福州:福建科学技术出版社,2006.

88. 刘家瑞,窦思东.妙手养生全图解——洗浴[M].福州:福建科学技术出版社,2008.

89. 张学梅,郭长青,陈幼楠.穴位贴敷[M].西安:西安交通大学出版社,2010.

90. 郭长青,杨淑娟.图解穴位贴敷疗法[M].北京:中国医药科技出版社,2012.

91. 程爵棠,程功文.穴位贴敷治百病[M].北京:人民军医出版社,2000.

92. 刘磊.穴位贴敷疗法[M].北京:中国医药科技出版社,2012.

93. 杨焕瑞,石子奇.生活中的神奇秘方[M].北京:人民军医出版社,2008.

94. 周幸来.妇科疑难顽症特色疗法[M].北京:金盾出版社,2013.

95. 芦玥.蜡疗[M].北京:科学出版社,2014.

96. 何天有.实用中医蜡疗学[M].北京:中国中医药出版社,2012.

97. 杨俊刚.火疗[M].北京:科学出版社,2014.

98. 孙智平.脊柱退行性病中西医治疗[M].西安:西安交通大学出版社,2012.

99. 田元生.强直性脊柱炎特色疗法[M].郑州:郑州大学出版社,2012.

100. 邱天道.结石病外治独特新疗法[M].北京:军事医学科学出版社,2000.

101. 畅达.脐疗法[M].北京:中国中医药出版社,2002.

102. 江克明.敷脐疗法[M].上海:上海中医学院出版社,1992.

103. 谭支绍.中医药物贴脐疗法[M].南宁:广西科学技术出版社,2005.

104. 郭义.中医刺络放血疗法[M].北京:中国中医药出版社,2013.

105. 王本正,王月,李志伟,等.实用放血疗法[M].北京:中医古籍出版社,2009.

106. 刘彪,易光强,黄月莲.刺络放血疗法[M].南宁:广西科学技术出版社,2008.

107. 黎瑞红,袁杰,冯晓敏.临床综合科室护理技能实训教程[M].西安:第四军医大学出版社,2011.

108. 刘炎.特种针学[M].上海:上海科学技术文献出版社,1997.

109. 中国人民解放军第二〇八医院.小儿麻痹后遗症穴位刺激结扎疗法[M].北京:人民卫生出版社,1972.

110. 内蒙古自治区蒙中医药管理局.蒙中医药适宜技术推广项目(第一批).2009.

111. 谢雁鸣,刘方,何良志,等.失眠防治120问[M].北京:金盾出版社,1997.

112. 张雨竹.疗疮点刺证治[M].北京:人民卫生出版社,1984.

113. 秦士德,彭永年.皮科急症[M].北京:人民卫生出版社,1989.

114. 中国中医药管理局医政司.护理人员中医技术使用手册[M].北京:中国中医药出版社,2015.

115. 邢玉瑞,张喜德.中医治法精华[M].西安:世界图书出版公司西安公司,1998.

116. 刘炎,沙立新,许建敏.毫针刺法[M].北京:中华医学电子音像出版社,1993.

117. 刘万成.实用毫针刺法手册[M].南京:江苏科学技术出版社,1990.

118. 彭亮.皮肤针疗法[M].北京:中国医药科技出版社,2012.

119. 贾立惠,贾兆祥.点穴疗法[M].济南:山东科学技术出版社.1984.

120. 张学丽.皮肤针疗法[M].北京:人民卫生出版社,2003.

121. 郭长青,周莺莺,陈幼楠.实用皮肤针疗法[M].北京:化学工业出版社,2009.

122. 兰蕾,张国山.腕踝针疗法[M].北京:中国医药科技出版社,2012.

123. 周爱军,姚小萍.腕踝针疗法[M].北京:中国中医药出版社,2002.

124. 张心曙.实用腕踝针疗法[M].北京:人民卫生出版社,2002.

125. 张晔,李镁.足针疗法[M].北京:中国中医药出版社,2002.

126. 李家康,李家庚.现代实用足针疗法[M].北京:北京医科大学、中国协和医科大学联合出版社,1993.

127. 李家康.中国足针疗法[M].北京:科学技术文献出版社,1998.

128. 葛凤晨,孙哲贤.蜂针疗法[M].长春:吉林科学技术出版社,2005.

129. 房柱,张碧秋.中国蜂针疗法[M].北京:人民卫生出版社,1993.

130. 房柱.百病蜂针疗法[M].太原:山西科学技术出版社,1996.

131. 李万瑶.中医独特疗法——蜂针疗法[M].北京:人民卫生出版社,2009.

132. 王民集,朱江,杨永清.中国针灸全书[M].郑州:河南科学技术出版社,2012.

133. 韦丹,赵焰.小针刀疗法[M].武汉:湖北科学技术出版社,2003.

134. 朱汉章.小针刀疗法[M].北京:中国中医药出版社,2012.

135. 乔晋琳.手针疗法[M].北京:外文出版社,2002.

136. 苗广宇,彭东.手针疗法临床应用[M].北京:人民军医出版社,2011.

137. 王富春,高颖.中国手针疗法[M].北京:科学技术文献出版社,2005.

341

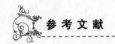
138. 刘未艾,付磊.头针疗法[M].北京:中国医药科技出版社,2012.

139. 开雁.头针疗法[M].北京:中国中医药出版社,2002.

140. 郭长青,稽波,刘乃刚.实用头针疗法[M].北京:化学工业出版社,2009.

141. 彭静山.眼针疗法[M].沈阳:辽宁科学技术出版社,1990.

142. 田维柱,海英.眼针疗法[M].北京:人民卫生出版社,2014.

143. 田维柱.中华眼针[M].北京:中国中医药出版社,2011.

144. 林海波.电针疗法[M].北京:中国医药科技出版社,2012.

145. 周幸来.电针疗法大全[M].长沙:湖南科学技术出版社,2010.

146. 薄智云.腹针疗法[M].北京:中国中医药出版社,2012.

147. 张亚平.浮针疗法[M].北京:人民卫生出版社,2003.

148. 周文学.浮针疗法的临床应用[M].北京:科学出版社,2012.

149. 张亚平.中医独特疗法——浮针疗法[M].北京:人民卫生出版社,2009.

150. 艾坤.水针疗法[M].北京:中国医药科技出版社,2012.

151. 秦黎虹.水针疗法与穴位埋藏[M].合肥:安徽科学技术出版社,2003.

152. 刘颖.中医独特疗法——水针疗法[M].北京:人民卫生出版社,2009.

153. 柴铁劬.火针疗法[M].北京:中国中医药出版社,2006.

154. 林国华,李丽霞.火针疗法[M].北京:中国医药科技出版社,2012.

155. 郑学良,申俊军.中华火针疗法[M].沈阳:辽宁科学技术出版社,1995.

156. 田文海.新九针火针疗法[M].太原:山西科学技术出版社,2007.

157. 吴中朝,王彤.火针疗法完全图解[M].北京:人民军医出版社,2013.